おもな略語一覧(続き)

MAC	膜浸襲複合体	membrane attacking complex
MALT	粘膜関連リンパ組織	mucosa-associated lymphoid tissue
MAPK	MAPキナーゼ	mitogen activated protein kinase
MBL	マンノース結合レクチン	mannose binding lectin
M-CSF	マクロファージコロニー刺激因子	macrophage-colony stimulating factor
MG	重症筋無力症	myasthenia gravis
MHC	主要組織適合遺伝子複合体	major histocompatibility gene complex
MLR	リンパ球混合培養法	mixed lymphocyte reaction
MuSK	抗筋肉特異的受容体チロシンキナーゼ	muscle-specific receptor tyrosine kinase
NEMO	IκBキナーゼγ	NF-κB essential modulator
NGF	神経成長因子	nerve growth factor
NOD	—	nucleotide binding oligomerization domain
NSAID	非ステロイド性抗炎症薬	non-steroidal anti-inflammatory drug
PAF	血小板活性化因子	platelet activating factor
PAMP	病原体関連分子パターン	pathogen-associated molecular pattern
PG	プロスタグランジン	prostaglandin
PRR	パターン認識分子	pattern recognition molecule
PT	百日咳毒素	pertussis toxin
RA	関節リウマチ	rheumatoid arthritis
RANK	—	receptor activator of NF-κB
RF	リウマトイド因子	rheumatoid factor
RIG	—	retinoic acid inducible gene
RSS	—	recognition signal sequence
SARS	重症急性呼吸器症候群	severe acute respiratory syndrome
SCF	幹細胞因子	stem cell factor
SCID	重症複合型免疫不全症	severe combined immunodeficiency disease
SDS	ドデシル硫酸ナトリム(界面活性剤)	sodium dodecyl sulfate
SE	エンテロトキシン	staphylococcal enterotoxin
SLC	代替L鎖	surrogate light chain
SLE	全身性エリテマトーデス	systemic lupus erythematosus
SS	シェーグレン症候群	Sjögren's syndrome
SSc	全身性強皮症	systemic scleroderma
STAT	転写因子	signal transducers and activators of transcription
STING	—	stimulator of IFN genes
TAA	腫瘍関連抗原	tumor associated antigen
TAP	—	transporter associated with antigen processing
TCR	T細胞抗原受容体	T cell antigen receptor
TdT	ターミナルデオキシヌクレオチジルトランスフェラーゼ	terminal deoxynucleotidyl transferase
TGF	トランスフォーミング成長因子	transforming growth factor
TIL	腫瘍内浸潤リンパ球	tumor infiltrating lymphocyte
TLR	Toll様受容体	Toll like receptor
TNF-α	腫瘍壊死因子α	tumor necrosis factor α
TRAF	—	TNF receptor associated factor
TRIF	—	TIR domain-containing adaptor inducing IFN-β
TSH	甲状腺刺激ホルモン	thyroid stimulating hormone
TX	トロンボキサン	thromboxane
VAPP	弛緩性麻痺	vaccine associated paralytic polio
VEGF	血管内皮増殖因子	vascular endothelial growth factor
WHO	世界保健機関	World Health Organization
XHIM	X連鎖高IgM症候群	X-linked hyper IgM syndrome
X-SCID	X連鎖重症複合型免疫不全症	X-linked severe combined immunodeficiency
β_2m	β_2ミクログロブリン	β_2 microglobulin

【電子版教科書のご利用案内】

◆ 電子版教科書とは・・・

・このサービスは紙版の教科書購入者のみに電子版教科書を閲覧できるようにするための特典です．
・化学同人の発行する紙版の教科書で「チケットコード」が記載されている書籍は，該当書籍の電子版教科書を閲覧できるようになります．
・PC（Windows 版／Mac 版）／スマートフォン・タブレット（iOS 版／Android 版）に対応しています．
・テキストメモなどの追加も可能です．

◆ ご利用方法

以下の手順で，電子版教科書の閲覧をお申し込みください．
（1）チケット認証フォームの URL にアクセスしてください．下記二次元コードからフォームに入れます．
（2）「チケットコード」と「メールアドレス」（アプリの ID として登録されます），「氏名」「学校名」を入力してください．
（3）入力後に「化学同人プライバシーポリシーを確認しました」にチェックを入れ，確認ボタンを押すと，入力したメールアドレスの WEB 書庫に電子版教科書が配信されます．
（4）電子版教科書の閲覧には bookend アプリのインストールが必要です．
アプリのインストール方法は，「電子版教科書配信申込フォーム」からリンクしている「bookend ユーザーガイド」をご覧ください．
（5）アプリを起動して「WEB 書庫」ボタンを押すと，メールアドレスの入力欄が表示されます．
　※（2）で入力したメールアドレスを入力します．メールアドレスの大文字，小文字も識別しますのでご注意ください．
（6）入力したメールアドレス宛に数字 5 桁の PIN コードが送付されますので，（5）の画面に PIN コードを入力してください．
（7）認証が完了すると，ご利用いただける電子版教科書が WEB 書庫画面に表示されます．ダウンロードして閲覧してください．

　　　　　　　　　チケットコード　　　　wfZArK

◆ ご注意ください

・1 つのチケットコードに対して，1 ユーザー・2 端末での閲覧が可能です．
・チケットコードのみを他人に販売・譲渡したり，購入・譲り受けたりすることはできません．
・このサービスは紙版の教科書購入者のみを対象にしており，図書館などで複数の人が利用することは想定していません．あくまでも個人向けのサービスであるとご理解ください．
・一度登録されたチケットコードを再度登録することはできません．
・チケットコードは書籍ごとに個別に発行され，該当する電子版教科書のみを閲覧できます．
・チケット認証フォームへのアクセス，電子版教科書のダウンロードなどにともなう通信費は利用者がご負担ください．
・このサービスは，利用者に事前に通知することなく全部，または一部を変更・中断・中止することがあります．

◆ お問い合わせ

・化学同人 HP からお問い合わせください（下記サイトの右上に「お問い合わせ」があります）
https://www.kagakudojin.co.jp

ベーシック薬学教科書シリーズ

改訂薬学教育モデル・
コアカリキュラム準拠

10

免疫学（第3版）

土屋孝弘［編］

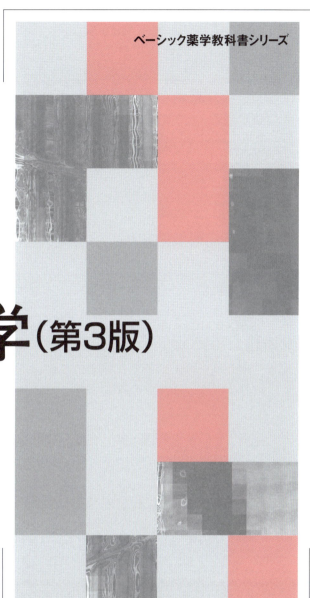

化学同人

ベーシック薬学教科書シリーズ　刊行にあたって

　平成 18 年 4 月から，薬剤師養成を目的とする薬学教育課程を 6 年制とする新制度がスタートしました．6 年制の薬学教育の誕生とともに，大学においては薬学教育モデル・コアカリキュラムに準拠した独自のカリキュラムに基づいた講義が始められています．この薬学コアカリキュラムに沿った教科書もすでに刊行されていますが，ベーシック薬学教科書シリーズは，それとは若干趣を異にした，今後の薬学教育に一石を投じる新しいかたちの教科書であります．薬学教育モデル・コアカリキュラムの内容を十分視野に入れながらも，各科目についてのこれまでの学問としての体系を踏まえたうえで，各大学で共通して学ぶ「基礎科目」や「専門科目」に対応しています．また，ほとんどの大学で採用されているセメスター制に対応するべく，春学期・秋学期各 13 〜 15 回の講義で教えられるように配慮されています．

　本ベーシック薬学教科書シリーズは，薬学としての基礎をとくに重要視しています．したがって，薬学部学生向けの「基本的な教科書」であることを念頭に入れ，すべての薬学生が身につけておかなければならない基本的な知識や主要な問題を理解できるように，内容を十分に吟味・厳選しています．

　高度化・多様化した医療の世界で活躍するために，薬学生は非常に多くのことを学ばねばなりません．一つ一つのテーマが互いに関連し合っていることが理解できるよう，また薬学生が論理的な思考力を身につけられるように，科学的な論理に基づいた記述に徹して執筆されています．薬学生および薬剤師として相応しい基礎知識が習得できるよう，また薬学生の勉学意欲を高め，自学自習にも努められるように工夫された教科書です．さらに，実務実習に必要な薬学生の基本的な能力を評価する薬学共用試験(CBT・OSCE)への対応にも有用です．

　このベーシック薬学教科書シリーズが，医療の担い手として活躍が期待される薬剤師や問題解決能力をもった科学的に質の高い薬剤師の養成，さらに薬剤師の新しい職能の開花・発展に少しでも寄与できることを願っています．

2007 年 9 月

ベーシック薬学教科書シリーズ
編集委員一同

● シリーズ編集委員 ●

杉 浦 幸 雄 （京都大学名誉教授）
野 村 靖 幸 （久留米大学医学部 客員教授）
夏 苅 英 昭 （新潟薬科大学薬学部 客員教授）
井 出 利 憲 （広島大学名誉教授）
平 井 みどり （神戸大学名誉教授）

まえがき

　われわれは絶えず微生物をはじめとするさまざまな異物に暴露されているにもかかわらず，それらのほとんどを排除し恒常性を維持している．この異物を排除するシステムこそが免疫系である．そのなかで最も特徴的な反応が，自己と非自己を明確に識別し，多種多様な反応によって生体を防御することであり，免疫系は高等生物にのみ与えられた高度な制御系である．

　最も厳しく自己と非自己を識別しているのが獲得免疫であり，たいていの免疫学の教科書では獲得免疫の理解に多くの頁を費やしている．獲得免疫は，高度で厳格である一方，異物が侵入してから実際に機能するまでに1週間ほどの時間がかかる．それまでの間に活躍するのが自然免疫である．自然免疫に関する研究では，1900年代後半にパターン認識受容体が発見され，抗原の認識や活性化のメカニズムなどが詳細に理解されるようになった．また，パターン認識受容体は糖尿病や高血圧，動脈硬化などと関連することもわかってきた．この頃は自然免疫の黎明期といえよう．2000年代に入り，自然リンパ球が発見され，自然免疫と獲得免疫との情報伝達の理解が進み，慢性炎症疾患やアレルギー性疾患との関連もわかってきた．現在は自然免疫の大きな発展期になりつつある．本書では，獲得免疫に関連する項目に紙面を割きつつ，2章のコラムに自然リンパ球の項目を追加した．

　免疫系の反応は，いろいろな細胞がさまざまな情報伝達物質を用いて互いに作用し合い，またそれらの細胞が全身を移動するなど非常にダイナミックである．それゆえに，薬学部生からは「免疫学は複雑で理解するのが難しい」との声を聴く．本書では免疫学をはじめて学ぶ薬学部生が，免疫学の基礎をしっかりと理解できるような構成を目指した．まず1章と2章で，生体内での免疫反応の全体像をイメージできるようになってほしい．次に，3〜9章で，免疫系の発生から各細胞の機能および相互作用を詳細に理解し，10章以降では，異物が侵入した際のそれぞれの反応機構や制御機構およびその破綻など，免疫系に関連する疾患について学んでいただきたい．また，薬理学や薬物治療学の免疫関連の項目と関連付けて学べるように，第2版から17章と18章に医薬品の章を設け，それぞれの疾患の発症機序とその治療に用いられる医薬品を同時に学ぶことができるように配慮した．

　本書では各章ごとに単独で理解できるように構成したため，章をまたいでたびたび繰り返される記述もある．また，章によってはかなり詳細で高度な内容の記述も含まれている．みなさんの目的，興味に応じて本書を活用していただければ幸いである．

2025年3月

編者　土屋　孝弘

執筆者

今井	康之	（静岡県立大学 学長）	2，3（3.5節以外），4，8，9章
小野嵜	菊夫	（名古屋市立大学名誉教授）	8，9，18章のコラム
			（p. 124, 138, 252）
鷹野	正興	（神戸学院大学薬学部 教授）	17章
辻川	和丈	（大阪大学名誉教授，特任教授）	5，7，11，18章
◎ 土屋	孝弘	（大阪医科薬科大学薬学部 准教授）	10，13，14章
山元	弘	（大阪大学名誉教授，神戸学院大学名誉教授）	1，3（3.5節），6，12章
吉田	侑矢	（摂南大学薬学部 講師）	15，16章

（五十音順，◎は編者）

CONTENTS

シリーズ刊行にあたって……iii
編集委員一覧……iv
まえがき……v
執筆者一覧……vi

Part I　免疫学概説

1章　免疫学概論　1

1.1　免疫学の歩み ……………………… 1
1.2　Jenner の研究 ………………………… 2
1.3　Pasteur の研究 ……………………… 2
1.4　抗体の発見——北里柴三郎と Behring の
　　　研究 …………………………………… 3
1.5　アレルギーの発見 …………………… 4
1.6　体液性免疫と細胞性免疫 …………… 5
1.7　Landsteiner の研究と免疫化学の発展 ……… 5

1.8　獲得免疫の特徴と免疫理論の発展 ………… 8
　1.8.1　獲得免疫がもつ特徴　8
　1.8.2　クローン選択説　9
1.9　自然免疫と司る分子群の発見と免疫学と
　　　新しい展望 ………………………… 12
　1.9.1　液性説と細胞説　12
　1.9.2　自然免疫で働く受容体分子群の発見　12
章末問題 …………………………………… 12

COLUMN　ある女性のマウス飼育物語　7 ／人工的免疫寛容の発見　11

2章　免疫応答に働く細胞，組織　13

2.1　免疫系細胞と血球分化 ……………… 13
　2.1.1　血液細胞の分化　13
　2.1.2　免疫担当細胞の種類　15
2.2　免疫系の臓器とリンパ管 …………… 18
　2.2.1　リンパ管　18
　2.2.2　一次リンパ器官　20

　2.2.3　二次リンパ器官　20
　2.2.4　効果部位　22
　2.2.5　リンパ球再循環機構と免疫担当細胞の移動
　　　（トラフィッキング）　23

章末問題 …………………………………… 25

Part II　抗体と遺伝子再構成

3章　抗体の構造と機能，抗原と補体　27

3.1　抗体の基本構造 ……………………… 28
3.2　多様性と抗原特異性 ………………… 30

3.3　B 細胞の発生，分化 ………………… 31
3.4　抗体のクラスと機能 ………………… 35

3.4.1　IgG　*36*

3.4.2　IgM　*37*

3.4.3　IgA　*38*

3.4.4　IgE　*38*

3.4.5　IgD　*39*

3.5　抗　原 ──────────── *39*

3.5.1　抗原の性質　*39*

3.5.2　ハプテン基　*40*

3.5.3　免疫応答の誘導能を左右するいろいろな要因　*40*

COLUMN　免疫グロブリン遺伝子スーパーファミリー　*30*／骨髄腫　*41*

Advanced　成熟したB細胞の抗原特異的活性化機構　*33*／ヒトとマウスのIgGサブクラスの名称　*37*／抗体によるB細胞活性化のフィードバック阻害機構　*42*／補体系の制御機構　*46*

3.5.4　胸腺依存性抗原と胸腺非依存性抗原　*42*

3.6　補　体 ──────────── *42*

3.6.1　補体とは　*42*

3.6.2　補体系カスケード　*44*

3.6.3　膜侵襲複合体の形成と標的の破壊　*46*

3.6.4　炎症反応へのかかわり　*47*

3.6.5　貪食の促進と抗体産生の促進　*47*

章末問題 ──────────── *48*

4章　抗体の遺伝子 　49

4.1　遺伝子再構成 ──────── *50*

4.1.1　免疫グロブリン遺伝子の構成　*50*

4.1.2　遺伝子再構成による免疫グロブリン遺伝子の構築　*51*

4.1.3　遺伝子再構成による可変部の多様性の獲得　*53*

4.2　遺伝子再構成の機序 ───── *55*

4.3　クラススイッチと親和性成熟 ── *56*

COLUMN　対立遺伝子排除　*61*

Advanced　胚中心の働き　*57*

4.3.1　クラススイッチ　*56*

4.3.2　親和性成熟　*57*

4.4　膜結合型と分泌型の抗体 ──── *58*

4.5　IgDとIgMの共発現 ───── *59*

4.6　B細胞の活性化 ──────── *60*

章末問題 ──────────── *61*

5章　抗原抗体反応 　63

5.1　モノクローナル抗体 ───── *63*

5.1.1　モノクローナル抗体の作製法　*63*

5.1.2　モノクローナル抗体の利点　*65*

5.2　抗原抗体反応の化学 ───── *66*

5.2.1　定量沈降反応　*66*

5.2.2　抗原抗体反応の反応速度論　*67*

5.3　免疫学的検査法 ──────── *67*

5.3.1　凝集反応　*67*

5.3.2　溶菌および溶血反応　*68*

5.3.3　ゲル内沈降反応　*68*

5.3.4　免疫電気泳動　*69*

5.3.5　ELISA　*70*

5.3.6　イムノブロット法　*72*

5.3.7　フローサイトメトリー　*73*

章末問題 ──────────── *74*

COLUMN　免疫学研究の道具箱① 洒落たウエスタンブロット　*72*／免疫学研究の道具箱② 細胞の分離法　*74*

Advanced　網羅的な遺伝子解析とタンパク質発現解析の進歩　*71*

Part Ⅲ　免疫応答の制御

6章　主要組織適合抗原　75

6.1 MHC 抗原とは ……… 75	**6.6** 抗原処理と抗原提示 ……… 82
6.2 MHC 抗原の発見の経緯 ……… 76	**6.7** 抗原提示における MHC 抗原の役割 ……… 83
6.3 MHC 抗原の種類と性状 ……… 76	6.7.1 MHC クラスⅠ分子の役割 *83*
6.3.1 ２種類の MHC 抗原 *76*	6.7.2 MHC クラスⅡ分子の役割 *84*
6.3.2 MHC クラスⅠ分子 *77*	**6.8** MHC 抗原へのペプチド断片の挟まり方… 85
6.3.3 MHC クラスⅡ分子 *78*	**6.9** 抗体産生機構における T–B 細胞共同作用
6.4 MHC 抗原の構造と遺伝子 ……… 78	のようす ……… 86
6.4.1 MHC 抗原の立体構造 *78*	**6.10** クロスプレゼンテーション ……… 87
6.4.2 MHC 抗原の遺伝子配置 *79*	**6.11** 遺伝子支配と免疫疾患 ……… 87
6.5 MHC 抗原の多型性 ……… 80	章末問題 ……… 87

7章　T 細 胞　89

7.1 T 細胞の役割 ……… 89	7.3.3 CD4⁺T 細胞と CD8⁺T 細胞 *96*
7.1.1 T 細胞抗原受容体の構造 *89*	**7.4** T 細胞の活性化と抑制 ……… 97
7.1.2 TCRα鎖遺伝子 *90*	**7.5** T 細胞のエフェクター機能 ……… 99
7.1.3 TCRβ鎖遺伝子 *91*	7.5.1 ヘルパー T 細胞 *99*
7.1.4 TCR 遺伝子再構成の機構 *91*	7.5.2 キラー T 細胞 *100*
7.1.5 遺伝子再構成による TCR の多様性形成 *92*	7.5.3 制御性 T 細胞 *101*
7.2 T 細胞の発生と分化 ……… 92	7.5.4 γδ型 T 細胞 *102*
7.3 胸腺内選択 ……… 94	**7.6** CD 分類法 ……… 102
7.3.1 正の選択 *94*	章末問題 ……… 110
7.3.2 負の選択 *95*	

Advanced ヘルパー T 細胞の活性化と機能　*97*

8章　サイトカイン　111

8.1 サイトカインの特徴と種類 ……… 111	**8.2** サイトカインの作用機構
8.1.1 サイトカインを特徴づける試み *111*	（受容体とシグナル伝達） ……… 113
8.1.2 サイトカインの種類についての考え方 *112*	8.2.1 Ⅰ型受容体とⅡ型受容体 *114*
8.1.3 サイトカインの別名あるいは類義語 *112*	8.2.2 TNF 受容体ファミリー *115*

8.2.3　IL-1 受容体ファミリー　*115*

8.2.4　受容体型キナーゼ　*116*

8.2.5　G タンパク質共役型　*116*

8.3　さまざまな生理活性と免疫系における
　　　効果 ……………………………… *116*

COLUMN　SARS とサイトカイン　124

8.3.1　免疫応答の強さや質を調節する
　　　サイトカイン　*116*

8.3.2　体液性免疫を促進するサイトカイン　*120*

8.3.3　血液細胞分化で働くサイトカイン　*122*

8.4　ケモカイン …………………………… *123*

章末問題 ………………………………… *127*

9章　自然免疫　　129

9.1　自然免疫とは ………………………… *129*

9.1.1　バリアーと病原体に対する応答の種類　*129*

9.1.2　エフェクター分子　*131*

9.1.3　自然免疫を実行するエフェクター細胞と
　　　働き　*132*

9.1.4　常在細菌との共存　*135*

9.2　自然免疫の認識機構 ………………… *135*

9.2.1　PAMP と DAMP　*135*

9.2.2　膜貫通型受容体 TLR　*136*

9.2.3　細胞質内の受容体 NLR，CDS，RLR　*139*

9.2.4　そのほかの細胞上の自然免疫受容体　*142*

9.3　自然免疫と獲得免疫の連携 ………… *143*

章末問題 ………………………………… *146*

COLUMN　自然リンパ球　134 ／惜しくもノーベル賞を逃した研究　138 ／治療標的としてのインフラマソームの
　　　　　可能性　144 ／自然免疫と獲得免疫の接点にある共刺激分子 CD40L に注目　145

Advanced　細菌由来の PAMP を認識する NOD1 と NOD2　140

10章　病原微生物と免疫　　147

10.1　病原微生物と感染症 ……………… *147*

10.2　病原微生物と免疫 ………………… *149*

10.2.1　ウイルスに対する免疫応答　*149*

10.2.2　細菌に対する免疫応答　*150*

10.3　ワクチンの種類 …………………… *151*

10.4　ワクチン各論 ……………………… *153*

章末問題 ………………………………… *158*

COLUMN　ポリオワクチンの開発　155 ／mRNA ワクチンの開発　157

Part Ⅳ　免疫学と病気

11章　アレルギー反応　　159

11.1　Ⅰ型，Ⅱ型，Ⅲ型，Ⅳ型アレルギーの
　　　しくみ …………………………… *159*

11.1.1　Ⅰ型アレルギー　*160*

11.1.2　Ⅰ型アレルギー反応の即発相と遅発相　*161*

11.1.3　アナフィラキシー反応　*163*

11.1.4 抗Ⅰ型アレルギー薬の薬理作用および
副作用　*164*

11.1.5 Ⅱ型アレルギー　*165*

11.1.6 Ⅲ型アレルギー　*166*

11.1.7 Ⅳ型アレルギー　*168*

11.2 アレルギーと自己免疫疾患 ················ *171*

章末問題 ·· *171*

COLUMN　Prausnitz-Küstner 反応と石坂公成　*164* ／馬杉腎炎　*167*

12章　炎症反応　　　173

12.1 炎症反応とは ································· *173*

12.2 炎症反応の原因 ···························· *174*

12.3 急性炎症反応と慢性炎症反応 ········· *174*

12.4 炎症反応の経過 ···························· *175*

12.4.1 血管拡張と血管透過性の亢進　*175*

12.4.2 炎症部位への白血球の遊走　*175*

12.4.3 組織の修復と再生　*177*

12.5 炎症のメディエーター ···················· *177*

12.6 炎症反応の薬物コントロール ·········· *178*

章末問題 ·· *178*

13章　自己免疫疾患　　　179

13.1 免疫寛容と自己免疫 ····················· *179*

13.2 中枢性免疫寛容と末梢性免疫寛容 ········ *180*

13.2.1 中枢性免疫寛容　*180*

13.2.2 末梢性免疫寛容　*181*

13.3 末梢性免疫寛容の破綻 ················· *182*

13.3.1 パターン認識受容体　*183*

13.3.2 自己抗原の局在・構造変化　*183*

13.3.3 分子擬態　*184*

13.3.4 遺伝的要因　*184*

13.4 自己免疫疾患各論 ························· *185*

13.4.1 全身性自己免疫疾患　*185*

13.4.2 臓器特異的自己免疫疾患　*188*

章末問題 ·· *190*

14章　免疫不全症　　　191

14.1 免疫不全症総論 ···························· *191*

14.1.1 原発性免疫不全症　*191*

14.1.2 続発性免疫不全症　*193*

14.2 免疫不全症各論 ···························· *194*

14.2.1 抗体欠乏症　*194*

14.2.2 重症複合免疫不全症　*197*

14.2.3 補体欠損症　*198*

14.2.4 食細胞機能異常症　*198*

14.3 後天性免疫不全症候群（AIDS） ·········· *199*

14.3.1 HIV の増殖サイクル　*199*

14.3.2 HIV 感染　*201*

14.3.3 抗 HIV 治療の開始時期　*202*

14.3.4 抗 HIV 薬　*202*

14.3.5 HIV 感染症の薬物治療　*204*

章末問題 ·· *204*

COLUMN　ADA 欠損症と遺伝子治療法　*198*

15章　移植免疫学　　205

15.1 移植片拒絶反応のルール ……… *205*	15.5.3 急性拒絶反応　*212*
15.2 自己と非自己の識別と移植 ……… *206*	15.5.4 慢性拒絶反応　*212*
15.3 宿主対移植片反応(HVGR)と	**15.6** 臓器移植 ………………………… *214*
移植片対宿主反応(GVHR) ……… *208*	15.6.1 腎臓移植　*214*
15.4 輸血と血液型不適合妊娠 ……… *209*	15.6.2 肝臓移植　*215*
15.4.1 輸　血　*209*	15.6.3 心臓移植　*215*
15.4.2 血液型不適合妊娠　*210*	15.6.4 肺移植　*215*
15.5 拒絶反応 …………………………… *211*	15.6.5 骨髄移植　*215*
15.5.1 超急性拒絶反応　*211*	15.6.6 角膜移植　*216*
15.5.2 早期急性拒絶反応(促進型拒絶反応)　*211*	章末問題 …………………………………… *216*

COLUMN　拒絶反応と細胞性免疫　207／カルシニューリン阻害薬　214

16章　腫瘍に対する免疫反応　　217

16.1 免疫学的監視機構 ……………… *217*	16.2.8 制御性 T 細胞　*221*
16.2 腫瘍免疫各論 ……………………… *218*	16.2.9 骨髄由来免疫抑制細胞　*222*
16.2.1 NK 細胞　*218*	**16.3** がん免疫療法 ……………………… *222*
16.2.2 NKT 細胞　*219*	16.3.1 抗体療法　*222*
16.2.3 マクロファージ　*219*	16.3.2 エフェクター T 細胞療法　*223*
16.2.4 樹状細胞　*220*	16.3.3 サイトカイン療法　*224*
16.2.5 キラー T 細胞　*220*	16.3.4 がんワクチン療法　*224*
16.2.6 CD4 陽性 T 細胞　*221*	章末問題 …………………………………… *225*
16.2.7 抗　体　*221*	

COLUMN　がん幹細胞　222

Part V　免疫学と医薬品

17章　免疫学的疾患に用いられる医薬品　　227

17.1 抗アレルギー薬 ……………………… *227*	17.1.4 トロンボキサン A₂ 阻害薬　*230*
17.1.1 抗アレルギー薬の作用点　*227*	17.1.5 ロイコトリエン受容体拮抗薬　*231*
17.1.2 メディエーター遊離抑制薬　*229*	17.1.6 Th2 サイトカイン阻害薬　*231*
17.1.3 ヒスタミン H₁ 受容体拮抗薬　*229*	**17.2** ステロイド性抗炎症薬 ……………… *232*

17.2.1 ステロイド性抗炎症薬の作用機序 *232*

17.2.2 ステロイド性抗炎症薬の種類 *234*

17.2.3 ステロイド性抗炎症薬の適用 *235*

17.3 非ステロイド性抗炎症薬（NSAID） ········ *235*

17.3.1 NSAID の作用機構 *236*

17.3.2 NSAID の種類と特徴 *237*

17.4 抗リウマチ薬 ···································· *238*

17.4.1 抗リウマチ薬の分類と薬理 *239*

17.4.2 免疫調節薬 *240*

17.4.3 免疫抑制薬 *240*

17.4.4 生物学的製剤 *241*

17.5 免疫抑制薬 ···································· *242*

17.5.1 カルシニューリン阻害薬 *242*

17.5.2 ステロイド性抗炎症薬 *244*

17.5.3 アルキル化薬 *244*

17.5.4 代謝拮抗薬 *244*

17.5.5 分子標的薬 *245*

章末問題 ··· *246*

COLUMN 昔の人の知恵から現代の薬へ 238

18章 抗 体 医 薬   *247*

18.1 血清療法と生物学的製剤 ·············· *247*

18.1.1 血清療法の発展 *247*

18.1.2 抗体医薬への道 *248*

18.2 抗体医薬の特徴 ························ *248*

18.2.1 抗体医薬と低分子医薬の特色 *248*

18.2.2 抗体医薬の構造 *249*

18.2.3 抗体医薬の作用機序 *250*

18.2.4 抗体医薬の一般名称 *251*

18.2.5 抗体医薬の副作用 *251*

18.3 抗体医薬各論 ························· *252*

章末問題 ··· *255*

COLUMN 抗体医薬のコスト 249／バイオ後続品（バイオシミラー） 251／抗体医薬品臨床試験の悲劇 252

Advanced 免疫チェックポイント阻害薬 255／抗体薬物複合体 255

学修事項対応頁   *256*
索 引   *257*

★本書の章末問題の解答については，化学同人 HP からダウンロードできます.
→ https://www.kagakudojin.co.jp/book/b658536.html

Part I 免疫学概説

1 免疫学概論

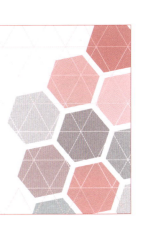

❖ **本章の目標** ❖
- 自然免疫と獲得免疫の特徴とその違いを学ぶ．
- 免疫反応の特徴(自己と非自己，特異性，記憶)を学ぶ．
- クローン選択説について学ぶ．
- 体液性免疫と細胞性免疫について学ぶ．

1.1 免疫学の歩み

　本章では，歴史的な発見を中心に「免疫学がどのようにして発展してきたか」について解説する．その時代時代の研究者たちは，何を考え，またどのようなアイデアで新しい発見をしてきたか，その興奮を少しでも感じ取ってもらいたい．

　「免疫」という現象が存在することは，ギリシャ時代にはすでに知られていた．一度かかって助かった人は二度はかからないか，あるいはかかったとしても軽くすんだという疾病がアテネで流行した．また，中世のヨーロッパでペストが流行したときに，介護にあたったのは一度ペストに感染した経験をもつ人だった．

　免疫(immunity)という言葉が生まれたのは，14〜15世紀のヨーロッパであった．immunityは(im = no) + (munitus = money)を意味しており，税金や労役といった国民の義務を免除すること(免役)に由来する．それが転じて，「一度かかった伝染病には二度かからない(あるいは，かかっても軽くすむ)」という意味で「免疫」という言葉が用いられるようになった．

　しかし20世紀に入って，免疫反応は必ずしも「感染症の二度なし」現象にとどまらない，生命現象の一部分であることがわかってきた．

1.2　Jennerの研究

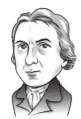
Jenner

　致死的な感染症からヒトを守るためには，一度「軽く」感染させればいい，と当時の科学者らが考えたのは十分理解できる．18世紀ごろ，このような考え方でヒトの天然痘材料（その後，ヒト天然痘ウイルスそのものであることがわかった）を**予防接種**することが試みられ，一定の成果を得た．とはいえ，ヒトの天然痘を接種する以上，感染は避けられず，致死率は数％であったらしい．きわめて危険な"予防接種"である．

　このころ，イギリスの外科医 E. Jenner は，乳搾りの女性が「私は牛痘（ウシの天然痘）にかかったことがあるので，ヒトの天然痘にはかからない．牛痘にかかった人は誰も天然痘にはかからない」といったことにヒントを得て，牛痘接種の人体実験を試み，その成果を論文として報告した（1798年）．Jenner の予防接種法はまたたくうちに普及し，おおよそ50年後の1849年には日本にも牛痘材料が到来し，多くの人びとが予防接種を受けた．

　1967年，世界保健機関（World Health Organization；WHO）は「天然痘根絶作戦」を開始した．このころ，ほとんどの先進国では天然痘が根絶されていたが，まだアジアの一部やアフリカ，南アメリカなどで天然痘患者が発生することがあった．

　先進国で余ったワクチンを発展途上国に送り，全世界的に予防接種が進められた．その結果，1977年に最後の感染が報告されて以来，患者はいなくなった．そして1980年，WHOは地球上から天然痘が根絶されたことを宣言した．科学と人類愛がもたらした輝かしい勝利である．現在もWHOは，ポリオをはじめとしたいくつかの感染症の根絶に向けて闘っている．

1.3　Pasteurの研究

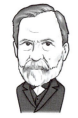
Pasteur

パスツリゼーション
60～65℃で30分間加熱する低温殺菌法のこと．

　予防接種法を普遍化したのは，科学者 L. Pasteur である．Pasteur がワイン樽の底にたまった酒石酸塩の結晶を分析して旋光性を発見したことはあまりにも有名だが，彼はその後もつねに発酵や腐敗に興味をもち続けた．

　たとえば，ワインが腐敗するのは酵母以外の微生物が混入したためであること，したがってワインの風味を損なわない方法で滅菌操作を加えてやれば，腐敗から守られることを考えついた〔低温殺菌法の発明，この方法を**パスツリゼーション**（pasteurization）とよび，現在でも活用されている〕．この発想に基づいた無菌的手術法（J. Lister による）は，外科手術に飛躍的な発展を生みだした．

　さらに，Pasteur はニワトリの感染症の原因菌を追求し，ニワトリコレラ菌を単離し，病原性が弱い菌で免疫されたニワトリは強病原性菌に対しても

抵抗性を発揮することをみいだした(1879年). 弱毒菌による予防接種法の発見である. のちに T. Smith により死菌でも免疫が成立することが明らかにされる.

ワクチネーション(vaccination)とは, もとは種痘(vacca とはラテン語で牝ウシのこと)を意味するが, Pasteur はいくつかの感染症に対する予防接種法を編みだし, 普遍的な予防接種法をワクチネーション, また免疫を与えるもの(この場合, 弱毒菌や死菌)をワクチン(vaccine)とよんだ. Jenner の功績をたたえたわけである. ワクチンは, いまではわれわれが慣れ親しむ言葉になっている(10章参照).

このころ, R. Koch は病原微生物を純粋培養する方法を開発した. ある疾病の原因が特定の病原微生物であることを証明にするには, ⅰ) その微生物がその疾病に罹患した個体に存在すること, ⅱ) その微生物が感染個体から純粋に単離培養されること, ⅲ) 純粋培養した微生物を感染性宿主(実験動物)に接種したときに特有な症状を示すこと, ⅳ) その病巣部から同じ微生物が分離できること, を提案した. これは「**コッホの原則**」[*1] とよばれる.

[*1] 「コッホの四原則」ともいう.

1.4　抗体の発見——北里柴三郎とBehringの研究

1888年, E. Roux や A. Yersin は, ジフテリア菌の培養上清から可溶性の毒素を分離し, これが外毒素であること, 毒素単独でジフテリアの典型的な症状が再現できることを証明した. すなわち, ある種の感染症の症状は菌由来の毒素が引き起こしていることを明らかにした.

その直後の1890年, 北里柴三郎と E. von Behring は, ジフテリア菌や破傷風菌の培養上清を実験動物に注射すると, 動物に免疫能を与えられることなど, 多くの発見をした. この研究をまとめると, 次のようになる.

① ジフテリア菌や破傷風菌の培養上清で, 免疫を誘導できる.
② 免疫ができた個体の血清中に, 毒素活性を中和する**抗毒素**(antitoxin)が存在する.
③ ジフテリア菌に対する抗毒素はジフテリア菌毒素のみを中和し, 破傷風菌毒素には効果がなく, また逆もそうである.
④ 実験動物から得た抗毒素血清を感染したヒトに投与したところ, 病初期には顕著な治療効果を示す.

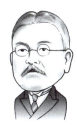

北里柴三郎

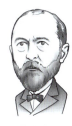

Behring

ここでいう抗毒素の本体は, のちに P. Ehrlich により**抗体**(antibody)と名づけられた. また, 免疫を誘導する物質は抗原(antigen)とよばれるようになる.

北里と Behring は抗体を発見したわけである. また, 抗体は抗原に対し

抗血清
抗体を含む血清のこと．

て特異的に反応すること（免疫応答の抗原特異性の発見），さらには**抗体**（**抗血清**，antiserum）で感染症が治療できること（血清療法の発見）など，彼らの発見は近代免疫学の基礎となった．Behring は 1901 年，血清療法の発見でノーベル生理学医学賞を受賞した．この発見は，現代の抗体医薬につながっている．

1.5 アレルギーの発見

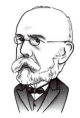
Koch

Koch は前述したように病原性細菌の同定研究を進め，炭疽菌，コレラ菌，結核菌などを発見し，それらが各疾病の原因であることを明らかにした（1905 年に結核菌の研究でノーベル生理学医学賞を受賞）．Koch は結核菌に対する免疫反応を研究する過程で，結核菌由来のタンパク質を結核患者の皮内に注射すると，特徴的な局所反応が起こることを発見した．この反応は現在では遅延型アレルギー反応とよばれ，Ⅳ型アレルギーに分類されている（11 章参照）．このときに用いるタンパク質をツベルクリンタンパク質とよび，結核に対する免疫反応の有無を判定する診断法として，いまでも用いられている．

海洋生物学者 C. Richet（リシェ）は，イソギンチャクの毒素についての研究を進めている過程で，抵抗性の獲得を期待して毒素活性を発現しない程度の量の毒素をイヌに何度も注射し，毒素に対する免疫ができた状態をつくった．しかし，このイヌに少量の毒素を注射したところ，注射した直後に急激な呼吸麻痺を起こして死んでしまうことを発見した（1902 年）．この現象は全身性アナフィラキシーショックとよばれる．

アナフィラキシーショックもアレルギーの 1 つで，現在ではⅠ型アレルギーとして分類される（11 章参照）．その原因抗体である IgE は，枯草熱（ブタクサアレルギー），喘息，スギ花粉症などの病的な状態を引き起こす．**アナフィラキシー**（anaphylaxis）とは（ana ＝ no ＋ phylaxis ＝ 予防）という意味である．Richet は 1913 年にアナフィラキシーの発見でノーベル生理学医学賞を受賞した．

1903 年 M. Arthus（アルッス）は，実験動物の皮膚局所に無毒性のタンパク質（たとえばウシ血清アルブミンなど）を何度も投与すると，局所に好中球（多形核白血球）の強い浸潤と，出血性壊死が現れることをみいだした．この反応は**アルッス反応**とよばれ，現在では抗原抗体複合体（免疫複合体）が引き起こすアレルギーとして，Ⅲ型アレルギーに分類されている（11 章参照）．

このように，アレルギーとは本来生体にとって都合がよいはずの免疫反応が，逆に生体を病的な状態にしてしまう反応の総称である．**アレルギー**（allergy）とは（allos ＝ alter：変じた ＋ ergon ＝ 力）を意味する．

1.6 体液性免疫と細胞性免疫

ジフテリアや破傷風に対する免疫(**感作**, sensitization)が成立した個体の抗体(抗血清)を利用すれば，感作状態を非感作動物に受身移入させることができる(血清療法)．これとは対照的に，結核菌に対する免疫反応は血清の受身移入では伝達されず，感作リンパ球(T細胞)でのみ移入できる．前者は抗体が働く**体液性免疫**(humoral immunity，単に液性免疫ともいう)に，後者は感作T細胞でのみ移入できる**細胞性免疫**(cell-mediated immunity)に分類される．表1.1に両者の特徴を比較しながら示した．

学修事項 **C-7-9**
(6)抗原認識と免疫寛容および自己免疫

感　作
免疫状態を誘導することを感作するという．

表1.1 体液性免疫と細胞性免疫の比較

	体液性免疫	細胞性免疫
特徴	抗体が抗原と特異的に結合し，抗原を処理する	T細胞が抗原(組織や細胞)を直接攻撃し，破壊する
部位	抗体は血液を介して全身で抗原抗体反応が起こる	抗原周囲にT細胞が集まり，免疫反応が起こる
反応のようす	異なる種類(クラス)の抗体がつくられるため，反応の様式はさまざまである	抗原はT細胞に囲まれて破壊される
代表的な例	毒素中和反応，溶菌・溶血反応，花粉症のようなアレルギー反応，ウイルスや細菌に対する反応，免疫複合体病	IV型アレルギー反応，同種移植片拒絶反応，ウイルスや細胞内寄生菌の排除，腫瘍に対する免疫，ある種の自己免疫疾患

同じ抗原に対して，体液性免疫と細胞性免疫のどちらが優位になるかは，T細胞が産生するサイトカインによって決まると考えられている．ヘルパーT細胞はそれが産生するサイトカインによっておもにTh1細胞とTh2細胞の2種類に分けられる(7章参照)．Th1細胞が優位になると細胞性免疫が，Th2細胞が優位になると体液性免疫が優位になる．どちらが優位になるかを決める機構はわかっていないが，抗原の種類，抗原の生体内への進入ルート，進入局所の抗原提示細胞(6章参照)の種類，抗原量，宿主の遺伝的な背景や健康状態などが影響を与えている．

1.7 Landsteiner の研究と免疫化学の発展

K. Landsteiner は，20世紀初頭にABO式血液型を，1940年にRh式血液型を発見した科学者である(1930年に血液型の発見でノーベル生理学医学賞を受賞)．Landsteiner は抗原抗体反応についての化学的な研究を進めた．

Landsteiner はまず，ある種の化合物(m-アミノベンゼンスルホン酸)をジ

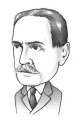
Landsteiner

アゾカップリング法でウマの血清アルブミンに共有結合させ，これをウサギに免疫し，抗血清を得た(図1.1)．次に抗血清の特異性を調べるために，同じ化合物をニワトリ血清アルブミンに結合させた抗原に対する反応性を調べ，化学修飾した部分に対しても抗体ができることを発見した．すなわち生体は，人工的な化合物に対しても免疫応答を誘導する能力をもつことが証明されたのである．

　もともと「免疫」とは「一度かかった伝染病には二度かからない」ことだったはずである．病気とは関係のない単純な化合物に対しても免疫が誘導できるという事実から，免疫現象そのものに対する考え方を変える必要がでてきた．血液型物質に対して抗体が存在することを発見したLandsteinerならではの発見である．ちなみに，このような低分子化合物をハプテンという(3章参照)．

　Landsteinerはさらにニワトリ血清アルブミンの化学修飾を，構造が異なった化合物に変えてみた．メタ位のスルホン酸残基をオルト位，パラ位にしたもの，さらにスルホン酸残基をアルソン酸，カルボン酸残基に変えて，

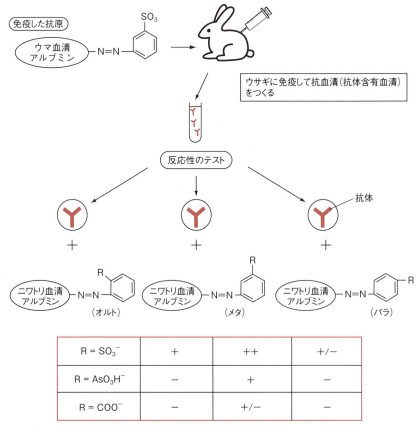

図1.1　Landsteinerの研究：抗体の精緻な特異性

m-アミノベンゼンスルホン酸に対してつくった抗体の反応性を調べた．その結果を図1.1に示す．

図からわかるように，同じ残基を同じ位置にもつ場合に比べて，残基が異なる場合，また位置が違う場合には反応性が大きく減弱していることがわかる．抗体はほんの少しの構造の違いを明確に識別するだけの精緻さをもっているという発見は，驚くべきことであった．

のちに多くの研究者によって，半透膜（透析膜）で隔てた小さなチャンバーに低分子化合物と抗体とをそれぞれ加え，一定時間後，抗体が含まれるチャンバーにどれほどの化合物が移行したかを定量することで（この方法を平衡透析法という），抗原抗体反応が反応速度論に従った化学反応であることが明らかにされる．

このようにLandsteinerは，ⅰ）抗体がもつ特異性の精緻な解析を可能にした，ⅱ）免疫反応は「免疫」という本来の語源から離れた，正常な生体反応の一面であることを明らかにした，ⅲ）免疫反応は定量的であり，免疫現象を「化学の言葉」で語れるようにした，さらに，ⅳ）抗体に反応する抗原

COLUMN ある女性のマウス飼育物語

アメリカ人女性 A. E. C. Lathrop（ラスロップ）はペット用のマウスを飼育していた．彼女は研究者としての経験はなかったが，飼育していたマウスの交配や出生の日，交配の組合せやそれによって現れるマウスの体毛や眼の色といった特徴を詳細に記録した．また，マウスが死んだときには解剖までして，所見についても，その詳細で膨大な記録を残した．このようなきちんとしたデータが信頼されたため，多くの研究者は，彼女が飼育したマウスを研究用の材料として購入するようになった．

Lathropが1918年に亡くなったとき，1万匹以上のマウスなどの実験動物が残された．アメリカのJackson（ジャクソン）研究所はこれらの動物や記録を彼女から引き継ぎ，現在では世界最大規模の実験動物の研究施設として活動している．

Lathropが飼っていたマウスに，がんを自然発症する系統がみつかった．この事実に病理学者や遺伝学者はたいへん驚き，興味をもった．研究者は彼女が繁殖および飼育していたいろいろな系統のマウスにこのがん細胞を移植して，系統によってがんが生着する（がん死する）場合と生着せず移植できない（拒絶する）場合があることをつきとめた．こうして，移植片拒絶反応のルールが明らかにされたのである（15章参照）．さらにその成果は，マウスの主要組織適合遺伝子複合体抗原の発見につながった．

並はずれた彼女の観察力と洞察力，また地道な努力によって，多くの貴重なマウス系統とデータが残された．Lathropは遺伝学や免疫学だけでなく，現代の医学および薬学領域に計り知れないほど貢献したのである．

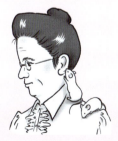

Lathrop

の部分はほんの小さな化学的な立体構造であることから，**抗原決定基**〔antigenic determinant，**エピトープ**(epitope)ともいう〕という概念を導入したこと，など多くを発見し，免疫学のなかでも物質を基礎にした「免疫化学」領域の発展に貢献した．

1.8 獲得免疫の特徴と免疫理論の発展

学修事項 **C-7-9**
(3)自然免疫と獲得免疫
(6)抗原認識と免疫寛容および自己免疫

一度かかった伝染病には二度かからないことや，免疫応答が抗原に特異的であることは，生体でどのような意味をもつのだろうか．

Landsteiner の研究をきっかけに，それまでの血清学や細菌学とは趣を異にした「免疫学」の研究が始まった．とくに生化学の発展は免疫学に物質的基盤を与える重要な学問領域であったといえる．とはいえ，免疫反応のあらましがわかるには，現代の生化学や分子生物学の発展まで時間を要した．

1.8.1 獲得免疫がもつ特徴

獲得免疫〔acquired immunity，**適応免疫**(adaptive immunity)ともいう〕は次のような特徴をもっている．

① **抗原特異性**(antigenic specificity)：たとえばジフテリア菌に対する免疫ができていても，破傷風菌に対する免疫はないように，厳密な特異性がある．

② **免疫学的記憶**(immunological memory)：一度かかった感染症にはもう一度かかっても軽い症状ですんだり，またある抗原を免疫しておいた動物にもう一度抗原を与えると，多量の抗体を産生したり，あるいは逆にアレルギー反応を起こす．すなわち，免疫状態は記憶される．

③ **受動免疫**(passive immunity)：正常動物に抗血清やリンパ球を注射することによって免疫を特異的に受動(受身)移入できる．すなわち，免疫を担うのは特異的な抗体やリンパ球である．

④ **自己・非自己の識別**(self-not-self discrimination)：病的状態を除いて自己成分に対する免疫はできず，自己と非自己を明確に識別している．

⑤ **免疫の多様性**(immunological diversity)：細菌，異種タンパク質，人工的化学物質など，多種多様な抗原に対し免疫応答が起こる．抗原の種類は無限といってよいから，特異的抗体(あるいは細胞)の種類も無限に存在することになる．

自然免疫(innate immunity)については9章で解説するが，獲得免疫と比較すると表1.2のような違いがある．

これらの特徴のうち，⑤ 免疫の多様性(immunological diversity)はどのよ

表1.2	自然免疫と獲得免疫の比較	
	自然免疫	獲得免疫
免疫学的記憶	ない	ある
抗原特異性	ない，パターン認識	ある
おもな機能細胞	好中球，マクロファージ，NK細胞	T細胞，B細胞
おもな機能分子	自然抗体，補体，サイトカイン，Toll様受容体	抗体，サイトカイン
発動までの時間	速い	遅い

うな機構で生みだされるのであろう．北里とBehringの先駆的な研究によって，免疫反応をつかさどる中心的な分子が抗体であることが発見されて以来，さまざまな抗原物質に対して生体は抗体応答できる能力をもつことがわかってきた．

　たとえば，Landsteinerの研究で免疫現象は必ずしも「（感染症などの）二度なし」機構ではないことがわかった．研究者の興味は当然，「抗体」分子の構造的特性を明らかにすることに集中し，それはG. M. EdelmanやR. R. Porterによる抗体の構造研究（1972年ノーベル生理学医学賞受賞），さらに利根川進による遺伝子再構成の発見（1987年ノーベル生理学医学賞受賞）へと続く．

　この間，獲得免疫の特徴を説明できる免疫理論の発展があり，それらは現代へとつながっている．

1.8.2　クローン選択説

　生体は外来性の異物に対して特異的な抗体をつくる．人工的な合成化合物に対しても抗体ができるということは，抗体の特異性も無限大であることになる．生体はどのような方法でこれほどの多様性をもった抗体をつくりだせるのか．研究者にとってはたまらなく魅力あふれた課題である．

　免疫学も学問としての理論的基盤が追及された．当初，抗体分子は自由に構造を変えることができる分子であり，抗原の形に応じて折りたたみ方を変えるという指令説（instructive theory）が考えだされた．しかし，指令説では免疫寛容や免疫記憶といった獲得免疫の特徴は説明できない．それに対して，ありとあらゆる構造をもった抗体群がすでに存在しており，そのなかで最も特異的な抗体を抗原が選びだすという選択説が考えられた．

　長い論争の末，最終的には1957年のF. M. Burnetによる**クローン選択説**（clonal selection theory）が支持されるようになり，現代の免疫学における理論的な柱となっている．

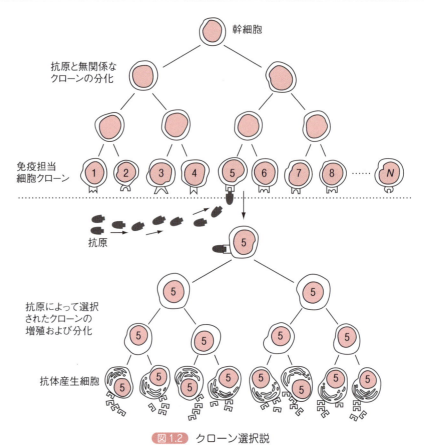

図 1.2 クローン選択説
J. A. Bellauti, "Immunology Basic Process," W. B. Saunders Company (1985) を改変.

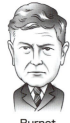

Burnet

Burnet は抗体産生の機構を次のように考えた（図1.2）．生体はさまぎまな抗原物質に対して抗体を産生できることから，1種類の（1つの特異性をもった）抗体をつくる細胞が莫大な種類存在すると考えた．

生体が個体発生する過程で免疫系の幹細胞が生まれ，これは体細胞突然変異を起こしてありとあらゆる特異性をもった抗体産生細胞群に分化する．これらを**クローン**（clone）とよぶ．いいかえればクローンとは，特異性がすでに決定された細胞（およびその子孫細胞）のことである．

それぞれの細胞は固有の特異性をもった抗体を産生し，外来性の抗原はこれらクローン群のうち最も特異性の高いものを選びだし，抗体を産生させる．一度刺激を受けたクローンは増殖し，二度目に同じ抗原に遭遇すると，すでに増大したクローンがただちに抗体を産生しはじめ，一度目よりはるかに強い応答を示す．つまり，免疫学的記憶を示すわけである．

自己成分に反応するクローンは胎生期に自己抗原に接触して消失する（**免疫寛容**の誘導，コラム参照）．これを**禁止クローン**（forbidden clone）とよぶ．

COLUMN　　　　　　　人工的免疫寛容の発見

　免疫応答は非自己成分に対して起こり，病的な状態でないかぎり自己成分に対しては起こらない．これを免疫寛容（immunological tolerance）状態という．しかし，R. Owen（オーウェン）は 1945 年，1 つの胎盤を共有する二卵性のウシの血液型を調べたところ，血液細胞が混じりあっており（血液キメラ状態），このウシでは互いの血液に対して抗体はつくらないことをみいだした．

　1953 年になって M. Hasek（ハセック）は，2 系統のニワトリの有精卵の一部をくっつけて自由に血液交換が起こる条件下で胚を発生させると〔この方法を並体結合（parabiosis）という〕，このニワトリは成体になっても互いの組織に対して免疫寛容の状態になっていることを発見した．

　同じころ，P. B. Medawar（メダワー）（1960 年 Burnet とともに免疫寛容の獲得に関する研究でノーベル生理学医学賞を受賞）らは，互いに拒絶反応を誘導できる 2 系統のマウスを用いて，生後直後（1 日以内）に細胞移植をすると互いの移植片に対して免疫寛容の状態を誘導できること，さらには生後直後に異種タンパク質を注射すると，異種タンパク質に対しても免疫寛容が誘導できることを明らかにした．免疫寛容の状態が人工的に誘導できることを実験で証明したわけである．このことは，自己反応性クローンが胎生期に消失してしまうというクローン選択説の支柱の 1 つの根拠でもある．

一方，病的な状態では，なんらかの理由によって自己に対する禁止クローンが応答してしまい，結果として自己免疫応答を引き起こしてしまう．

　クローン選択説は獲得免疫の特徴をうまく説明でき，多くの免疫学者に受け入れられた．しかし一方で，新たな問題点がでてきた．

① 簡単に体細胞突然変異が起こってしまうと，生命の維持ができなくなる．なぜ，免疫系にのみ突然変異が起こるのだろう．

② 化学合成した化合物に対する抗体や，移植片拒絶反応のように，ヒトの手が加わってはじめて起こる免疫反応にまで，なぜ無駄なクローンを用意しておかねばならないのだろう．

③ 移植片拒絶反応にあずかるクローンの頻度は，外来性の抗原に対するクローンの頻度に比べて 100 倍以上高い．体細胞突然変異が均一に起こるとすると，このことは説明できない．

　現在では，①と②は遺伝子再構成（4 章，7 章）で，また③は胸腺内 T 細胞選択（7 章）でほとんど説明ができる．研究者はこれら疑問に挑戦し，1 つ疑問を解決してはまた新しい疑問を生みだしていった．こうして免疫学はさらに進歩を続け，現在に至っている．

1.9 自然免疫と司る分子群の発見と免疫学と新しい展開

1.9.1 液性説と細胞説

免疫学の黎明期であった20世紀初頭，P. Ehrlich は，免疫応答をつかさどるものは抗体であるとする"液性説"を提唱した．ある種の細胞には外来の抗原に結合できるいろいろな特異性をもった"**側鎖**"[*2]があり，これが分泌されて抗体となると考え，体液中に分泌される抗体が免疫反応の本体であるとした．

これに対し E. Metchnikoff（メチニコフ）は，顕微鏡下で，ある種の細胞（マクロファージと考えられる）に異物を共存させるとこれを貪食することを観察して，免疫応答の本体は貪食細胞であるとする"細胞説"を提唱した．

Ehrlich と Metchnikoff は 1908 年，そろってノーベル生理学医学賞を受賞した．その後は，これまでに述べてきたように，記憶，特異性や多様性といった革新的な考えが中心となる液性説をもとにした獲得免疫の機構解明が主流となり，抗体遺伝子の再構成や T 細胞の抗原認識の特殊性の研究に至った．しかし一方，異物を貪食する，という概念から出発した細胞説は，獲得免疫機構をもたない下等生物にも認められる自然免疫機構として，やや研究者の興味が薄れて，徐々に免疫学研究の隅っこに追いやられていったといえる．

1.9.2 自然免疫で働く受容体分子群の発見

自然免疫の研究が新展開するのは，1996 年に J. A. Hoffmann（ホフマン）らが，昆虫の異物排除の機構にトル（*Toll*）という遺伝子が働いていること，また昆虫がカビに対する抵抗性を発揮するときには，トルから入ったシグナルが抗菌物質を産生することをみいだしたことに始まる．その直後（1998 年），B. Beutler（ボイトラー）らは，トルに似たヒト遺伝子の産物（toll-like receptor；**TLR**，**Toll 様受容体**）がグラム陰性菌の内毒素である LPS の受容体になっていることを発見した[*3]．

これらの研究は，免疫応答の機構に自然免疫の分子機構というまったく新しいページを書き加えたものであり，その機序の解明は 21 世紀の免疫学の新しい課題でもある（9 章参照）．また自然免疫と獲得免疫は，別の経路の免疫反応ではなく，互いに連携しながら生体を護っていることもわかってきた．

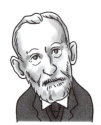
Ehrlich

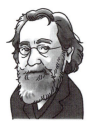
Metchnikoff

[*2] 当時はまだ受容体という概念はなく，それを Ehrlich は側鎖とよんだ．B細胞がもつ抗原受容体（膜結合型抗体）と分泌抗体の関係を示唆している．この側鎖が分泌されることで免疫応答が起こるという考え方（これを「側鎖説」という）には多くの問題点があるが，のちにクローン選択説のもとになる概念として理解されている．

[*3] 2011 年，Hoffmann と Beutler, そして樹状細胞の研究に貢献した R. M. Steinman（スタインマン）はノーベル生理学医学賞を受賞した．

章末問題

1. 体液性免疫と細胞性免疫の特徴を比較して説明せよ．
2. 獲得免疫がもつ 5 つの特徴について説明せよ．
3. 自然免疫と獲得免疫の特徴を比較して説明せよ．
4. 「クローン選択説」について説明せよ．
5. 免疫寛容について説明せよ．

Part I　免疫学概説

2 免疫応答に働く細胞, 組織

❖ **本章の目標** ❖
- 免疫系を構成する細胞, 組織, 器官の種類と機能を学ぶ.
- 免疫系で働く血液細胞の分化の概要を理解する.
- リンパ管システムの構造と機能の概要を理解する.
- リンパ球再循環の機構と免疫系における意義を学ぶ.

2.1　免疫系細胞と血球分化

2.1.1　血液細胞の分化

　免疫を担当する細胞は, 血液細胞(blood cell)の1種である白血球に属している. したがって, まず血液細胞の分化について概観する.

　血液細胞, すなわち**赤血球**(erythrocyte), **白血球**(leukocyte), **血小板**(platelet)は, 成人では**骨髄**(bone marrow)に存在する多能性のある**造血幹細胞**(hematopoietic stem cell)に由来する. 血液細胞がつくられることを**造血**(hematopoiesis)という. 造血幹細胞は自己再生能力をもつ細胞であるが, この細胞の子孫の一方は, いくつかの細胞系列に分かれて分化していく(図2.1).

　まず, 造血幹細胞からは**リンパ系**(lymphoid)と**骨髄系**(myeloid)の前駆(progenitor)細胞に分かれる. **リンパ球**(lymphocyte)は文字通りリンパ系に属しているが, そのほかの白血球は骨髄系に属する. リンパ球およびそのほかの白血球の種類については2.1.2項で詳しく説明する. 白血球以外では, 赤血球の前駆細胞である**赤芽球**(erythroblast), 血小板の前駆細胞である**巨核球**(megakaryocyte)も骨髄系前駆細胞から分化する. 赤芽球および巨核球は, それぞれ骨髄内で赤血球と血小板をつくりだし, 血液中(血中)に放出する.

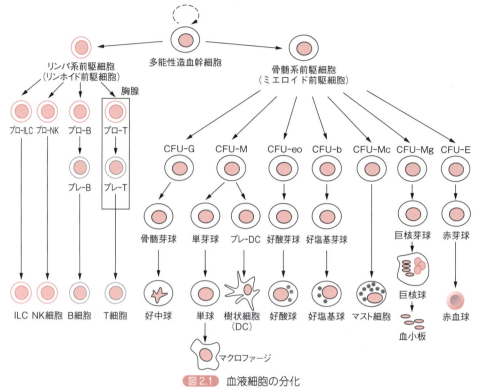

図2.1 血液細胞の分化

CFUは，colony-forming unit の略で，骨髄系前駆細胞で最終分化の方向が決まった段階を示す．各CFUの子孫は，CFU-G（好中球），CFU-M（単球とDC），CFU-eo（好酸球），CFU-b（好塩基球），CFU-Mc（マスト細胞），CFU-Mg（巨核球/血小板），CFU-E（赤血球）となる．

IL
インターロイキンの略．サイトカインの一部にこの名称が使われている．IL-2 などのように，通し番号で整理されている．

　造血には，血液細胞の前駆細胞と骨髄の**支持細胞**(stromal cell)との間の直接的な細胞間相互作用と，さまざまな**サイトカイン**(cytokine)が働いている．未熟な造血幹細胞の段階で作用する**幹細胞因子**(stem cell factor；SCF，別名c-kit リガンド)，リンパ球の発生に働く**インターロイキン**(interleukin；IL)-7，骨髄系の多くの細胞系列の分化に働く IL-3，赤血球の分化に働く**エリスロポエチン**(erythropoietin；EPO)，いくつかの**コロニー刺激因子**(colony stimulating factor；CSF)が代表的なサイトカインである．サイトカインについては8章で詳しく説明する（図8.7参照）．

　コロニー刺激因子の名称は，骨髄系前駆細胞のコロニー（1種類の細胞集団の塊）を試験管内で形成する能力に由来しており，好中球の分化に働く**顆粒球コロニー刺激因子**(granulocyte-colony stimulating factor；G-CSF)，単球系の細胞の分化に働く**マクロファージコロニー刺激因子**(macrophage-colony stimulating factor；M-CSF)，その両方の系列に働く**顆粒球マクロファージコロニー刺激因子**(granulocyte macrophage-colony stimulating factor；GM-CSF)が知られている．G-CSF は産生細胞の周囲のみならず血

液中にも存在し，炎症時に好中球が消耗した場合に，骨髄から好中球を供給させるサイトカインとしても機能している．

2.1.2 免疫担当細胞の種類
（a）リンパ球

リンパ球には，獲得免疫の主役である**B 細胞**〔B cell，B リンパ球（B lymphocyte）ともいう〕と**T 細胞**〔T cell，T リンパ球（T lymphocyte）ともいう〕，および自然免疫を担当する**ナチュラルキラー細胞**（natural killer cell，**NK 細胞**）と NKT 細胞，**自然リンパ球**（innate lymphoid cell；ILC）がある．NK 細胞が血液中を循環して細胞傷害活性を担っているのに対し，ILC は組織に定着してサイトカイン産生を通して免疫反応を助けている．免疫応答の対象となる異物のことを**抗原**（antigen）とよび，獲得免疫の場合には抗原の分子構造を個別に認識できる受容体によって特異的な免疫応答が誘導され，効果が発揮される．これらの受容体は，B 細胞や T 細胞が分化する過程において，多様性をもった受容体としてつくられる．リンパ球は，血管およびリンパ管を通って体内を循環することができる．一方，自然免疫の場合には，自己と非自己を分子パターンの違いで識別する受容体（パターン認識受容体）が利用される．

（1）B 細胞

B 細胞は抗体を産生する細胞に分化する．細胞膜を貫通した**膜結合型抗体分子**（membrane immunoglobulin）が **B 細胞抗原受容体**（B cell receptor；**BCR**）であり，最終的に分化した B 細胞（**形質細胞**，あるいはプラズマ細胞，plasma cell）が分泌する血液中の糖タンパク質が抗体である．抗体の基本構造については，3 章で説明する．

抗原が結合する部位に構造多様性を生みだす機構は，遺伝子再構成とよばれる，免疫系にのみみいだされる特殊な遺伝子組換えによって引き起こされる（4 章参照）．哺乳類では，B 細胞は骨髄で分化・成熟したのち，二次リンパ器官（後述）に移動して成熟を完了し，B 細胞領域に分布する[*1]．

（2）T 細胞

T 細胞は獲得免疫の中枢ともいうべきリンパ球である．骨髄でつくられた前駆細胞は，**胸腺**（thymus）に移動して分化・成熟する（7 章参照）．胸腺で成熟したのち，二次リンパ器官の T 細胞領域に移動する．抗原受容体として，細胞膜貫通型受容体の **T 細胞抗原受容体**（T cell receptor；**TCR**）を利用している．TCR は抗原結合部位に多様性を生じるという点で抗体と似ているが，抗体とは異なる分子であり，抗体と異なった原理で抗原を認識する（6 章参照）．

T 細胞は**キラー T 細胞**〔killer T cell，**細胞傷害性 T 細胞**（cytotoxic T

パターン認識

微生物には存在するが，宿主には存在しない分子が形づくる分子パターン（多くは繰返し構造をとる）に対する認識．たとえば，細菌の細胞壁，外膜，鞭毛を構成する分子，ウイルスの 2 本鎖 RNA，メチル化されていない DNA の部分構造である CpG モチーフ，マンノースが豊富な糖鎖構造に対する識別が典型的である（9 章参照）．

[*1] B 細胞の一部に，T 細胞に発現する CD 5 分子を発現する細胞がある．この細胞は，個体発生の段階では胎児肝や骨髄から発生するが，成体ではおもに腹腔内で自己再生的に細胞数が維持されており，多様性もかぎられている．自己抗原や細菌の多糖類に対する自然抗体として，IgM クラスの抗体を分泌しているとされている．前述の通常の B 細胞と区別するときは，これらを B-1 細胞といい，通常の B 細胞を B-2 細胞という．

CD 分類

免疫系を中心に血液細胞の表面抗原につけられた通し番号で，cluster of differentiation の略．モノクローナル抗体による命名の混乱を避けるため，国際的に系統化されている．当初は 10 種類であったが，40 年にわたって収集された結果，現在は 370 を超える CD 番号が知られている．名称から分子機能を連想できないので，不便な面もある（7 章参照）．

T 細胞抗原受容体（TCR）

T 細胞の抗原認識受容体として，$\alpha\beta$ 型と $\gamma\delta$ 型の 2 種類がある（詳しくは 7 章参照）．

lymphocyte；CTL）〕となってウイルス感染細胞などの標的細胞を直接破壊したり，**ヘルパー T 細胞**（helper T cell）となってサイトカインの分泌および直接細胞間の接触を介して免疫応答を調節している．

　ヘルパー T 細胞は免疫系の司令塔である．一般に，キラー T 細胞は細胞表面に CD8 分子を発現する CD8 陽性（CD8$^+$）細胞であり，ヘルパー T 細胞は CD4 陽性（CD4$^+$）細胞である．また，免疫応答の行き過ぎを調節する**制御性 T 細胞**（regulatory T cell；**Treg**）の存在も知られている．これは，CD4 に加えて CD25 を発現した T 細胞である（7 章参照）．

（3）NK 細胞

　NK 細胞は自然免疫を担当する大型のリンパ球で，細胞質内に顆粒をもつことから，**大型顆粒リンパ球**（large granular lymphocyte；LGL）とよばれることもある．ウイルス感染細胞などの標的細胞を破壊し，ウイルスに対する初期段階での防御を担当する．獲得免疫のような，抗原に対応した多様性のある受容体はもたず，細胞表面にいくつかの活性化受容体と抑制性受容体を保有しており，両者からの刺激のバランスに基づいて応答する．

　NK 細胞は，活性化を抑制する受容体（抑制性受容体）が標的細胞上の**主要組織適合遺伝子複合体**（major histocompatibility complex；MHC）のクラス I 分子と結合することで抑制される．そのため，ウイルス感染によって MHC クラス I 分子の発現が低下した細胞は NK 細胞の活性化を抑制できず，破壊されると考えられている（6 章参照）．また，NK 細胞は**インターフェロン**（interferon；IFN）γ を産生してマクロファージを活性化する能力をもち，ヘルパー T 細胞の働きと共通した役割も果たしている．また，抗体の Fc 部分に対する受容体を保有し，**抗体依存性細胞性細胞傷害作用**（antibody-dependent cellular cytotoxicity；**ADCC**）の機構で標的細胞を破壊することもできる．

（4）NKT 細胞

　T 細胞の一部に，NK 細胞の**マーカー抗原**（marker antigen）を発現し，αβ 型 TCR をもつ **NKT 細胞**（natural killer T cell）の存在が知られている．NKT 細胞は，糖脂質抗原を認識するとされている．

（5）自然リンパ球（ILC）

　ヘルパー T 細胞は，その産生するサイトカインの種類によって 3 つのタイプに分類されるが（7 章参照），ILC もサイトカインに基づきヘルパー T 細胞のタイプに対応した ILC 1，ILC 2，ILC 3 に分けられる（9 章参照）．

（b）顆 粒 球

　顆粒球（granulocyte）は骨髄系の白血球で，細胞質に多くの顆粒がある．自然免疫を担当する．

インターフェロン
抗ウイルス活性のあるサイトカインであり，I 型インターフェロン（IFN-α と IFN-β），II 型インターフェロン（IFN-γ），III 型インターフェロン（IFN-λ）がある．

Fc 部分
抗体分子の機能的な領域の 1 つで，抗体が機能を発揮するのに関連した領域をいう（3 章参照）．

免疫系細胞と血球分化　2.1　　*17*

（1）好中球

　好中球（neutrophil）は血液中で最も数が多い白血球で，侵入した異物を真っ先に攻撃し，**貪食**（phagocytosis）と細胞内殺菌によって破壊する．細菌に対する防御に重要である．活性酸素をはじめとして強力な殺菌能力をもつが，短寿命である．核が枝分れした形態を示すので，**多形核白血球**（polymorphonuclear leukocyte）ともよばれる．

（2）好酸球

　好酸球（eosinophil）は細胞質に酸性色素で染まる顆粒をもち，血液中に少数存在する細胞である．寄生虫に対する防御に働くほか，即時型過敏症では宿主組織を傷害することにも働く．

（3）好塩基球

　好塩基球（basophil）は細胞質に塩基性色素で染まる顆粒をもち，血液中には少数しか存在しない．顆粒内には，血管透過性を亢進させるなど，炎症の開始において機能する**ケミカルメディエーター**（chemical mediator，化学メディエーター，化学伝達物質ともいう）を含んでおり，**マスト細胞**（肥満細胞，mast cell）と同様に炎症の開始および即時型過敏症の開始に働く．

（c）マクロファージと樹状細胞

　単球（monocyte）および**マクロファージ**（macrophage）は，**単核食細胞**（mononuclear phagocyte）である．貪食によって異物を取り込んで細胞内で破壊するほか，抗原提示（6 章参照）やサイトカイン産生によって，自然免疫と獲得免疫の橋渡しをする．

　類縁の細胞に**樹状細胞**（dendritic cell；DC）がある．樹状細胞は，細胞内に抗原物質を取り込む能力をもっている．樹状細胞は，主要な**抗原提示細胞**（antigen presenting cell；APC）として獲得免疫の開始に働く．

（1）単球

　単球は血液中に存在し，最終分化に至っていない単核食細胞である．組織内に移行すると，マクロファージとなる．また炎症時では，好中球より遅れて組織に浸潤し，炎症性マクロファージとなる．

（2）マクロファージ

　マクロファージは大型の食細胞で，さまざまな組織に定着しているものや，炎症時に組織内に浸潤したものがある．組織の定着部位によって，細胞表面マーカーや形態，機能も多様である．たとえば，肝臓の類洞に分布する**クッパー細胞**（Kupffer cell），肺の上皮の表面にでて異物を貪食する肺胞マクロファージ，脳のミクログリア細胞，骨吸収をして骨の代謝調節で重要な役割を果たす**破骨細胞**（osteoclast），結合組織に分布する**組織球**（histiocyte）などがあげられる．また，マクロファージはさまざまな分解酵素および増殖因子の産生や死細胞の貪食を通じて，炎症で破壊された組織の修復に貢献している．

（3）樹状細胞

樹状突起を細胞表面にもつ主要な抗原提示細胞が樹状細胞である．造血幹細胞を起源とするが，さまざまなサブセットに分かれている．単球と分化系列を共有するものが抗原提示作用をもつ主要な樹状細胞であると考えられている．樹状細胞は組織内のタンパク質抗原や微生物を細胞内に取り込み，抗原処理（6章参照）および抗原提示を行いつつ，二次リンパ器官に移動できる移動能力の高い細胞である．

なお，皮膚の表皮内に分布する樹状突起をもった抗原提示細胞を**ランゲルハンス細胞**（Langerhans cell；LC）という．

また，樹状細胞という名称をもつために紛らわしいが，造血系ではなく上皮系の細胞に**ろ胞樹状細胞**（follicular dendritic cell；FDC）がある．この細胞は，二次リンパ器官の**胚中心**（germinal center）に存在し，B細胞への抗原の提供および抗体の**親和性成熟**（affinity maturation）に働くと考えられている．

（d）マスト細胞

マスト細胞は組織に定着し，細胞質に塩基性色素で染まる顆粒を保有している．顆粒に含まれるケミカルメディエーターに炎症や即時型過敏症を開始させる働きがある．機能的に好塩基球に似ているが，好塩基球とは別の分化経路をたどっている．

親和性成熟
免疫応答が進行するにつれて，産生される抗体の抗原に対する親和性が上昇すること．

2.2　免疫系の臓器とリンパ管

学修事項 C-7-9
(1)一次および二次リンパ器官
(2)おもなリンパ管の名称と位置

免疫担当細胞の分化の場を提供する**一次リンパ器官**（primary lymphoid organ）と，成熟したリンパ球が免疫応答を開始する場である**二次リンパ器官**（secondary lymphoid organ）がある．また，**エフェクター細胞**（effector cell）に最終分化した細胞には，さまざまな組織局所に移動して機能するものがある．

2.2.1　リンパ管

血管（blood vessel）から組織に移行した体液や細胞を血管系に回収するためには，組織内の液体を回収するルートが必要である．また，不要となった代謝産物を分解・リサイクルして，組織の恒常性を維持することも重要である．組織内から盲管（入口のない閉鎖的な管）として出発する**毛細リンパ管**（lymphatic vessel）がそれらの役割を担っている（図2.2）．毛細リンパ管の内皮細胞は毛細血管とは異なり，透過性が高く，組織から液体が入るがでにくい構造となっている．毛細リンパ管，集合リンパ管，リンパ本幹，リンパ主本幹という順序でリンパ液が集約され，最終的には静脈に排出され，血液循

エフェクター細胞
免疫応答の効果を発揮する機能を担う細胞．たとえば，抗体を産生するように最終分化したB細胞，サイトカインを産生するヘルパーT細胞，ウイルス感染細胞を破壊するキラーT細胞，細菌を貪食して殺菌する好中球やマクロファージなどはエフェクター細胞といえる．

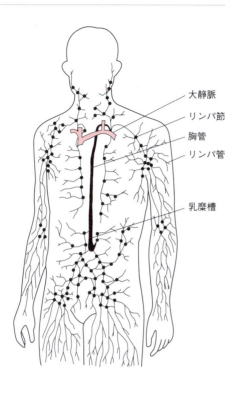

図2.2 リンパ管系
リンパ管（線で示した）は，順次集合して太いリンパ管となり，リンパ主本幹である胸管やほかのリンパ本幹に集約されて，上大静脈から血管系に開口している．小腸で吸収された脂質を懸濁したリンパ液は，毛細リンパ管（乳糜管）から腸リンパ本幹に集約され，胸管の起部（乳糜槽，Cisterna chili）に至る．リンパ管の通路にリンパ節（豆粒状に示した）が配置されている．リンパ節は腋窩，上腕部，鼠径部，膝窩，頸部に多く分布している．また，腹腔内にもリンパ節がある．

環を通じて肝臓に至り処理される．

　皮膚では，皮下組織の静脈に沿った経路でリンパ管が走行している．内臓では，動脈に沿った経路をとる．小腸には，粘膜内に乳糜管（にゅうびかん）という毛細リンパ管があり，食物由来の脂質を運ぶ役割がある．腸を含めて腹部の臓器からのリンパ液は腸リンパ本幹に集約され，さらに乳糜槽（Cisterna chili）に至る．これはリンパ主本幹である胸管（thoracic duct）の起点にあたる．乳糜槽では，左右の腰リンパ本幹（下肢，骨盤壁，骨盤内臓器，腎臓などに由来）も合流する．40 cm程度の長さの胸管は胸腔内に入り，左頸部リンパ本幹（頭部，頸部由来），左鎖骨下リンパ本幹（左上肢由来）が合流する．胸管内のリンパ液は，脂質を含み白濁がみられる．胸管と左気管支縦隔リンパ本幹（胸郭壁，心臓，肺由来）のリンパ液は，左腕頭静脈を経て上大静脈に排出される．一方，右頸部リンパ本幹，右鎖骨下リンパ本幹，右気管支縦隔リンパ本幹のリンパ液は，右腕頭静脈を経て上大静脈に排出される．多くの場合，胸管のような右リンパ主本幹は形成されない．

　以上のように，横隔膜より下の全身および左上半身と右上半身とでは，異なる経路でリンパ液が流れている．さらに，代謝的に活発なはずの脳には，毛細リンパ管が存在しない．一方，硬膜内には，リンパ管が存在する．脳実質内には，脳脊髄液と脳内の間質液が混合され流れを生じさせるグリンパティックシステム（glymphatic system）が知られるようになった．くも膜を

貫通して硬膜に至る静脈の周囲に形成されるスペースを介して，老廃物を含む間質液が硬膜内のリンパ管を通って血液循環に入っているのかを含め，今後の重要な研究課題である．

2.2.2　一次リンパ器官

（a）骨　髄

骨の内部には，支持細胞および血管系からなる網の目構造と，血球細胞によって構成された**骨髄**(bone marrow)がある．骨髄は成人では造血器官であり，単球や顆粒球は骨髄で分化・成熟を完了して血液中に放出される．赤血球や血小板も同様である．

リンパ球のうち，B細胞は哺乳類では骨髄内で分化・成熟をほぼ終える．分化途上の未熟なB細胞が抗原と遭遇すると，そのB細胞クローンは除去される．これがB細胞レベルでの自己寛容(self-tolerance)の機構である．成熟したB細胞は二次リンパ器官に移動して分化を完了し，免疫反応に参加するようになる．

一方，T細胞は，未熟な前駆細胞が胸腺へ移動し，そこで分化・成熟する．

また骨髄は，一次リンパ器官としての働き以外に，長寿命の抗体産生細胞（形質細胞）が定着する場としても機能しており，IgG抗体の持続的な産生に重要である．

（b）胸　腺

胸腺(thymus)は胸腔内で心臓の上部に位置する器官で，骨髄から供給されたT細胞の前駆細胞が分化および選択(selection)を受けて成熟する部位である．T細胞の名称は，胸腺の頭文字の"T"に由来する．胸腺は小児の時期に発達しているが，思春期以後は退縮する．未熟な**胸腺細胞**(thymocyte)が分布する胸腺皮質と，選択が完了した成熟胸腺細胞が分布する髄質からなる．胸腺では，自己の主要組織適合抗原(MHC抗原)と相互作用できないT細胞を排除するとともに，自己のMHC抗原と強すぎる**親和性**(アフィニティー，affinity)をもつT細胞も排除する．これがT細胞レベルでの自己寛容である（詳しくは7章参照）．

2.2.3　二次リンパ器官

獲得免疫系は，細胞レベルでは抗原特異的なリンパ球のクローンの集団で構成されているが，個体レベルでは免疫応答を効率的に開始するための組織である二次リンパ器官と循環系（血管とリンパ管）で構成されている．

（a）リ ン パ 節

組織から血管に戻る途上の集合リンパ管の間に**リンパ節**(lymph node)が配置されており，組織から抗原を効率的に集めてリンパ球に提供する場と

自己寛容

特定の抗原に対して免疫系に不応答が誘導された状態を免疫寛容という．このうち，とくに自己の構成成分に対する免疫寛容を自己寛容という(7章参照)．

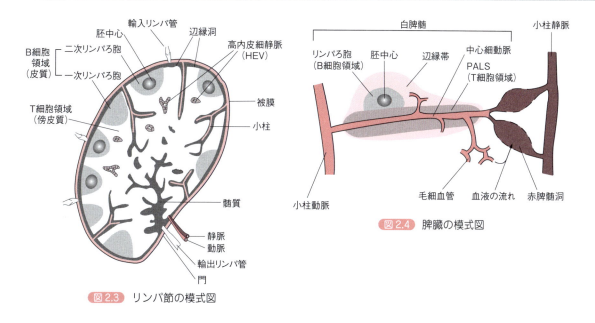

図2.3 リンパ節の模式図

図2.4 脾臓の模式図

なっている．リンパ節からみて，リンパ液が流入する側のリンパ管を輸入リンパ管，リンパ液を放出する側のリンパ管を輸出リンパ管という．

一方，リンパ球は血管とリンパ管を通って体内を循環している．集められた抗原に対して，数多くのリンパ球クローンが遭遇するチャンスを与えているといえる（2.2.5項参照）．

リンパ節は被膜におおわれた器官である（図2.3）．被膜の直下のスペースを辺縁洞というが，ここに輸入リンパ管が開口し，リンパ液が流れ込んでいる．辺縁洞からリンパ節内部に向けて，皮質，傍皮質，髄質に区画されている．リンパ液の出口は，輸出リンパ管である．

B細胞が集積している領域を**リンパろ胞**（lymphoid follicle）とよび，皮質に存在している．抗原刺激を受けると，B細胞のクローン増殖および抗体の結合親和性を上昇させる装置である胚中心が形成される．

傍皮質はT細胞領域であり，血管系からリンパ節への入り口である**高内皮細静脈**（high endothelial venule；**HEV**）の多くがここを通っている．HEVは立方体型の背の高い特殊な血管内皮細胞から構成されている．血管内を流れるリンパ球はまずHEVの血管内皮細胞へ接着し，リンパ節の内部に移行する（2.2.5項参照）．一方，辺縁洞とつながった髄質にはマクロファージが多数分布しており，リンパ管経由で侵入した異物を貪食し排除している．

（b）脾　臓

脾臓（spleen）は血液のフィルターの役割を果たしており，異物を貪食して除去するとともに，異物に対する免疫応答を開始させる場を提供している（図2.4）．

脾臓は赤脾髄と白脾髄の区画に分かれている．**赤脾髄**（red pulp）は洞様血管が豊富で，血液のフィルター機能があり，ここに存在するマクロファージによって血液中の異物や老化した赤血球が除去される．一方，**白脾髄**（white pulp）は免疫応答を開始させるための二次リンパ器官であり，T 細胞領域とB 細胞領域とに分かれている．中心細動脈を取り巻く領域（periarteriolar lymphoid sheath；PALS）が T 細胞領域であり，より白脾髄の外縁部にあるリンパろ胞が B 細胞領域である．

脾臓にはリンパ節とは異なり HEV が存在しないが，血液中を循環する成熟リンパ球は脾臓に出入りできる．白脾髄への出入りは，赤脾髄との境界である**辺縁帯**（marginal zone）を経由していると考えられている．抗原刺激により，B 細胞領域には胚中心が形成される．

（c）粘膜関連リンパ組織

粘膜表面から侵入した抗原に応答するための二次リンパ組織を総称して，**粘膜関連リンパ組織**（mucosa-associated lymphoid tissue；MALT）という．小腸に存在する**パイエル板**（Peyer's patch），虫垂，気道に存在する**扁桃**（tonsil）が代表的な組織である．パイエル板や扁桃には HEV があり，リンパ球の入り口となっている．また，出口として輸出リンパ管を備えている．

一方，バイエル板では，抗原の入り口は輸入リンパ管ではなく，粘膜上皮にある特殊化した上皮細胞（M 細胞という）を通ってパイエル板内部に抗原が送り込まれる．パイエル板内部には，抗原提示細胞として樹状細胞が存在する．パイエル板も T 細胞領域と B 細胞領域に区画化されているが，B 細胞領域のほうが中心部の広い領域を占有している．B 細胞領域には，胚中心が形成されている．腸管には，パイエル板より小型の孤立リンパ小節が多数みつかっており，免疫応答を開始する役割を果たしている．また，腸管粘膜の上皮層のあいだから樹状細胞が腸管内腔に顔をだしており，抗原を取り込んでいると考えられている．この樹状細胞は，腸間膜リンパ節に移動し，抗原提示細胞として働く．

2.2.4　効果部位

二次リンパ器官は，免疫応答を開始させる部位である．異物を排除するために，異物の侵入局所に免疫担当細胞が直接移動して効果を発揮しなければならない場合がある．体液性免疫の場合は，B 細胞が産生した抗体分子が異物の侵入局所に分布すればよい．ところが，細胞性免疫の場合は，貪食する細胞や細胞傷害活性をもつ細胞を局所へ供給する必要がある．

粘膜表面の防御抗体としておもな役割を担っている IgA クラスの抗体の場合，パイエル板で抗体産生細胞として分化した B 細胞は，粘膜の結合組織である**粘膜固有層**（lamina propria）に移動してから，局所で抗体を分泌する．

粘膜免疫において，パイエル板などの免疫応答の開始に関与する部位を**誘導組織**(inductive site)，粘膜固有層のように抗体産生が行われる部位を**実効組織**(effector site)とよんでいる．

2.2.5　リンパ球再循環機構と免疫担当細胞の移動(トラフィッキング)

獲得免疫の主役であるリンパ球の抗原受容体は多様であり，細胞集団として多様な抗原に対処できるようになっている．しかし，それぞれのリンパ球はただ１つの抗原にだけ結合できる受容体をもっているので，抗原と出会う機会を増やさなければ免疫応答は開始できない．この問題を解決するために，リンパ球は二次リンパ器官の間を行き来している．

一方，抗原は皮膚や器官の間質から輸入リンパ管を通ってリンパ節へ，粘膜上皮を介して粘膜関連リンパ組織へ，腸管上皮からは樹状細胞が集めた抗原が腸間膜リンパ節へ，または循環血中から脾臓へと集められている．そこへリンパ球が繰り返し現れることで，抗原に対する免疫応答を開始しやすくしているのである．

（a）リンパ球再循環の分子機構

リンパ節やパイエル板のような HEV をもつ二次リンパ器官では，血管とリンパ管を通ってリンパ球が循環している．これをリンパ球の**再循環**(recirculation)またはリンパ球の**ホーミング**(homing)という．ホーミングという名称がつけられたのは，リンパ節あるいはパイエル板への HEV を介したリンパ球の移行に選択性があり，異なった分子機構が使われていることが明らかになってきたからである．この選択性には，皮膚あるいは粘膜から侵入する抗原に特異的なリンパ球を，より効率的にリンパ節あるいはパイエル板に再循環させ，抗原と出会う確率を上げる効果があると考えられている．

リンパ球再循環の要点を，リンパ節の場合を例にとって説明する(図 2.5)．二次リンパ器官内で抗原と出会ったリンパ球クローンは，活性化を受けて細胞増殖を開始する．それ以外のクローンは，二次リンパ器官から血液循環に戻る．この場合には直接静脈に入るのではなく，二次リンパ器官の髄質の部分において，リンパ組織実質からリンパ管系の内皮を越えて輸出リンパ管内に入る．

輸出リンパ管は，より太いリンパ管，さらに**胸管**(thoracic duct)などのリンパ本幹に合流し，静脈系に入り再び血液循環に戻る(図 2.5)．HEV が存在しない脾臓の場合，リンパ球は辺縁帯とよばれる境界を越えて，血液循環と白脾髄の間を行き来している．

（b）細胞接着分子とケモカインの役割

リンパ球が HEV を介してリンパ組織実質に移行する場合，血管内皮を通過する必要がある．血管内皮を白血球が通過する機構は，炎症局所において

学修事項　C-7-9

(7)免疫担当細胞の体内循環

**ホーミングと
トラフィッキング**

ホーミングは，本来「元いた場所に戻る」という意味を含んでいる．これに対して，トラフィッキングは「交通」の意味で，一方通行の細胞移動を含めて表現する場合に用いられる．

細胞接着分子

細胞間あるいは細胞と細胞外基質との接着は，組織の構築や細胞の移動に重要な役割を果たしている．細胞表面に存在し，細胞接着にかかわるタンパク質を細胞接着分子という．いくつかの分子ファミリーが存在し，免疫系においては，セレクチンファミリー，インテグリンファミリー，免疫グロブリンスーパーファミリーといった分子が重要である．

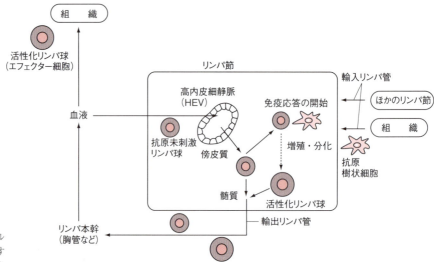

図 2.5　リンパ球の再循環

リンパ節を例に示した．抗原は遊離の状態で，あるいは樹状細胞によって輸入リンパ管を経由してリンパ節に集められる．抗原に感作されていないリンパ球は，血管とリンパ管を通って定期的に再循環している．血管からリンパ節への入り口が高内皮細静脈（HEV）である．抗原によって感作されたリンパ球はリンパ節内で増殖分化し，エフェクター細胞となる．エフェクター細胞はリンパ節には戻らず，輸出リンパ管と血管を通って組織に到達し，組織内で抗原排除に寄与する．

側注

セレクチン
細胞接着分子の1つで，カルシウム依存的に糖鎖に結合する活性をもつC-タイプレクチンの1種である．白血球側に存在するL-セレクチン，血管内皮側のE-セレクチン，血管内皮および血小板のP-セレクチンがある．

リガンド
特定の受容体と特異的に結合する力をもつ物質．

インテグリン
細胞接着分子の一群で，白血球が他の白血球，血管内皮細胞，細胞外基質のタンパク質と接着することに関与している．α鎖とβ鎖の2本鎖からなる．免疫系で機能するおもなインテグリンはβ_1鎖，β_2鎖，β_7鎖をもつタイプで，$\alpha_4\beta_1$(VLA-4)，$\alpha_L\beta_2$(LFA-1)，$\alpha_4\beta_7$が代表的である．

免疫グロブリンスーパーファミリー
抗体分子とは，約110アミノ酸からなる免疫グロブリンドメイン（領域，domain）がつながった分子である（3章）．これと相同性の高いドメインを細胞外にもつ分子が細胞接着分子や受容体分子としても存在し，総称して免疫グロブリンスーパーファミリーという．たとえば，細胞接着分子のICAM-1やVCAM-1がある．

白血球が浸潤する機構と基本的には共通している（12章参照）．

　白血球が必要な部位において組織に浸潤するためには，いくつもの段階からなる選択的な制御がなされている．

　まず，血管内皮細胞と白血球とが結合と解離を繰り返すことで血管内を高速で流れてきた白血球が減速する過程が必要である．ここでは，**細胞接着分子**(cell adhesion molecule)である**セレクチン**(selectin)と糖鎖**リガンド**(ligand)分子との間で，結合および解離速度の速い相互作用が働いている．リンパ節のHEVでは，リンパ球側のL-セレクチンと血管内皮側の糖鎖リガンド分子（糖タンパク質GlyCAM-1やCD34上の6-sulfo-sialyl Le^{x}糖鎖）の間で起こる．

　第2段階は，白血球が活性化され，より接着性が高まる過程である．血管内皮の局所にとどまった**ケモカイン**(chemokine)が白血球上の受容体に結合し，その結果，白血球の細胞接着分子**インテグリン**(integrin)の立体構造および細胞膜上でのクラスター状態に変化が生じる．次いで，インテグリンの結合活性が増大し，血管内皮細胞上の**免疫グロブリンスーパーファミリー**(immunoglobulin superfamily)に属する分子とより強固に結合する第3段階となる．その後，白血球が血管内皮細胞どうしの間を通り二次リンパ器官の組織実質など，血管外に遊走する．さらに，組織実質内において，ケモカインは**走化性因子**(chemotactic factor)として機能し，たとえば異物が存在す

る局所に移動するのを助ける.

　細胞接着分子やケモカインの組合せによって，いつ，どこで，どの白血球を血管外に移動させるかが制御されている.

　リンパ球ホーミングにかぎってみても，L-セレクチンはリンパ節選択性を代表する細胞接着分子である．一方，パイエル板選択性を代表するのが，リンパ球側の $\alpha_4\beta_7$ インテグリンと血管内皮側の免疫グロブリンスーパーファミリー分子の MAdCAM-1 である．血管側の細胞接着分子を，血管の住所（アドレス）を決めるという意味で，**アドレッシン**（addressin）とよぶことがある.

　リンパ組織から血液循環に戻る機構としては，スフィンゴシン一リン酸（S1P）がリンパ球への信号として働く．リンパ球は S1P に対する受容体（S1PR1）をもっている．リンパ節内では，分解酵素（SIP lyase）の働きでS1P の濃度が血液やリンパ液より低く維持されているため，S1PR1 を細胞表面に発現した細胞はリンパ節外に引き寄せられるはずである．しかし，高濃度の S1P を含む血液中を通ってきたリンパ球では，S1PR1 が細胞内に取り込まれていて，細胞表面の S1PR1 の数が少なく，S1P の濃度勾配に反応しない．S1P 濃度が低い環境であるリンパ節では，数時間で細胞表面のS1PR1 の発現が回復する．その間，T 細胞が樹状細胞と相互作用し，抗原特異的な活性化を受ける時間的余裕ができる．抗原特異的に活性化されなかった T 細胞は，S1PR1 を細胞表面に再発現し，S1P の濃度勾配に従ってリンパ節から退出する．一方，特異的な抗原で刺激された T 細胞では，S1PR1 を細胞表面に発現させる機構が妨害され，数日間は S1PR1 の発現が低い．その間に，T 細胞のクローン増殖およびエフェクター T 細胞への分化が起こる．エフェクター T 細胞の分化が完了すると，S1PR1 発現の妨害機構が停止して，エフェクター T 細胞はリンパ節を退出する．リンパ球のS1P 受容体の細胞表面への発現を低下させる薬物であるフィンゴリモドは自己免疫疾患の多発性硬化症を対象とする免疫抑制薬として用いられている.

走化性因子

物質の濃度勾配に向かって細胞が移動することを走化性とよび，走化性を誘導する物質を走化性因子という．走化性因子にはケモカイン以外に，細菌由来の物質や補体の断片（3.6 節参照）がある.

章末問題

1. 免疫担当細胞の種類ごとに，細胞分化が起こる部位，およびそこに働くサイトカインを整理せよ.

2. 一次リンパ器官および二次リンパ器官をあげ，それぞれの特徴と役割を説明せよ.

3. 二次リンパ器官に抗原が集められるしくみについて，リンパ節と粘膜関連リンパ組織を対比して説明せよ.

4. クローン選択説をふまえて，リンパ球再循環の意義を説明せよ.

5. リンパ球が血管から二次リンパ器官の組織実質に移行する過程における細胞接着分子とケモカインの役割を整理して説明せよ.

Part II　抗体と遺伝子再構成

3

抗体の構造と機能，抗原と補体

❖ 本章の目標 ❖

- 抗体およびB細胞抗原受容体の基本構造について学ぶ.
- 抗体の抗原結合特異性と多様性について学ぶ.
- B細胞の分化過程について学ぶ.
- 抗体のクラスと機能との関係について学ぶ.
- B細胞活性化におけるB細胞抗原受容体の役割について学ぶ.
- 抗原の性質について学ぶ.
- 補体系活性化のしくみと免疫系における位置づけを学ぶ.

　獲得免疫の中心的な概念に，抗原と抗体とがある．**抗原**(antigen)は，異物として免疫応答の対象となる分子であり，獲得免疫では免疫系による記憶の対象となるものである(3.5節参照)．また，抗原分子の立体構造はきわめて特異的に認識されるという特徴がある.

　一方，抗原を認識する血清中の糖タンパク質を**抗体**(antibody)という．抗体は抗原をパターン認識しているのではなく，抗原の一部の立体構造に相補的に結合することによって認識している．抗体による認識の対象となる部分のことを**抗原決定基**(**エピトープ**，epitope)といい，抗体側にある相補的な構造を**パラトープ**(paratope)という．抗原については，3.5節で詳しく説明する.

　抗体は糖タンパク質であり，B細胞によってつくられる．B細胞の細胞膜には膜結合型抗体が存在するため，抗原を特異的に識別する受容体(B細胞抗原受容体，BCR)としての役割を果たしている．見方を変えれば，B細胞抗原受容体が分泌されると血液中の抗体になるといえる.

エピトープ

抗原決定基ともいい，抗体により認識される抗原の部分をいう．またT細胞抗原受容体により認識される，MHCに提示されたペプチド断片もエピトープという．一方，抗体やT細胞抗原受容体上の，抗原と結合する部分をパラトープという.

3.1 抗体の基本構造

学修事項 C-7-9
(5)抗体分子およびT細胞抗原受容体の多様性

抗体は，**免疫グロブリン**あるいは**イムノグロブリン**(immunoglobulin；Ig)ともよばれ，略してIgと表記する．抗体は2本の同一の**H鎖**〔H-chain，重鎖(heavy chain)〕と2本の同一の**L鎖**〔L-chain，軽鎖(light chain)〕からなる対称な基本構造をもち，これを免疫グロブリンの単量体という(図3.1)．H鎖は数種類あり，この構造の違いが抗体のクラスおよびサブクラスを決めている．H鎖の遺伝子は，ヒトでは第14染色体にコードされている．一方，L鎖にはκ鎖とλ鎖の2種類があり，ヒトの場合κ鎖の遺伝子は第2染色体に，λ鎖の遺伝子は第22染色体にコードされている．

H鎖の分子量はクラスによって異なるが，約55,000～70,000の範囲にあり，糖鎖によって修飾されている．一方，L鎖の分子量は約24,000である．図3.1に示したように，H鎖は1つのL鎖とジスルフィド結合(S-S結合)による共有結合で結ばれ，H鎖どうしもジスルフィド結合で結ばれている．

それぞれのペプチド鎖は約110個のアミノ酸からなる互いに相同性のある領域が連結して構成されている．この領域を**免疫グロブリンドメイン**(Ig domain)という．H鎖およびL鎖のアミノ末端(N末端)のドメインは，それぞれの抗体によってアミノ酸配列が異なり，それぞれ異なった抗原に対応できるように多様性があるので，**可変部**(variable region)とよばれている．H鎖の可変部をV_H，L鎖の可変部をV_Lと表記する．このV_HとV_Lによって，1つの抗原結合部位，すなわちパラトープが形成される．免疫グロブリンの単量体はV_HとV_Lを2つずつもつので，結合価は2価である．

ドメイン
高分子量のタンパク質では，構造的にまとまりのある複数の領域が連結して構成される場合が多く，各領域をドメインという．領域ごとにポリペプチド鎖が独自に折りたたまれ，球状でまとまりのある構造をとる．免疫グロブリンの場合には，互いに相同性のあるドメインが連結して構成されている．

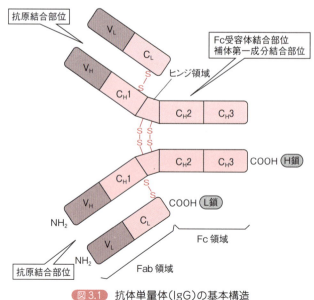

図3.1 抗体単量体(IgG)の基本構造

免疫グロブリンの単量体のカルボキシ末端側(C末端)のドメイン(L鎖では1つ, H鎖の場合には3ないし4つ)は, それぞれの抗体間でのアミノ酸配列に多様性がなく, **定常部**(constant region)とよばれている. ただし, 異なるクラスのH鎖どうしやκ鎖とλ鎖の間では, アミノ酸配列が異なる. L鎖の定常部をC_L, H鎖の定常部をC_H1, C_H2, C_H3(クラスによってはC_H4もある)と表記する.

H鎖の定常部は, 抗体の生物学的機能を担っている. 抗体のクラスによって機能が異なり, たとえば, 貪食の促進(オプソニン化), **補体**(complement)の活性化, マスト細胞への結合, 粘膜表面への分泌など, いろいろな役割をもっている. C_H1とC_H2の間には**ヒンジ領域**(hinge region)があり, ここで2つのH鎖がジスルフィド結合で結ばれている. ヒンジ領域は抗体分子の立体構造に柔軟性を与え, 抗原結合部位の向きに自由度を与え, 抗原との結合を容易にしていると考えられている.

タンパク質分解酵素であるパパインで抗体を消化すると, ヒンジ領域からN末端側で切断され, 4つのドメイン(V_H–C_H1とV_L–C_L)からなる**Fab断片**(Fab fragment)とH鎖のC末端側のドメインからなる**Fc断片**(Fc fragment)が生じる. 一方, ペプシンで抗体を消化すると, ヒンジ領域より

Fab断片とFc断片
抗原と結合できるFab断片のFabは, 抗原結合(antigen binding)に由来する. Fc断片の場合, 得られた断片が結晶化(crystallizable)しやすいことが, 名前の由来である.

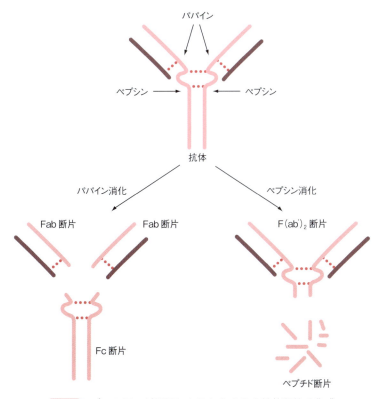

図3.2 プロテアーゼ処理によるIgGからの抗体断片の生成

■COLUMN■　免疫グロブリン遺伝子スーパーファミリー

　抗体やT細胞抗原受容体複合体(TCR, 7章)，さらにはMHC抗原，CD2，CD4，CD8，CD28，CD79，CD80など，抗原認識や免疫系の細胞間相互作用にかかわる分子の一部は，1つの遺伝子ファミリーの構成員である．これらの分子は，抗体の構造で述べた約110個のアミノ酸で構成される免疫グロブリンドメイン(免疫グロブリン型折りたたみ構造)を少なくとも1つもっている．

　これらのタンパク質は免疫グロブリンスーパーファミリー分子群と総称される．おそらくこれらのタンパク質をコードする遺伝子は，免疫グロブリンと共通の祖先遺伝子から進化してきたと考えられる．免疫系で協調的に働いているさまざまな分子がよく似た構造をもっていることは，免疫系の進化の過程を想像するうえで興味深い．

もC末端側で切断されるため，2つのV_H-C_Hと2つのV_L-C_Lがそれぞれジスルフィド結合で結ばれたF(ab')$_2$断片を生じ，C末端側のドメインは細かなペプチド断片に分解される．Fab断片は結合価が1価であるのに対して，F(ab')$_2$断片は2価である点に注意してほしい(図3.2)．

　抗体のFc領域に結合する細胞膜上の受容体は**Fc受容体**(Fc receptor；FcR)[*1]とよばれ，抗体がさまざまな生物学的機能を発揮するために重要な役割を担っている．

> ＊1　IgGが結合するFc受容体をFcγ受容体，IgEが結合するFc受容体をFcε受容体という．

　なお，免疫グロブリン以外の分子でも，免疫グロブリンドメイン様構造を基本単位とした分子が数多く知られており，それらは**免疫グロブリンスーパーファミリー**と総称されている(コラム参照)．たとえば，T細胞抗原受容体(TCR)，T細胞補助受容体であるCD4やCD8，T細胞の共刺激受容体CD28，細胞接着分子のICAM-1やVCAM-1といった分子がその仲間である．

3.2　多様性と抗原特異性

学修事項　C-7-9
(5)抗体分子およびT細胞抗原受容体の多様性

　抗体の最大の特徴は，可変部の多様性に基づく特異的な抗原結合活性にある．抗体の可変部であるV_HやV_Lにはアミノ酸配列に多様性があることを述べたが，多様性のある領域は可変部ドメインの3か所の短い領域に集中している〔図3.3(a)〕．この領域を**超可変部**(hypervariable region)という．この領域は，抗原エピトープと直接接触するところなので，**相補性決定領域**(complementarity-determining region；**CDR**)ともいう．H鎖およびL鎖にはそれぞれCDR1，CDR2，CDR3という3つのCDRがあるため，合計6つのCDRが，抗原のエピトープと相補的な構造(パラトープ)をつくる〔図3.3(b)〕．

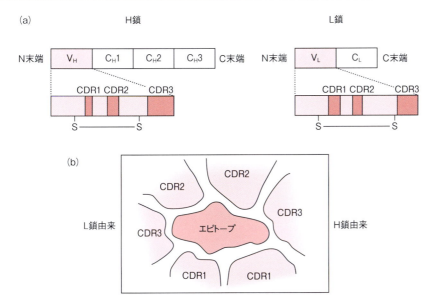

図3.3 抗原のエピトープと抗体の相補性決定領域(CDR)の関係
(a)抗体のH鎖およびL鎖の可変部のなかでも、抗体ごとのアミノ酸配列がとくに異なっている領域を濃いピンク色で示した。この領域は抗体ごとにとくに多様性があるので超可変部とよぶ。抗原と直接接触する部位でもあるため、相補性決定領域(CDR)ともよび、H鎖、L鎖それぞれ3か所ずつある。それ以外の領域(薄いピンク色)は、可変部の基本骨格をつくり、フレームワーク領域という。(b)抗原のエピトープは、抗体のH鎖およびL鎖から由来する合計6個のCDRによって相補的に認識される。

3.3 B細胞の発生, 分化

ほかの血液細胞と同様に、B細胞も、胎児期では肝臓に、成人では骨髄に存在する造血幹細胞から発生する(図3.4)。リンパ系に分化が運命づけられた前駆細胞は、骨髄の**支持細胞**(ストローマ細胞, stromal cell)の細胞膜結合型サイトカインである**幹細胞因子**(SCF)、ストローマ細胞が産生する可溶性サイトカインIL-7によって増殖し、十分な細胞数が確保される。この段階の細胞を**プロB細胞**(pro-B cell)とよび、抗原特異的な受容体はまだ発現していない。

その後、受容体の抗原結合部位の多様性が生まれる。4章で述べるように、かぎられた数の遺伝子から莫大な種類の多様性(10^{11} 種類以上と推定されている)を獲得するために、体細胞レベルでの遺伝子組換え(遺伝子再構成)が起こる。遺伝子再構成には特別なDNA組換え酵素群が働いており、その構成成分として、分化途上のリンパ球に特異的に発現するRAG-1とRAG-2という分子が含まれている。遺伝子再構成の機構については、4章で詳しく述べる。

抗体分子はH鎖とL鎖の2種類のペプチド鎖から構成されている。プロ

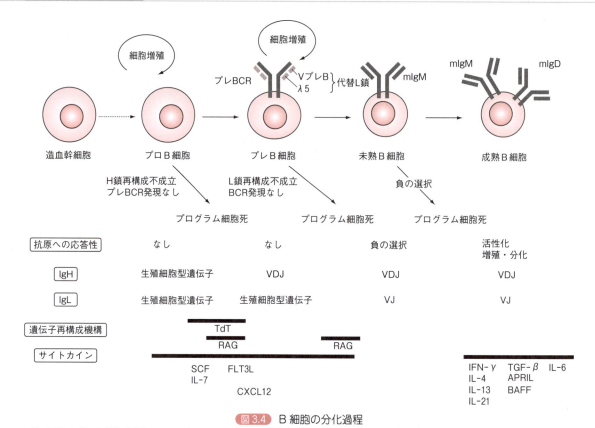

図3.4 B細胞の分化過程

プレBCR：プレB細胞受容体．mIgMとmIgD：それぞれ膜結合型IgMとIgDでB細胞抗原受容体，VDJとVJ：抗体可変部の遺伝子再構成産物（4章を参照），TdT：terminal deoxynucleotidyl transferase．サイトカインについては，8章も参照のこと．

　B細胞の段階で細胞増殖が起こったのち，RAG-1とRAG-2が活性化され，まず，H鎖で遺伝子再構成が起こる．L鎖と構造的に類似しているが，多様性のない**代替L鎖**（surrogate light chain；SLC）とよばれるペプチドと，H鎖との複合体が，細胞表面に発現されるようになる．これを**プレB細胞受容体**（プレBCR）とよび，この段階の細胞を**プレB細胞**（pre-B cell）という．

　プレB細胞受容体は，Igα鎖およびIgβ鎖とよばれる細胞膜貫通型分子と複合体を形成しており，細胞内へのシグナルの伝達，すなわちプレB細胞の増殖シグナルを発生させる．また，プレB細胞受容体からのシグナルは，相同染色体上に存在する別のH鎖の遺伝子再構成を阻害する．これを**対立遺伝子排除**（allelic exclusion）とよび，それぞれの相同染色体に由来するH鎖の遺伝子産物が2種類できることを防ぎ，B細胞が1種類の抗原受容体のみをもつことを保障している（4章p.61のコラム参照）．

プレ B 細胞の段階で細胞増殖が起こったのち，再び RAG-1 と RAG-2 が活性化され，今度は L 鎖で遺伝子再構成が起こり，完全な細胞膜貫通型抗体分子(mIgM)が B 細胞の表面に出現する．この段階の細胞を**未熟 B 細胞**(immature B cell)とよぶが，ここまでの B 細胞の分化には，抗原が関与していない．別のいい方をすると，B 細胞抗原受容体の多様性は抗原の存在とは無関係に獲得され，あらかじめ多様な受容体をもつ B 細胞の集団ができあがっているのである．この多様性のあるさまざまな特異性をもつ抗原受容体の集まりのことを**レパートリー**(repertoire)とよぶ．

なお，骨髄での B 細胞分化の初期段階では，ストローマ細胞が産生するケモカイン CXCL12(8.4 節参照)が未熟な段階にある B 細胞の前駆細胞を骨髄にとどめておく働きをしていると考えられている．

未熟 B 細胞が骨髄中で抗原と出会うと(多くの場合は自己抗原であるが)，細胞死が誘導される．すなわち，自己と反応する B 細胞は負の選択(図 3.4)によって除去され，B 細胞レベルでの自己寛容が誘導される．未熟 B 細胞は，末梢二次リンパ器官に移動し，細胞表面に抗原受容体として IgM と IgD の両方を発現するようになり，**成熟 B 細胞**(mature B cell)となる．

> **レパートリー**
> レパトアともいう．抗原の多様性に対応する異なる受容体をもつ T 細胞，B 細胞の特異性の広がりのこと(4 章参照)．

(Advanced) 成熟した B 細胞の抗原特異的活性化機構

成熟 B 細胞の抗原受容体に抗原が特異的に結合すると，B 細胞が活性化されて細胞分裂を起こし，最終的には抗体を分泌する形質細胞(plasma cell)に分化する．この段階では，抗原によって B 細胞のクローンが選択され，抗原特異的な B 細胞が増殖・分化することになる．

こうした抗体産生に至るプロセスの第 1 段階は B 細胞の抗原特異的な活性化である．B 細胞内へのシグナル伝達には B 細胞抗原受容体とそれに付随したさまざまな分子の複合体が働いている(図 3.5)．

前述の Igα 鎖や Igβ 鎖も B 細胞抗原受容体複合体の一部を構成している．すなわち，B 細胞抗原受容体が抗原によって架橋されると，B 細胞抗原受容体複合体の細胞質側にゆるく結合している Src ファミリーのチロシンキナーゼである Lyn, Blk, Fyn が Igα 鎖や Igβ 鎖の細胞質ドメインにあるアミノ酸配列モチーフ **ITAM**(immuno-receptor tyrosine-based activation motif)中のチロシン残基をリン酸化する．ここに Syk とよばれるチロシンキナーゼが結合して，B 細胞抗原受容体シグナル伝達の起点となる．

Syk は T 細胞抗原受容体におけるチロシンキナーゼ ZAP-70 と同様な役割を果たしている(7.4 節参照)．Syk を起点としていくつかの経路が分岐し，下流にシグナルが伝達される．低分子量 G タンパク質である Ras や Rac が関与する MAP キナーゼ経路，プロテインキナーゼ C 経路，細胞質のカルシウム濃度上昇を介した経路が代表的である．これらの経路を通じて，最終的には核内に転写因子が移行し，転写が活性化される．

> **ITAM**
> シグナル伝達にかかわる細胞膜貫通型分子の細胞質ドメインに存在する 2 つの Y-X-X-L 配列を含んだペプチドモチーフ(Y：チロシン，X：任意のアミノ酸，L：ロイシン)．2 か所のチロシンがリン酸化されると，細胞活性化の基点となる．T 細胞では CD3 やζ鎖，B 細胞では Igα 鎖や Igβ 鎖に存在する．

レクチン
糖鎖結合タンパク質の総称. とくに動物のレクチンとしては, カルシウム依存性のC型レクチン, シアル酸結合性のシグレック, ガレクチンなどが代表的である. 細胞接着分子のセレクチンは, C型レクチンの1種である.

ITIM
シグナル伝達を抑制する細胞膜貫通型分子の細胞質ドメインに存在するI-X-Y-X-X-L配列からなるペプチドモチーフ (Y:チロシン, X:任意のアミノ酸, I:イソロイシン, L:ロイシン). チロシン残基のリン酸化により, プロテインチロシンホスファターゼの結合部位となり, チロシンリン酸化を介したシグナル伝達に拮抗する.

B細胞抗原受容体と緊密に連携した補助受容体として, 補体受容体 (3.6節参照) であるCR2 (CD21), CD19, CD81からなる複合体があげられる. CR2は抗原上に沈着した補体第3成分の分解産物の1つであるC3dに結合する. その結果, 補助受容体複合体はB細胞抗原受容体の近くに引き寄せられ, CD19の細胞質ドメインのチロシンリン酸化が起こる.

CD19を基点としたシグナル伝達は, B細胞抗原受容体からのシグナル伝達を大幅に増強する. なかでもPI3キナーゼの活性化は, T細胞の共刺激受容体CD28がT細胞抗原受容体からのシグナル伝達を増強することに相当するものと考えられている.

一方, CD19に付随したもう1つの分子として, シアル酸を含む糖鎖を認識するレクチンとして知られるシグレック (Siglec) の1つであるCD22がある. この分子は, 細胞質ドメインに**ITIM** (immunoreceptor tyrosine-based inhibition motif) をもち, チロシンホスファターゼSHP-1が結合する部位を提供している. SHP-1はB細胞抗原受容体複合体のリン酸化チロシン残基からリン酸を除去し, B細胞抗原受容体のシグナルを抑制的に制御する. おそらく, B細胞抗原受容体から伝達されるシグナルに閾値を設定する役割を果たしているものと考えられている (T細胞活性化シグナルとの比較については7.4節参照).

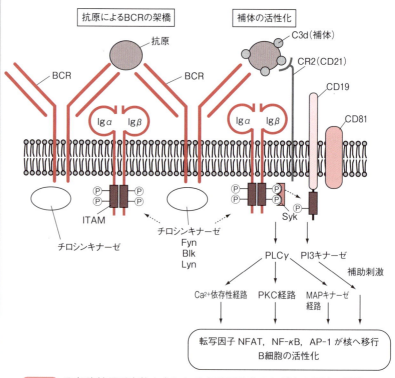

図3.5 B細胞抗原受容体を介したB細胞活性化のシグナル伝達の開始
C3d:補体第3成分のC3b断片の分解産物, PLCγ:ホスホリパーゼCガンマ, PKC:プロテインキナーゼC.

なお，タンパク質抗原の場合には，ヘルパー T 細胞に依存して抗体が産生される．このような抗原を胸腺依存性抗原という．一方細菌の莢膜多糖のように，エピトープの繰返しがある抗原では，ヘルパー T 細胞の助けがなくても抗体を産生できる場合がある．これを胸腺非依存性抗原という(3.5節参照)．抗体産生におけるヘルパー T 細胞の役割については，6.9 節および 7.4 節にまとめて説明する．

3.4 抗体のクラスと機能

抗体の機能は抗体の**クラス**によって異なるため，まずクラスについて整理する．哺乳類の抗体は H 鎖の種類によって 5 つのクラス(class)または**アイソタイプ**(isotype)とよばれる IgG，IgM，IgA，IgE および IgD の 5 種類に分けられる．IgG と IgA には，さらに細分化された**サブクラス**(subclass)が存在している．ヒトの IgG には，IgG1，IgG2，IgG3，IgG4 の 4 つのサブクラスがある．H 鎖の種類を表記するのに，IgG1 は $\gamma 1$，IgM は μ，IgA は α，IgE は ε，IgD は δ のように，ギリシャ文字が使われる．抗体のクラスの性質，構造と機能を図 3.6，図 3.7 および表 3.1 にまとめた．

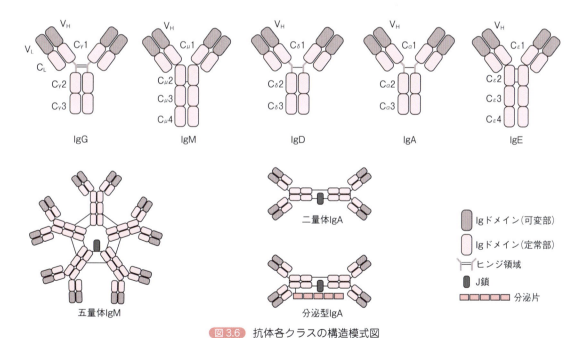

図 3.6 抗体各クラスの構造模式図
免疫グロブリンドメインの数，ヒンジ領域，J 鎖，分泌片に注目してほしい．表 3.1 も併せて参照のこと．

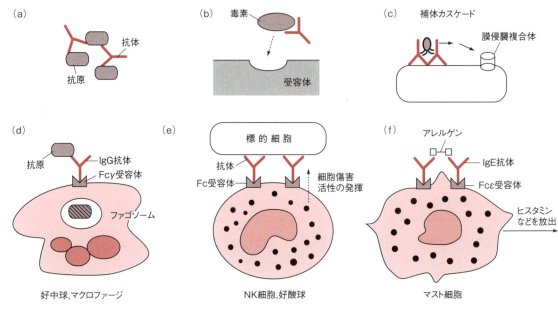

図3.7 抗体のさまざまな機能
(a) 抗原の沈降および凝集, (b) 抗原の生物活性の中和, (c) 補体(古典経路)の活性化, (d) 貪食の促進(オプソニン化), (e) 抗体依存性細胞性細胞傷害作用(ADCC), (f) マスト細胞の活性化.
Fcγ受容体：IgGに対するFc受容体, Fcε受容体：IgEに対するFc受容体.

表3.1 抗体のクラスと機能

クラス	H鎖	分子量 (kD)	H鎖定常部ドメイン数	サブクラスの有無	ヒンジの有無	血中濃度 (mg/mL)	生物学的機能
IgG	γ鎖	150	3	有 IgG1 IgG2 IgG3 IgG4	有	14	抗原の中和, 不活性化, 凝集 オプソニン化(IgG1, IgG3) 補体活性化(IgG1, IgG3) 胎盤通過による母子免疫への関与 抗体依存性細胞性細胞傷害作用(ADCC)
IgM	μ鎖	970	4	無	無	1.5	補体活性化 未感作B細胞の抗原受容体
IgA	α鎖	320	3	有 IgA1 IgA2	有	3	粘膜免疫, 粘膜上皮での抗原の排除 乳汁による新生児受動免疫
IgE	ε鎖	190	4	無	無	～0.0001	マスト細胞への結合, 即時型過敏症, 炎症の開始, 好酸球による寄生虫に対するADCC
IgD	δ鎖	180	3	無	有	痕跡程度	未感作B細胞の抗原受容体

3.4.1 IgG

IgGは血中濃度が最も高く, 単量体として存在している. ほかのクラスの抗体に比べ分子量が小さいため, 組織への浸透性が高く, 血液中だけでなく組織液中でも機能している. **二次免疫応答**(secondary immune response)で

二次免疫応答
抗原によって2回以上刺激を受けた場合に起こる応答.

産生されるおもな血中抗体のクラスであり，毒素やウイルス，細菌などの抗原に結合し，沈降や凝集を起こさせて機能を阻害する．また，好中球やマクロファージ上の Fc 受容体に結合して貪食を促進させる．これを**オプソニン化**(opsonization)という．

ヒトでは IgG1 と IgG3 が，マウスでは IgG2a と IgG2b が，FcγR I という受容体(CD64)との親和性がとくに高い(p. 37 Advanced 参照)．また，FcγRⅢA(CD16)を介して IgG 抗体と結合した NK 細胞は，標的細胞を細胞内に取り込むことなく細胞外で破壊する作用も発揮する．これを抗体依存性細胞性細胞傷害作用(ADCC)という．

一方，細菌に結合した IgG は補体を活性化して細菌を溶解させる．ヒトでは IgG1 と IgG3 サブクラスに補体を活性化する能力が高い．IgG に特異的な Fc 受容体の１つである FcRn の働きで胎盤を通過して母体から胎児に移行するため，IgG は胎児期や新生児期において血液中の防御抗体として機能する．その反面，Rh 血液型不適合による新生児溶血疾患の原因ともなる(15.4 節参照)．

オプソニン
細菌などの異物粒子表面に結合して，食細胞による貪食を促進させる働きのある血清中の因子をさす．抗体はオプソニンの１つで，Fc 受容体に結合して貪食を促進させる．補体もオプソニンとして働き，補体受容体 CR1 が異物表面に結合した補体成分の断片の C3b や C4b に結合する．

(Advanced) **ヒトとマウスの IgG サブクラスの名称**

免疫の実験に汎用され，遺伝子ノックアウトマウスを用いた実験が可能なために，マウスでの実験結果をヒトへ外挿することがしばしばある．しかし，ヒトの IgG サブクラスの名称と，マウスの IgG サブクラスの名称が同じではないため，両者の結果を相互に比較しにくい．欄外にヒトとマウスの IgG サブクラスの名称を対照して示した(表3.2)．

免疫の実験ではノックアウトマウスがよく用いられる．これらは C57BL/6 系統の遺伝的背景であることが多い．C57BL/6，C57BL/10，NOD，SJL マウスなど，*Igh 1-b* ハプロタイプのマウスは，IgG2a を欠くかわりに IgG2c をもつことがわかってきた．そのため，ヘルパー T 細胞の分極化の結果として現れる抗体のクラスの代表として，Th1 型が優勢である根拠には IgG2a(ヒトの IgG1 に対応)ではなく IgG2c が用いられている．ちなみに BALB/c マウスは IgG2a をもっている．

マウス IgG のサブクラス
マウス IgG には，IgG1(ヒト IgG4)，IgG2a(ヒト IgG1)，IgG2b(ヒト IgG2)，IgG3(ヒト IgG3)の四つのサブクラスがある．カッコ内には機能的に比較したときのヒトの IgG サブクラスを記載した．

表3.2 ヒトとマウスの IgG サブクラスの名称

ヒ　ト	マウス
IgG1	IgG2a
IgG2	IgG2b
IgG3	IgG3
IgG4	IgG1

3.4.2 IgM

IgM は抗体のなかで最も分子量が大きく，１つの J 鎖を介して五量体を形成している．IgM 単量体は，抗原刺激を受ける前の成熟 B 細胞の細胞膜貫通型受容体を構成している．IgM は**一次免疫応答**(primary immune response)で合成され，補体を活性化する能力が高い．分子量が大きいので血管外には移行しにくいが，血管内に侵入した微生物の排除に重要であると考えられている．

一次免疫応答
はじめて抗原刺激を受けた場合の免疫応答．

3.4.3 IgA

IgAは分泌液中や粘膜表面に存在し，1つのJ鎖を介して二量体を形成している．ヒトでは，IgA1とIgA2のサブクラスが存在し，粘膜表面の防御に重要な役割を果たしている．粘膜固有層に移動してきた形質細胞によって二量体IgAが産生されると，粘膜上皮細胞に存在する輸送担体のポリIg受容体に結合して，基底膜側から管腔側へと細胞内を小胞輸送(vesicular transport)される（図3.8）．

管腔側では，ポリIg受容体が酵素によって部分的に切断され，その細胞外ドメイン（分泌片）のみがIgAの二量体とともに分泌される．分泌片と結合したIgAの二量体を分泌型IgA（SIgA）という．分泌片には，IgAをタンパク質分解酵素から保護する役割もある．

IgAは，粘膜表面から侵入する抗原を排除することがおもな役割である．乳汁中にも分泌されるので，経口的に摂取された分泌型IgAは乳児の消化管での防御抗体としても重要である．また，ヒトでは単量体として血液中に存在し，血中濃度もIgGに次いで高い．

> **トランスサイトーシス**
> 組織の片側からもう一方へ，細胞内を通って小胞輸送で物質が移動することをトランスサイトーシス(transcytosis)という．

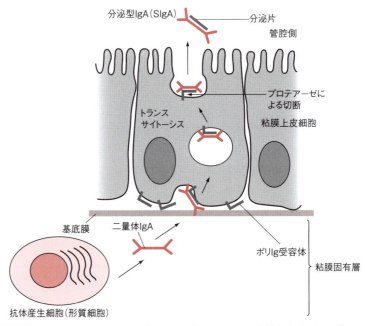

図3.8　粘膜上皮を介した二量体IgAの粘膜表面への輸送と分泌型IgA（SIgA）

3.4.4 IgE

IgEは単量体として存在するが，ほとんどはマスト細胞（肥満細胞）や好塩基球のIgE受容体（FcεRI）に結合しており，血液中に遊離した抗体としてはきわめて低濃度である．受容体に結合したIgEに再び抗原が結合して架橋

すると，FcεRI を介して細胞内にシグナル伝達が起こり，**ヒスタミン**（histamine）などのケミカルメディエーターが放出され，その結果，即時型の I 型アレルギー反応が起こる（11 章参照）．

IgE の別の機能として，寄生虫に対する ADCC がある．好酸球の FcεRI に結合した IgE によって標的抗原が認識され，細胞傷害作用が起こる（図3.7e）．

3.4.5 IgD

IgD は抗原刺激を受ける前の成熟 B 細胞の受容体を構成している．分泌型抗体がほとんどつくられないため，血液中からは微量しか検出されない．IgD の遺伝子を欠損させたマウスの研究から，IgD は B 細胞の応答には必ずしも必須ではないという結果が得られているため，IgD の細胞生物学的な役割には不明な点が多い．ただし，BCR として IgM のみを発現する段階（未熟 B 細胞）においてのみ自己抗原に反応する B 細胞が排除され（B 細胞レベルでの免疫寛容），IgM と IgD の両方を発現した B 細胞（成熟 B 細胞）では抗原に反応して抗体産生に向かうので，IgD の発現が未熟 B 細胞と成熟 B 細胞の境界を示しているようだ．

3.5 抗 原

3.5.1 抗原の性質

生体に免疫応答を誘導する物質を抗原（antigen）と総称する．免疫応答の強弱はあるものの，原理的には，自己・非自己を問わず，ありとあらゆるものが抗原となりうる．もう少し厳密に定義すれば，抗原には 3 つの性質があり，これらを次のようによぶ．

> 学修事項　C-7-9
> (6)抗原認識と免疫寛容および自己免疫

① **免疫原性**（immunogenicity）：陽性の免疫応答，たとえば抗体産生を引き起こす性質のことで，このような物質を免疫原（immunogen）とよぶ．
② **寛容原性**（tolerogenicity）：陰性の免疫応答，たとえば生体に抗原特異的な免疫寛容状態を誘導する性質のことで，このような物質を寛容原（tolerogen）とよぶ．
③ **免疫反応性**（immunoreactivity）：できあがった免疫系，たとえば抗体や特異的なリンパ球と，生体内もしくは試験管内で抗原特異的な反応を起こす性質のことをいう．

ある異種タンパク質を免疫すると，生体に陽性の免疫応答も陰性の免疫応答も引き起こすことができる．免疫応答の結果の違いは，抗原の量や生体側の齢，あるいは侵入（投与）ルート，同時に投与される物質などで，さまざま

に変化する．1章にあるように（p. 11 のコラム参照），新生児期に異種タンパク質を投与すると，特異的な免疫寛容を誘導できることが知られている．すなわち抗原は，免疫原性も寛容原性も兼ね備えていることがわかる．もちろん，できた特異的抗体はもとの抗原に反応するわけだから，免疫反応性を備えていることはいうまでもない．

3.5.2　ハプテン基

一方，それ自体では免疫原性も寛容原性ももたないにもかかわらず，いったんできた抗体と特異的な反応性をもつ物質がある．こうした物質を**ハプテン**（hapten）とよぶ．一般に低分子化合物に対しては抗体応答をしないが，免疫原性の高い高分子物質（たとえば異種タンパク質）に化学的に結合させて免疫すると，低分子物質，すなわちハプテン基（haptenic determinant）に対する特異的な抗体が産生される．1章の Landsteiner の研究に紹介しているとおりであり，タンパク質部分に対するヘルパー T 細胞が，ハプテン部分を認識する B 細胞にいろいろなサイトカインを介して，抗体産生を促す．

このようにハプテン基そのものは，免疫原性も寛容原性ももたず，抗体との反応性，すなわち免疫反応性のみをもっていることがわかる．またハプテン基も，投与方法によっては免疫寛容を誘導することができることも知られている．ハプテン基は抗原性を決める部分にあたるので抗原決定基に相当するが，近年は抗原決定基のことをエピトープとよぶようになっている．

3.5.3　免疫応答の誘導能を左右するいろいろな要因

たいていの物質は抗原としてのいろいろな性質をもち合わせているが，その物質がもちうる免疫応答の誘導能はいろいろな要因によって左右される．それらの要因について，免疫原性を中心に以下に例示する．

① 異種性：種が離れれば離れるほど成分の構造が違ってくるため，強い免疫原となる．

② 分子量：分子量は大きいほど相対的に免疫原性が強い．分子量で限界を決めることは困難であるが，異種タンパク質を例にとると，分子量 5,000 〜 10,000 以上になると，抗体ができやすいといわれる．

③ 抗原量：たくさんの量の抗原が侵入したからといって強い免疫応答が起こるとはかぎらない．むしろ抗原量が少ないときは，親和性の高い B 細胞が選択的に活性化されるので，抗体量は少なくても強い抗体ができることがある．

④ 生体側の要因：ある抗原に対しアレルギー反応を起こす人と起こさない人がいるように，生体のもつ免疫応答能は個体によって異なる．

MHC のところでも学ぶが，免疫応答には遺伝的要因が大きく影響していると考えられている（6章参照）.

⑤ 侵入ルート：一般に，表皮から侵入した抗原に対しては強い免疫応答が起こり，その次に強いのが血中に直接入ってきた場合である．抗原提示細胞の分布（6章参照）や免疫細胞の移動（トラフィッキング）（2章参照）からも推定できる．消化管から侵入した抗原に対しては，ときとして経口免疫寛容（oral tolerance）とよばれる免疫寛容状態が誘導されることも知られている.

■ COLUMN ■　　　骨　髄　腫

　骨髄腫（ミエローマ，myeloma）は形質細胞種（plasmacytoma），多発性骨髄腫（multiple myeloma）ともよばれる．"骨髄のがん"という名称だが，B細胞が最終的に抗体産生細胞に分化した形質細胞が悪性化し骨髄に分布したものである．ヒトの場合，IgG や IgA クラスの単一クローン性の抗体を分泌する場合が多い.

　B細胞は可変部の遺伝子再構成やクラススイッチ（4章参照）という体細胞レベルでの2種類の遺伝子組換えを行う．この過程に異常が起こると，細胞のがん化が促されると考えられている．ミエローマではクラススイッチと体細胞突然変異を経た抗体がつくられるので，クラススイッチの過程で起こった異常に原因があるとされている.

　実際，抗体の H 鎖遺伝子（Igh）が位置する染色体の転座が観察され，抗体遺伝子の強力なエンハンサーの影響で，転座した部位の細胞増殖に関連した遺伝子の発現に異常が起こると考えられている.

　ここで，転座の表記の仕方を説明しておく．染色体の短腕は p，長腕は q と表される．さらに，染色体のバンドの位置を示す数字を加え，たとえば Igh は，第14染色体の長腕上32番目のバンドに位置するので 14q32 と書く．これが，4p16.3 の位置にある細胞増殖因子受容体（FGFR3）の部位に転座した場合，t(4 ; 14)（p16 ; q32）と表記する．その意味は，4p16 の部位と 14q32 の部位の間で，染色体転座が起こったことを示している.

　このほか，細胞周期を調節するサイクリン D1 やサイクリン D3，転写因子でがん原遺伝子（proto-oncogene）である c-maf が Igh の転座先として知られている．また，バーキットリンパ腫（Burkitt's lymphoma）でよく観察されるがん原遺伝子 c-myc と Igh の転座 t(8 ; 14)（q24 ;q32）も二次的な転座として知られており，がん細胞の悪性化（progression）をもたらす.

　ミエローマ細胞は免疫学の発展におおいに貢献してきた．骨髄腫患者の尿に検出されるベンス・ジョーンズタンパク質（Bence-Jones protein）は抗体の L 鎖であり，一次構造の解析により抗体には可変部と定常部があること，可変部には3か所の超可変部があることが示された．このほか，ミエローマ由来の単一クローン性の抗体分子は，一次構造の解析や抗原結合部位の構造解析に役立ってきた．また，ミエローマとはかぎらないが，B細胞系のがん細胞と他の体細胞について，抗体をコードする遺伝子領域を比較し，体細胞レベルで遺伝子再構成が起こっていることが示された．さらに，マウスやラットのミエローマ細胞株は，人為的にモノクローナル抗体をつくるための細胞融合相手として不可欠なものとなり，細胞表面マーカーの CD 分類に代表されるような，現在の免疫学の発展に大きく貢献している.

3.5.4 胸腺依存性抗原と胸腺非依存性抗原

抗体産生のための細胞間相互作用の観点からみると，抗原には，抗体を産生するためにヘルパーT細胞を必要とする抗原（**胸腺依存性抗原**）と，必要としない抗原（**胸腺非依存性抗原**）とがある．一般にタンパク質抗原は前者であり，抗原提示細胞内での抗原処理とMHCクラスⅡ分子との複合体形成を起こし，T細胞を活性化する．一方，多糖類や脂質分子は後者に相当し，抗原提示細胞内での抗原処理やMHC抗原との複合体形成は起こさない．むしろエピトープの繰返し構造がB細胞受容体を架橋することでB細胞による抗体産生が始まる．

したがって，胸腺依存性抗原に対しては，免疫学的記憶を伴った二次応答が起こり，抗体はクラススイッチと親和性成熟を伴ったIgGを主としている（4.6節参照）．一方，胸腺非依存性抗原はB細胞を直接刺激するため，産生される抗体はIgMがほとんどで，親和性も低く，また二次応答も起こらない．

> **Advanced** **抗体によるB細胞活性化のフィードバック阻害機構**
>
> B細胞の抗体産生を抑制する機構の1つに，抗原と抗体の複合体（免疫複合体，immune complex）に存在するIgGのFc部分に結合するFcγRⅡBを介したフィードバック阻害がある．この受容体もITIMをもっている．免疫複合体の抗原部分にB細胞抗原受容体が結合するとともに，FcγRⅡBが抗体のFc部分に結合すると，両者は細胞膜上で近接し，FcγRⅡBのITIMのチロシン残基がリン酸化される．そこへ，イノシトール5-ホスファターゼ（SHIP）が結合する．この酵素は，PI3キナーゼの経路を抑制するため，結果として補助刺激を弱め，抗体産生に至るシグナル伝達が弱まる．

3.6 補　体

3.6.1 補体とは

補体系（complement system）は，血漿中（および細胞表面）のいくつかの種類のタンパク質で構成されるシステムであり，体液性免疫の主要なエフェクター機構を担っている．もともとは，その名前が示すように，微生物など異物の表面に結合した抗体の働きを助け，異物の破壊を進める補助的な因子として発見された．

たとえば，ヒツジ赤血球で免疫したウサギの血清（抗血清）に，ヒツジ赤血球を混ぜて37℃で保温すると，ヒツジ赤血球が破壊される．この抗血清を56℃で30分間熱処理（**非働化**，heat inactivation）すると，ヒツジ赤血球を加えても赤血球は破壊されなくなる．しかし，非働化した抗血清にも赤血球

エフェクター機構
免疫系の効果が発揮され，異物が排除される段階の機構．たとえば，抗体による補体の活性化，食細胞による細菌の貪食と殺菌，キラーT細胞によるウイルス感染細胞の排除などがあげられる．

抗　血　清
目的の抗原に特異的な抗体を含む血清のこと．免疫グロブリンとして精製せず，血清の状態で使用されるものを指す．

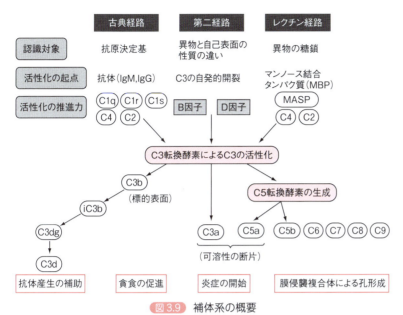

図 3.9 補体系の概要

C3：補体第3成分など，補体成分の略称で示す．C3a, C3b：補体第3成分の断片．iC3b, C3dg, C3d：C3bの段階的分解産物．MASP：mannose-binding protein-associated serine protease.

を凝集する能力があるので，抗体の働きは保たれていることがわかる．そこで，新鮮な，免疫していないウサギ血清を追加して37℃で保温すると，赤血球が破壊される．ただし，追加した新鮮ウサギ血清単独ではヒツジ赤血球を溶解させる働きがないことに注目しよう．

このことは，赤血球の破壊には赤血球に特異的な抗体が必要であること，および抗体とは別の熱感受性の因子も必要であることを示している．赤血球を破壊に導いたのは単一の因子ではなく，熱感受性のタンパク質を含む血漿中のタンパク質の連続的な反応により構成されたシステムである（図3.9）．

補体系の機能は，ⅰ）標的となる微生物などの異物の生体膜に孔を開け，浸透圧差により標的を破壊する，ⅱ）急性炎症を開始させる因子をつくる，ⅲ）微生物表面に結合して貪食を促進させる，ⅳ）抗原の表面に結合し，抗体産生を誘導するための補助シグナルを発生させる，といった多彩な機能を発揮する．

補体系は宿主細胞と異物とをパターン認識によって見分けることができるので，自然免疫の機構の一端を担っているともいえる（9章参照）．一方で，抗体（IgM, IgG1, IgG3）の結合が起点となって補体系が活性化されるので，補体系は獲得免疫によって開始された免疫応答のエフェクター分子でもある．さらに，抗体産生を助けることから，獲得免疫の開始にも貢献している．

非働化

熱処理によって補体系を働かなくさせることをいう．56℃で30分の熱処理を行う．温度が重要で，60℃になると，抗体の熱変性も起こる．

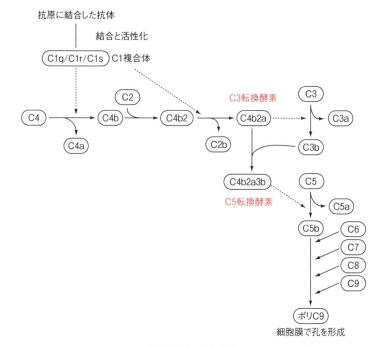

図 3.10 古典経路
実線の矢印は経路を，点線の矢印は酵素活性を表す．

3.6.2 補体系カスケード

　補体系の多彩な機能は，約20種類の血漿タンパク質のシステムで構成されていることに基づいている．補体の主要な成分のうち9種類は，complement の頭文字の C をとって，C3 や C9 などと表記される．C3 は補体系の要であり，C9 は最終的に標的細胞膜に孔を開ける成分である．補体系の活性化は，3 つの起点から出発した酵素カスケードによって導かれる．

(a) 古典経路

　古典経路(classical pathway)は最初に発見されたので，このようによばれている(図3.10)．しかし，系統発生的にはほかの経路よりは新しい．抗原に IgM や IgG が結合すると，その Fc 部分(IgG の $C_H 2$ ドメインや IgM の $C_H 3$ ドメイン)に補体第 1 成分 C1 複合体が結合する〔図3.1, 図3.7(c)参照〕．C1 複合体は，抗体と結合する C1q と，タンパク質分解酵素である C1r, C1s で構成されている．ここを起点として補体活性化のカスケードが進行し，補体第 3 成分の C3 を C3b と C3a に分割する．C3b は標的となる異物の表面に共有結合する．一方，C3a は可溶性ペプチドとして放出される．C3 を分割する酵素は **C 3 転換酵素**(C3 convertase)とよばれる．C4 と C2 が部分的に分解されて生成した C4b2a 複合体(異物表面に共有結合)が古典経路の C3 転換酵素である．補体系の中心は，この C3 にある．なお，C5 転換酵素以降

酵素カスケード
ある酵素が活性化されると，次のステップを担う分子に対する酵素活性(通常部分的な分解活性)が出現する．この作用を受けた分子は，今度は活性化された酵素となり，経路の下流の分子に対して次つぎに作用する．ちょうど，何段もの滝(カスケード)のような作用機構である．

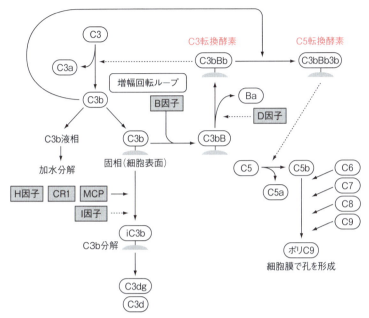

図 3.11 第二経路

実線の矢印は経路を，点線の矢印は酵素活性を表す．H 因子，CR1，MCP は，分解酵素の I 因子の補助因子として働き，固相 C3b の不活性化に寄与し，補体系を負に制御する．B 因子は D 因子の作用を受けて，C3 転換酵素の生成に参加し，補体系を正に制御する（増幅回転ループ）．増幅回転ループと抑制系の種特異性によって，第二経路が成立している．
CR1：タイプ I の補体受容体（CD35），MCP：CD46．

の経路については，3.6.3 項を参照のこと．

(b) 第二経路

第二経路（alternative pathway）は系統発生的には古典経路より古く，抗体に依存せずに補体系が活性化される（図 3.11）．宿主細胞と異物のパターン認識に基づくが，特定のパターン認識受容体が活性化の起点となっているのではなく，システム全体に異物表面でのみ活性化が進行するようなしくみが組み込まれている．

活性化の起点は，C3 分子が自発的に少しずつ C3b に分割されることにある．C3b の一部は細胞表面に共有結合するが，大部分は体液中で不活性となる．C3b が宿主細胞に結合した場合には，何重にも張り巡らされた抑制機構によって補体の活性化が妨害される．一方，異物表面に結合した C3b には，抑制機構が働かないばかりか，爆発的な増幅機構が働いて補体が活性化される．

すなわち，異物表面に共有結合した C3b に第二経路の補体成分の 1 つである B 因子が結合する．タンパク質分解酵素の D 因子が B 因子を Ba と Bb に分割して C3bBb 複合体をつくる．C3bBb は C3 転換酵素（第 2 経路の C3 転換酵素）として働くので，爆発的な C3 の活性化を進行させる増幅回路（増

幅回転ループ)が形成されていく. なおこの第二経路の増幅回路は, 活性化の起点にかかわらず機能している. たとえば, 古典経路から補体活性化が始まったとしても, 第二経路の増幅回路は機能する.

(c) レクチン経路

レクチンとは, 糖鎖認識タンパク質のことであり, 微生物表面に特有な糖鎖をパターン認識するマンノース結合タンパク質(MBP)を起点とする. MBP には C1r-C1s 複合体と類似した MASP とよばれる酵素複合体が結合し, 古典経路と同様に C4 の分割, C3 の活性化に至る(図 3.9 参照).

3.6.3 膜侵襲複合体の形成と標的の破壊

補体第 5 成分が部分的に分解されて, さらに補体系の活性化が進む. C3b の一部は C3bBb や C4b2a に結合する. C3bBb3b や C4b2a3b には C5 を分割する働きがあり, **C 5 転換酵素**(C5 convertase)という(図 3.10, 図 3.11 参照). その結果, 可溶性の C5a と, C5 転換酵素とともに細胞表面に残る C5b に分かれる. その後, C6, C7, C8 が次つぎに C5b の近傍に集められ, 疎水的な C5b, C6, C7, C8 複合体が細胞膜に挿入される. 最後の補体成分である C9 が C5bC6C7C8 複合体の部位で重合すると, 細胞膜に直径 100 Å (= 0.01 μm) の孔が形成される. これを**膜侵襲複合体**(membrane attacking complex ; MAC)とよび, 水分子やイオンが自由に通過できるようになる.

MAC が形成されると, 細胞膜をはさんだ浸透圧差によって水が細胞内に浸入し, 微生物や動物細胞の破壊が起こる. また, 細胞外からカルシウムイオンが侵入することで, 有核細胞にアポトーシスが誘導され, 細胞死に至る.

Advanced **補体系の制御機構**

補体系の活性化は, 多重に張り巡らされた抑制機構によって制御されている. 理由の1つとしては, 無制限な補体活性化によって宿主の組織に傷害を与えることを防ぐためである. とくに補体第二経路では, 自発的にC 3 b が開裂しているため, 宿主細胞上で補体が活性化されて傷害を起こす危険性があるとともに, C3 を消費しつくしてしまう可能性もある. そこで, 宿主細胞上では補体の活性化が進行しないように, 種特異的な抑制機構が働いている. 一方, 微生物は異種なので, 種特異的な抑制機構の対象外であり, 補体の活性化が進行する.

制御因子には, 血漿中の可溶性タンパク質と, 宿主細胞の膜タンパク質の両方が存在する. 可溶性タンパク質の1例として, H 因子があげられる(図 3.11). H 因子は C3b に結合すると, B 因子が C3b へ結合するのを競合的に阻害するとともに, タンパク質分解酵素である I 因子による C3b の分解を補助する.

細胞表面にシアル酸を含む複合糖質が多く存在すると，H因子の結合に有利になる．哺乳類の細胞表面にはシアル酸が多く存在するが，一方，細菌の表面にはシアル酸があったとしても少ない．そこで，哺乳類の細胞表面ではH因子の結合が優位となるため，補体の活性化は進みにくく，細菌の表面では第二経路の増幅回路の働きで爆発的に補体活性化が進行する．H因子のような可溶性因子のほか，タイプⅠの補体受容体（CR1，別名CD35），MCP（membrane cofactor protein），崩壊促進因子（decay-accelerating factor；DAF）などの膜タンパク質の補体制御分子も存在する．さらに，補体活性化の最終段階であるC9の重合を妨害してMACの形成を阻害する膜タンパク質CD59や可溶性因子Sタンパク質も存在する．

補体制御因子は種特異的に機能するため，同種か異種かというレベルではあるが，補体系はシステムとして自己・非自己を識別しているといえる．ただし，獲得免疫のような個体レベルでの自己・非自己を識別する能力はもっていない．

3.6.4 炎症反応へのかかわり

補体活性化に伴って放出される可溶性の断片であるC5a, C3a, C4aは，急性炎症の開始にも働き（表3.3），とくにマスト細胞への作用を代表して，**アナフィラトキシン**（anaphylatoxin）とよばれる．これらはマスト細胞の脱顆粒を誘導して，ヒスタミンなど血管透過性を亢進させる因子を放出させる．C5aはさらに，好中球の運動性を促進させるとともに，血管内皮細胞への接着を増強し，さらに血管内皮の細胞接着分子（P-セレクチン）の血管内皮細胞表面への発現を誘導する．C5a, C3a, C4aの作用の結果，炎症局所で好中球が血管外に浸潤することが促進される．またC5aは，好中球の活性酸素産生を促進させる．

マスト細胞，好中球，血管内皮細胞への作用によって，補体活性化部位において急性炎症反応が開始される．C5a, C3a, C4aは，細胞表面の7回膜貫通型でGタンパク質共役型の受容体を介してシグナルを伝える．

3.6.5 貪食の促進と抗体産生の促進

標的細胞表面に残った補体断片は，**補体受容体**（complement receptor；CR）によって認識され，別の機能を発揮する（表3.3参照）．まず，貪食の促進（オプソニン化）は，マクロファージや好中球などに発現するタイプⅠの補体受容体CR1（CD35）によって標的細胞表面に結合したC3bを認識することによる．

標的細胞あるいは抗原に共有結合したC3bは，Ⅰ因子の働きでiC3b，続いてC3dgに分解され，さらに血清中のタンパク質分解酵素によってC3dに分解される（図3.9，図3.11）．C3dおよびC3dgは，タイプⅡの補体受容体

アナフィラトキシン
C5a, C3a, C4aのいずれもアナフィラトキシンの活性をもつが，マスト細胞を脱顆粒させる強さで比較すると，その比は C5a：C3a：C4a = 2,500：20：1 というように圧倒的にC5aの活性が強い．

表 3.3 補体系の代表的なエフェクタータンパク質とその機能

補体成分	機能と性質	受容体
C9	重合し，標的細胞膜に孔形成（MAC）	
C3b，C4b	標的細胞表面に結合，貪食の促進	CR 1（CD 35）
C3d，C3dg	C3b の分解産物，抗体産生の促進	CR 2（CD 21）
C5a，C3a，C4a	マスト細胞の活性化（anaphylatoxin）	GPCR
C5a	好中球の走化性，血管内皮への接着促進，好中球の活性化（活性酸素産生の促進）	GPCR

CR：補体受容体（complement receptor），GPCR：G タンパク質共役型受容体.

CR2（CD21）によって認識される．抗原上の C3d や C3dg を B 細胞の補助受容体の構成要素の 1 つである CR2 が認識することで，B 細胞抗原受容体からの B 細胞へのシグナルが補強され，抗体産生細胞へ向けての増殖・分化が促進される（p.33 Advanced，図 3.5 参照）．

章末問題

1．抗体 A は未変性のタンパク質 X に結合できるが，熱変性したタンパク質 X には結合できない．タンパク質 X に対する別の抗体 B は，未変性であっても，熱変性しても同じように結合できる．抗体 A と抗体 B は，それぞれどのような性格のエピトープに結合するのかを説明せよ．

2．近年，タンパク質の遺伝情報が蓄積されたこともあり，DNA 配列から予測される配列のペプチドを合成して抗原とし，抗体を作製することが広く行われるようになってきた．ところが，合成したペプチドには結合するが，もとのタンパク質に結合しないということがしばしば起こる．その理由を考察せよ．

3．抗体の断片として Fab と F(ab′)₂ を調製することができる．抗体を用いた実験を計画する場合，これらの断片の使い分けの仕方を説明せよ．

4．免疫担当細胞に特異的な抗体（たとえば抗CD4）を利用してリンパ球集団を分離し，特定の表面抗原をもつ細胞の機能を調べる方法が汎用されている．現在では，フローサイトメーターや免疫磁気ビーズを用いたソーティングが主流となったが，かつては抗体＋補体処理による特定細胞集団の除去がおもな方法であった．マウスの脾臓細胞からラット抗マウス CD 4 抗体と補体処理で CD4 陽性細胞を除去する場合，通常ウサギ血清を補体源として使用する．補体源として，なぜマウスの血清が不都合なのかを補体活性化経路に即して説明せよ．

5．補体制御タンパク質の 1 つである DAF の発現に欠陥があると，どのような病的な状態となるか推測せよ．

Part Ⅱ 抗体と遺伝子再構成

4 抗体の遺伝子

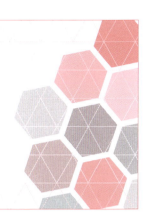

❖ 本章の目標 ❖
- 免疫グロブリン遺伝子の基本構成を学ぶ．
- 遺伝子再構成による抗体の多様性獲得機構を学ぶ．
- 抗体の多様性獲得とクローン選択の関係を理解する．
- 可変部の遺伝子再構成とクラススイッチの分子機構の違いを理解する．

　抗体あるいは免疫グロブリンは，B細胞によって産生される．1つのB細胞が抗原に合わせて複数の抗体をつくるのではない．それぞれのB細胞は単一の抗原に対する抗体を産生するが，B細胞集団としては莫大な種類の抗原に対処できるように準備されている．

　抗原が侵入すると，その抗原に特異的な抗体を産生できるB細胞が抗原によって選ばれて抗体産生細胞となり，個体レベルでは特異的な抗体産生が観察される．これがクローン選択であり，1章(1.8.2項，図1.2参照)で述べたので復習してほしい．本章では，多様な抗原特異性をもった抗体分子の集団がどのようにして準備されるのか，免疫グロブリン遺伝子の特性について説明する．

　3章で述べたように，抗体にはクラスが存在する．クラスはH鎖の種類によって決まり，それは抗体の機能の違いを意味している．免疫応答が進行するにつれて，同じ抗原に特異的だが，クラスが異なる抗体がつくられていく．これをクラススイッチという．なぜ同じ抗原特異性をもつ違ったクラスの抗体が存在するのかについて，遺伝子レベルで説明する．

　B細胞の分化過程と免疫グロブリン遺伝子の変化の関係については，2つの異なる局面を区別して理解する必要がある．第一の局面は，未熟なB細胞前駆細胞からB細胞が分化成熟する段階で，免疫グロブリン遺伝子の多様性が獲得される過程である(4.2節)．第二の局面は，成熟したB細胞が抗

原刺激によって活性化され，異なったクラスの抗体を産生する（クラススイッチ）とともに，抗原結合部位に変化が起こり，抗原に対する親和性が上昇する（親和性成熟）過程である（4.3節）．

4.1 遺伝子再構成

4.1.1 免疫グロブリン遺伝子の構成

3章の3.1節で学んだように，抗体の基本構造は2本のH鎖と2本のL鎖からなる4本のポリペプチド鎖からなる（図3.1参照）．H鎖とL鎖をコードする遺伝子は，それぞれ別の遺伝子座にコードされている（図4.1）．また，L鎖にはκ鎖とλ鎖の2つのタイプがあるが，これらもそれぞれ別の遺伝子座にある．

抗体の遺伝子は，多くの真核細胞の遺伝子と同様に，複数の**エキソン**（exon）によって，分断された遺伝子領域として構成されている．抗体の定常部には，定常部をコードするエキソンが対応している．注目すべきは可変部のエキソンであり，複数の種類のエキソンから構成されている．H鎖とL鎖について，エキソンの構成を図4.1にまとめた．

ゲノムDNAをみると，L鎖の場合には複数の**V**（variable）**遺伝子断片**と

エキソン
転写されてから成熟 mRNA となって，タンパク質に翻訳される DNA 領域のこと．一方，タンパク質に翻訳されない領域をイントロン（介在配列）という．

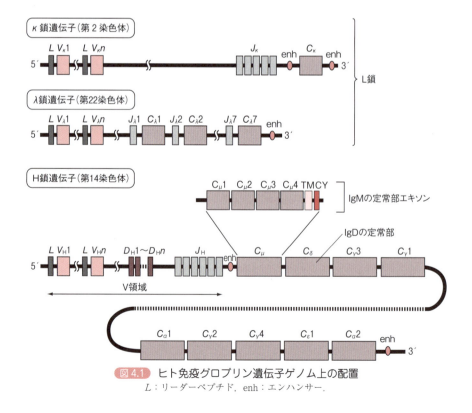

図 4.1 ヒト免疫グロブリン遺伝子ゲノム上の配置
L：リーダーペプチド，enh：エンハンサー．

複数の **J**(joining)**遺伝子断片**で可変部が構成されている．H 鎖の場合は，複数の V 遺伝子断片，**D**(diversity)**遺伝子断片**，J 遺伝子断片からなる．それぞれの遺伝子の間は，非コード領域(イントロン)で隔てられている．ヒト κ 鎖の V 遺伝子断片は 76 個，H 鎖の V 遺伝子断片は 46 個あると推定されている．それぞれの V 遺伝子断片の **5′ 側**は 20〜30 のアミノ酸からなるリーダーペプチドに相当するが，これは細胞膜貫通型の B 細胞抗原受容体(BCR)として発現されたり，あるいは抗体として分泌されたりするために必要な配列である．

V 領域に対応する遺伝子は，V_H の場合，それぞれ 1 つずつの V 遺伝子断片，D 遺伝子断片，J 遺伝子断片によって V 領域のアミノ酸配列が決定される．V_L の場合は，V 遺伝子断片と J 遺伝子断片によって決定される．一方，抗体の定常部は，各ドメイン(図 3.1 参照)にそれぞれのエキソンが対応している．たとえば IgM の場合，定常部の $C_\mu 1$，$C_\mu 2$，$C_\mu 3$，$C_\mu 4$(図 3.6 参照)に対応する 4 つのエキソンで構成される(図 4.1)．

V 領域遺伝子群の 3′ 側には，定常部(C)の遺伝子群が配列されている．L 鎖の場合，κ 鎖と λ 鎖は別の染色体にコードされており，また V 遺伝子断片と J 遺伝子断片の並び方に違いはあるが，定常部はそれぞれ 1 つのエキソンで構成されている．H 鎖では，V 領域をコードする遺伝子群の 3′ 側に，9 種類の抗体のクラスやサブクラスを決める定常部のエキソンが順に並んでいる．ヒトの場合，V 領域遺伝子群に近い側から C_μ，C_δ，$C_\gamma 3$，$C_\gamma 1$，$C_\alpha 1$，$C_\gamma 2$，$C_\gamma 4$，$C_\varepsilon 1$，$C_\alpha 2$ の順である．

IgM と IgD の定常部(それぞれ図中の C_μ および C_δ)が，V 領域遺伝子群の最も近くに位置している点に注目してほしい．それぞれの C 領域は，6 つのエキソンから構成されており，そのうち 4 つのエキソンが抗体の定常部をコードしている．IgM と IgE の場合は，4 つのエキソンは $C_H 1$〜$C_H 4$ の定常部ドメインと対応している．IgG，IgA，IgD では 3 つの $C_H 1$〜$C_H 3$ ドメインと 1 つのヒンジ領域のドメインに対応している．残りの 2 つのエキソン(TM と CY)は，細胞膜貫通部位と細胞質ドメインに対応しており，B 細胞抗原受容体の場合にはこの部分も **翻訳**される．C 領域エキソンの 5′ 側あるいは 3′ 側のイントロンには**エンハンサー**(enhancer；enh)が存在し，免疫グロブリン遺伝子の転写を制御している．

4.1.2　遺伝子再構成による免疫グロブリン遺伝子の構築

4.1.1 項で述べた，B 細胞以外の体細胞や生殖細胞における抗体の遺伝子構成(germline organization)をふまえ，抗体の遺伝子がどのように発現するのかを説明する．

生殖細胞型(germline)遺伝子がそのまま転写および翻訳されて抗体となる

5′ および 3′

DNA(RNA)はデオキシリボース(リボース)の 5′(five prime)位と 3′(three prime)位がつながってできた，方向性をもったポリマーである．転写の方向(遺伝子の向きに相当)が 5′ から 3′ の向きであることに注意．

プロモーターとエンハンサー

どちらも転写因子が結合する DNA 上の塩基配列で，エンハンサーはプロモーターの働きを増強し，転写を促進する働きをもつ．プロモーターは，転写開始点の 5′ 側に存在する塩基配列で，転写開始に必要な RNA ポリメラーゼを含むタンパク質複合体の結合部位のこと．プロモーターの近傍に存在するエンハンサーを含めて「プロモーター」とよぶ場合がある．

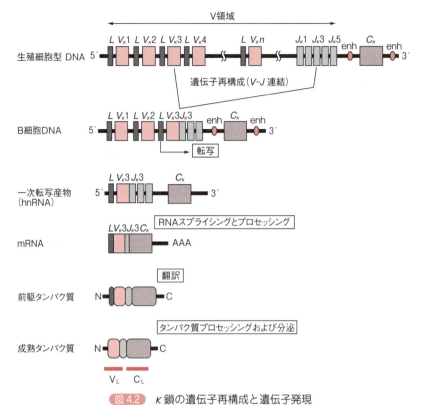

図 4.2 κ鎖の遺伝子再構成と遺伝子発現

L：リーダーペプチド，enh：エンハンサー，$V_\kappa 1 \cdot V_\kappa n$：$V$遺伝子断片，$J_\kappa 1 \cdot J_\kappa n$：$J$遺伝子断片，$C_\kappa$：κ鎖の定常部エキソン，AAA：ポリA配列，$V_L$：L鎖可変部ドメイン，$C_L$：L鎖定常部ドメイン．

ことはない．B細胞が分化する途上で，V遺伝子断片，（D遺伝子断片），J遺伝子断片が結合して可変部の領域をコードするように再構成される．この体細胞レベルでの遺伝子組換えには，DNA鎖の切断と再結合が必要である．連結した遺伝子の間のDNA部分は削除され，B細胞の分化過程で不可逆的なDNAの変化が起こる．

　図4.2は，κ鎖の**遺伝子再構成**（gene rearrangement）の例である．V領域の遺伝子再構成では，L鎖の場合，複数あるV遺伝子断片およびJ遺伝子断片から1つずつ選ばれてVJが結合する（V-J連結）．H鎖の場合には，まずDJ結合（D-J連結）が起こり，そこにV遺伝子断片が結合してVDJ遺伝子再構成が起こる．各断片から1つずつ選ばれて結合する点ではL鎖と同じである．C領域のエキソンは，$V(D)J$エキソンとは離れた位置にある．

　遺伝子再構成が特異的に起こるのは，V，D，Jのイントロン領域に遺伝子組換えのための特殊な認識配列が存在するからである（4.2節参照）．また，リンパ球に特異的に発現する特別なDNA組換え酵素である**RAG-1**と**RAG-2**の複合体が，組換えに必要なDNA切断酵素として機能している．これらは，B細胞分化のある特定の時期にのみ活性化される．すなわち，H鎖の遺伝子

再構成が起こる段階とL鎖の遺伝子再構成が起こる段階である.

RAG-2の補助のもと, RAG-1は特異的なエンドヌクレアーゼとしてDNAを切断すると考えられている. なお, *RAG*遺伝子は細胞周期のG_0あるいはG_1でのみ発現し, 細胞分裂に必要なDNA複製時には発現していない. DNA複製時において無用なDNA鎖の切断を防いでいるといえる.

V遺伝子断片は複数存在し, それぞれの5′上流側にはプロモーターが存在する. V(D)J再構成を起こしたV遺伝子が最もC領域に接近するため, C領域の近くにあるエンハンサーが作用し, 削除されなかった生殖細胞型の他のV遺伝子からではなく, 再構成を完了したV(D)Jエキソンから転写が開始されるようになる.

4.1.3 遺伝子再構成による可変部の多様性の獲得

4.1.2項で述べたような体細胞での遺伝子再構成機構をふまえ, いかに抗体可変部の多様性が生まれるかは, 次の2点で説明できる.

① 可変部をコードする遺伝子は複数存在する. たとえば, ヒトκ鎖の場合, V遺伝子断片が76種類, J遺伝子断片が5種類存在する. これらがランダムに組み合わされるため, κ鎖の基本的な多様性として76 × 5 = 380通りの可変部が構築される. また, H鎖とL鎖は独立に多様性を獲得し, それらの組合せもランダムであり, ここでさらに組合せによって多様性が増加する.

② 多様性が増すもう1つの原因として考えられるのは, DNAの連結部分に多様性が生じることである. すなわち, VとJあるいはVとD, DとJのあいだの連結部に原因がある. まず, エンドヌクレアーゼによって連結部分のヌクレオチドが除去される可能性がある. 除去のされ方に多様性があるため, 翻訳されてできたアミノ酸配列に違いが生じる（図4.3）. また, RAG酵素が切断した部位のDNAを修復する過程で, 短いDNA配列が挿入される. これを, P-ヌクレオチドの付加という. さらに, H鎖の場合には, ゲノムの塩基配列に無関係なヌクレオチドの付加が起こる. これをN配列の

学修事項 C-7-9
(5) 抗体分子およびT細胞抗原受容体の多様性

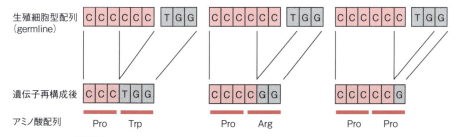

図4.3 遺伝子再構成における連結部位での多様性生成機構の1例

*1 遺伝子再構成以外の多様性獲得機構として，免疫グロブリン遺伝子に導入される体細胞突然変異がある．免疫応答が進行すると，活性化B細胞の免疫グロブリン遺伝子の可変部に突然変異が起こり，可変部の構造が微調整される．引き続き起こる抗原によるB細胞クローン選択によって，結果的に抗体の結合親和性が上昇する(4.3節参照)．

表 4.1　免疫グロブリン遺伝子再構成による抗原結合多様性の獲得機構

1. 可変部を構成する遺伝子断片の組合せによる多様性
    - H鎖：*VDJ*遺伝子再構成
    - L鎖：*VJ*遺伝子再構成
2. 組換えに際してのDNA配列への多様性導入
    - ヌクレオチドの部分的削除による組換え部位の不確かさ
    - RAG酵素切断部位におけるP-ヌクレオチド(P配列)の付加
    - TdTによる鋳型に依存しない塩基配列(N配列)の付加(H鎖の場合)
3. 体細胞突然変異による可変部に集中した点突然変異の導入*1

付加といい，**ターミナルデオキシヌクレオチジルトランスフェラーゼ**(terminal deoxynucleotidyl transferase；**TdT**)の働きによる．TdT は H 鎖の再構成が起こるプロ B 細胞の段階でのみ発現する．

　以上のように，*V(D)J*の連結の仕方によって，可変部アミノ酸配列にさらに多様性が追加される．表 4.1 に，抗体の多様性が形成される機構をまとめた．

　遺伝子再構成によって生じる構造の多様性は，抗体の CDR3 部分に対応している．ランダムな組換え機構によって生じる多様性は，抗体の場合，理論的には 10^{11} 種類程度と計算されている．しかし，ある個体の B 細胞クローンの多様性は，この理論値よりもかなり少ないと考えられている．その理由の 1 つは，B 細胞の分化過程で起こる選択，たとえば自己反応性クローンの除去によって，多くのクローンが除かれるためである．

　3 章の 3.3 節で説明したように，B 細胞の分化の過程と抗体の遺伝子レベルでの変化，およびそれを可能とする酵素の発現についてまとめると，次の通りである(図 3.4 参照)．まず，プロ B 細胞からプレ B 細胞に分化する過程で RAG 酵素および TdT の活性化が起こり，H 鎖の V 領域遺伝子で *VDJ* 再構成が起こる．その結果，次の分化段階のプレ B 細胞表面に，プレ BCR が発現する．この段階では，まだ L 鎖遺伝子の再構成は起こっていない．次に，プレ B 細胞から未熟 B 細胞に分化する過程において，L 鎖の V 領域遺伝子に *VJ* 再構成が起こる．この段階でも RAG 酵素が発現するが，TdT は発現しない．したがって，L 鎖では N 配列の付加は起こらない．

　このような遺伝子再構成による免疫グロブリン遺伝子の構造変化は，それぞれの B 細胞クローンごとに異なる．すなわち，それぞれの B 細胞は単一の免疫グロブリン遺伝子をもつことによって単一の抗原特異性をもっているのだが，集団としては莫大な多様性をもつことになる．このような多様性のある B 細胞集団のことを B 細胞の**レパートリー**という．B 細胞のレパートリーは，抗原に依存せずにあらかじめ形成される．抗原が侵入すると，抗原

に結合しうるB細胞抗原受容体を発現したB細胞クローンのみが増殖し，抗体産生細胞に分化して抗体が産生される．これがクローン選択の概要である．

4.2 遺伝子再構成の機序

遺伝子再構成が抗体可変部遺伝子の特定の部位で起こるのは，V, D, J のイントロン領域に **RAG 酵素**が認識する特異的な DNA 配列が存在するからである．図4.4に示した7塩基配列（heptamer）である A 配列（CACAGTG）と9塩基配列（nonamer）である B 配列（ACAAAAACC）が 12 塩基対のスペーサーで隔てられたものと，B 配列に相補的な 9 塩基 C 配列（GGTTTTTGT）と A 配列に相補的な 7 塩基 D 配列（CACTGTG）が 23 塩基対のスペーサーで隔てられたものとで構成されている．つまり，A 配列と D 配列，B 配列と C 配列は逆向きになっている．A と D，B と C が対合することで特徴的な立体構造が構築され，RAG 酵素が特異的に認識する標的となる．この部位全体を組換えシグナル配列（recognition signal sequence；**RSS**）という．なお，遺伝子再構成の標的部位のスペーサー塩基対の長さから，**12 / 23 則**（twelve/twenty-three-rule）とよばれている．RAG 酵素の働きで，7 塩基配

学修事項 **C-7-9**
(3)自然免疫と獲得免疫

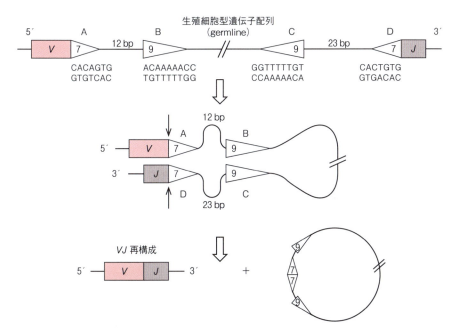

図 4.4 遺伝子再構成のための免疫グロブリン遺伝子上の標的配列
抗体κ鎖の場合を示す．RSS が J セグメントの 5′ 側にある場合を示している．A 配列と D 配列，B 配列と C 配列が対合し，RAG 酵素が特異的に認識する標的 DNA 構造ができる．中段の矢印のところで 2 本鎖 DNA が切断 / 再結合する結果，V と J 遺伝子断片が連結し，間にあった DNA は削除される．

列どうしが逆向きに結合する一方で，可変部の遺伝子どうしが連結する．図4.4には代表例として抗体κ鎖のVJ再構成の場合を示したが，抗体のλ鎖のVJ再構成，H鎖のDJおよびVDJ再構成でも，さらにはT細胞抗原受容体(TCR)でも原理は同じである．

4.3 クラススイッチと親和性成熟

免疫グロブリンにはH鎖の違いに基づくクラスやサブクラスがある．胸腺依存性抗原(3章参照)に対する免疫応答の初期にはIgMがまず産生されるが，免疫応答が進むにつれて，同じ抗原に特異的ではあるが，IgGなどほかのクラスの抗体が産生されるようになる．これと並行して，抗原に対する親和性が上昇する．本節では，これらの機序について説明する．

免疫グロブリンのH鎖の種類が変わることを**クラススイッチ**(class switching)とよび，抗体の親和性が上昇する過程を**親和性成熟**(affinity maturation)という．これらは並行して進む．

4.3.1 クラススイッチ

違うクラスの抗体がつくられる機構は，DNAの組換えを伴っている．しかし，抗体可変部の遺伝子再構成とはまったく異なる機構による．

まず，H鎖可変部の下流に，すべてのクラスの定常部のエキソンが並んでコードされていることに注目してほしい(図4.1)．それぞれのクラスの定常部エキソン群の5′側には，スイッチ領域とよばれるDNA配列が存在する．たとえば，$C_\gamma 3$の5′側のスイッチ領域は，$S_\gamma 3$とよばれる(図4.5a)．ただし，C_μとC_δの間にはスイッチ領域はない．

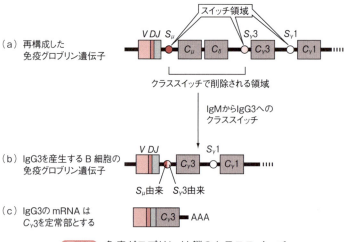

図4.5 免疫グロブリンH鎖のクラススイッチ

基本的にはヘルパー T 細胞からのシグナルによって，免疫グロブリンの
クラススイッチが進行するが，その際にはスイッチ領域を利用して組換え（ス
イッチ組換え）が起こる．たとえば，S_μ と $S_\gamma 3$ の間で組換えが起こることで，
C_μ と C_δ が削除され，VDJ の隣に $C_\gamma 3$ が位置するようになる（図 4.5 b）．H 鎖
の DNA に不可逆的な変化が起こったことになり，IgM や IgD の代わりに
IgG 3 が産生される（図 4.5 c）．なお，ヘルパー T 細胞と B 細胞の相互作用
については 6.9 節を参照のこと．

スイッチ組換えに必要な酵素として，**AID**（activation-induced deaminase）
が知られている．AID は親和性成熟にも必要な酵素であり，欠損すると，
クラススイッチと親和性成熟の両方が障害される．

4.3.2 親和性成熟

免疫応答の進行に伴い，免疫グロブリン遺伝子に起こるもう 1 つの変化と
して，親和性成熟がある．まず胚中心で活発に増殖している B 細胞に体細
胞突然変異が起こる．抗体可変部は VJ または VDJ で構成されているが，こ
こがとくに突然変異の標的になりやすいとされている．この過程にも，AID
が関与していると考えられている．可変部に突然変異が起こった結果，抗原
に対する親和性が上昇，低下あるいは結合性自体が失われた B 細胞抗原受
容体が生じうる．

胚中心では，親和性の高いクローンが生き残るしくみがある．胚中心には
ろ胞樹状細胞が存在し，B 細胞に抗原を提供している．ここで抗原に結合で
きなければ，B 細胞はアポトーシスによって死滅する．免疫応答が起こると
抗体の働きにより体内の抗原量はしだいに低下していく．ろ胞樹状細胞上の
抗原量も低下する．そこで抗原に対する親和性の高い B 細胞クローンのみ
が抗原と結合し，生き残ることができる．以上の選択過程によって，つくら
れる抗体の親和性が上昇する．

Advanced　胚中心の働き

胚中心については，2 章で二次リンパ組織内の構造として説明し，4.3 節
でも親和性成熟および抗体のクラススイッチが平行して起こる部位として
説明した．ここでは，胚中心の構造および親和性成熟における細胞間相互
作用について，より詳しく説明する．ただし，ヘルパー T 細胞の性格およ
びサイトカインについての知識が必要なので，6 ～ 8 章も合わせて参照さ
れたい．

まず，抗体のクラススイッチ自体は，胚中心の外で開始されるが，胚中
心のなかでも継続して起きている．胚中心の重要な機能の 1 つは，抗体の
親和性成熟である．

胚中心での反応は，タンパク質抗原に対する B 細胞に対して起こる．つまり，ヘルパー T 細胞依存性である．胚中心で働くヘルパー T 細胞は，Tfh(follicular helper T)であり，IL-21 の産生を特徴としている．胚中心には，ろ胞樹状細胞(follicular dendritic cell；FDC)が存在し抗原を捕捉して B 細胞に提供している．

胚中心は，2 つの領域に分かれていて，B 細胞が活発に分裂する**暗領域**(dark zone)と，B 細胞が選択される**明領域**(light zone)からなる．暗領域では，細胞増殖とともに AID が働き抗体可変部に体細胞突然変異が入る．何回かの分裂のあと，B 細胞は分裂を停止して明領域に移動する．明領域では，FDC 表面に捕捉された抗原に B 細胞が結合する．ここで，抗原に対する親和性が高い B 細胞のみが生き残る．親和性の高い BCR をもつ B 細胞のほうが，低濃度の抗原であっても細胞内に抗原を取り込むことができ，Tfh に MHC クラス II 分子を介して抗原提示して細胞間コンタクトを形成しやすい．その結果，Tfh から CD40L と IL-21 などのサイトカインのシグナルを受けて B 細胞はより生存しやすくなる．生存した B 細胞は，再び暗領域に戻り，体細胞突然変異を起こしながら増殖し，再び明領域に現れて選択を受ける．このサイクルを繰り返し，抗原親和性の高い抗体産生細胞がつくられる．

明領域で行われるもう 1 つの過程は，クラススイッチである．これも B 細胞の AID が働き，Tfh の CD40L とサイトカインが働いている．たとえば，マウスにおいては，IgG へのクラススイッチに IFN-γ が働いているが，ヒトで IFN-γ が働くという証拠は得られていない．IgE へのクラススイッチでは，IL-4 と IL-13 が働いている．IgA へは，TGF-β，APRIL，BAFF の働きが知られている．

親和性成熟およびクラススイッチを完了した IgG 産生細胞の場合，骨髄に移動して細胞分裂を停止し，長寿命の形質細胞となる．

一方，記憶細胞の場合は，親和性成熟サイクルの比較的早期の段階で胚中心を退出し，体内を循環する．したがって，形質細胞の産生する抗体よりは，記憶細胞 BCR の抗原結合親和性は低い．二次応答は，同じ抗原に対する免疫応答の仕切り直しであり，抗原の立体構造に最適化しすぎない状態からの再出発といえる．たとえば，変異を起こしやすいウイルスに対しては，ワクチンを用いて記憶細胞に二次免疫応答を起こすほうが，形質芽球の抗体可変部に基づいて特異性が最適化された抗体医薬を用いた治療よりも，より現実的かもしれない．

4.4　膜結合型と分泌型の抗体

B 細胞抗原受容体(BCR)と血液中に分泌される抗体とはどのようにつくり分けられているのだろうか．免疫グロブリン H 鎖の定常部のイントロンには，2 か所のポリ A 付加シグナルが存在している．IgM の場合で説明すると，

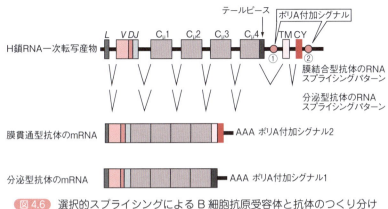

図4.6 選択的スプライシングによるB細胞抗原受容体と抗体のつくり分け
TM：細胞膜貫通ドメイン，CY：細胞質ドメイン．

1つは $C_\mu 4$ をコードするエキソンの3′側に存在し，もう1つは細胞質ドメイン（CY）をコードするエキソンの3′側にある（図4.6）．BCRの場合，後者のポリA付加シグナル（図中の②）が使われるとともに，$C_\mu 4$ 内部のRNA切断部位が使われる．その結果，細胞膜貫通部位（TM）と細胞質領域をもったmRNAがRNAスプライシングによってつくられ，膜貫通型のタンパク質（IgM）ができる．一方，$C_\mu 4$ に隣接したポリA付加シグナル（図中の①）が使われると，細胞膜貫通部位と細胞質領域は含まれなくなる．その代わり，上記 $C_\mu 4$ 内部のRNA切断部位が機能せず，$C_\mu 4$ のカルボキシ末端側に電荷をもった短いアミノ酸配列が付加する．これをテールピース（tail piece）とよぶ．このmRNAからは，分泌型IgMがつくられる．成熟したB細胞が抗原刺激を受ける前は細胞膜結合型のBCRのみを発現するが，抗原特異的に活性化され，抗体産生細胞に分化途上の形質芽球（plasmablast）の状態から分泌型抗体の産生が開始され，抗体産生に特化した形質細胞（plasma cell）では，完全に分泌型抗体のみが産生される．

ポリAの付加

一次転写産物のRNAから，成熟mRNAになるためには，RNAスプライシングのほかに，3′側にポリA配列が付加される必要がある．ポリA付加が起こる位置は，DNA上にポリA付加シグナルとしてコードされている．

4.5 IgDとIgMの共発現

成熟B細胞は，細胞膜貫通型抗体としてIgMとIgDの両者をもっている．4.3.1項で述べたように，H鎖定常部のうち C_μ と C_δ の間にはスイッチ領域はない（図4.5）．核内で遺伝子が転写されてできた一次転写産物は，C_μ と C_δ を含む形の連続したRNAとしてつくられる．その後，mRNAの選択的スプライシングによってどちらかのエキソンが除去されることにより，IgM型のmRNAか，IgD型のmRNAにつくり分けられる（図4.7）．

選択的スプライシング

遺伝子が転写されて生じる一次転写産物のRNAは，イントロンを含んでいる．成熟mRNAになるには，イントロンの除去（RNAスプライシング）が必要である．この際に，組合せの異なるエキソンを含む，違った種類のmRNAがつくられることを選択的スプライシングという．

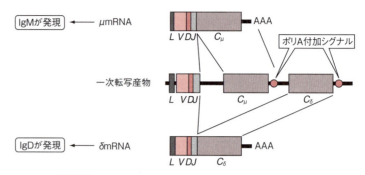

図 4.7 共通した転写産物から IgM と IgD のつくり分け

4.6 B 細胞の活性化

タンパク質抗原に対する抗体産生では，一般的に T 細胞の助けが必要であり，こうした抗原を胸腺依存性抗原という（3.5 節参照）．

はじめてタンパク質抗原が侵入すると，二次リンパ器官の B 細胞領域に分布する成熟 B 細胞がヘルパー T 細胞に助けられて活性化し，抗体産生細胞（形質細胞）に分化して IgM が産生される．時間経過とともにクラススイッチと親和性成熟を起こした B 細胞から，IgG などほかのクラスで抗原結合親和性の高い抗体が産生されるようになる．その後，抗体の分解と形質細胞の死滅によって血中抗体の濃度は低下するが，一部の形質細胞は骨髄に移動して長寿命の抗体産生細胞として抗体をつくり続ける．

他方，一部の B 細胞は抗体産生細胞ではなく，**記憶細胞**（メモリー細胞，memory cell）として長寿命の休止期の細胞に分化する．記憶細胞では，クラススイッチした細胞膜結合型の BCR が抗原受容体となっている．

再び抗原が侵入すると，T および B 細胞の記憶細胞が速やかに活性化され，IgG などにクラススイッチした高親和性抗体が産生される．これが二次応答である．二次応答のあとにも，長寿命の抗体産生細胞と記憶細胞がつくられる．

胸腺非依存性抗原の場合には，二次応答は起こらない．胸腺非依存性抗原に対して IgM 以外の抗体が産生される場合があるが，B 細胞の共刺激受容体である CD40 経路とは異なった受容体とシグナルに依存している．

一次応答では，抗原が侵入してから抗体産生が始まるまでの準備期間に 5 日以上かかる．IgM が主体で，産生される抗体の総量および平均的な親和性は低い．一方，二次応答では準備期間は 1 ～ 3 日に短縮されるとともに，IgG など（場合によっては，IgA や IgE）が主体で，抗体の総量および**平均親和性**も高い．

平均親和性
ポリクローナルな抗原特異的抗体の集団がもつ親和性のこと．1 つ 1 つの抗体分子の親和性を測定することができないので，平均親和性で表す．

COLUMN

対立遺伝子排除

多くの遺伝子（たとえば主要組織適合遺伝子複合体，6章参照）は，父方および母方に由来する両方の染色体から転写される．しかし，抗原特異的な細胞のクローン増殖を特徴とするB細胞やT細胞では，抗原受容体（抗体やT細胞抗原受容体）が両方の染色体から転写されると，1つの細胞が2つの抗原受容体をもつことになり，特異性が保証できない．これを防ぐのが，対立遺伝子排除である．

抗体の場合，プレB細胞の段階で片方の染色体のH鎖で遺伝子再構成が起こり，プレB細胞受容体がつくられる．プレB細胞受容体からのシグナルは，もう片方の染色体の遺伝子再構成を不可逆的に阻止する．はじめに起こった遺伝子再構成が失敗しH鎖ができなかった場合には，プレB細胞受容体もつくられないため，残りの染色体で遺伝子再構成が起こる．もし，こちらの染色体でも遺伝子再構成が失敗した場合は，プレB細胞受容体からの生存シグナルが伝えられず，細胞は死滅する．

未熟B細胞がつくられるL鎖の遺伝子再構成でも同様である．L鎖の場合，κ鎖とλ鎖をコードする2つの遺伝子領域がある．まずκ鎖の遺伝子再構成が一方の染色体で進行し，もし不成立の場合にはもう片方で進行する．両方の染色体でκ鎖の遺伝子再構成が不成立の場合には，λ鎖の片方，さらに残りのλ鎖で進行する．もし，すべてのκ鎖とλ鎖で不成立の場合には，B細胞は生存できない．これをとくにL鎖アイソタイプ排除とよぶ．したがって，H鎖およびL鎖について1種類，すなわちただ1種類のB細胞抗原受容体をB細胞は保有することになる．

TCR β鎖の遺伝子再構成でも対立遺伝子排除が起こり，ただ1種類のβ鎖がつくられる（β鎖対立遺伝子排除）．次にα鎖に遺伝子再構成が起こるが，抗体とは異なり対立遺伝子排除はほとんど起こらないとされている．そこで，β鎖は1種類だが，2つのα鎖をもったT細胞が存在することができる．2種類のTCRが存在することの意義は不明だが，胸腺内の正の選択では，一方の組合せのTCRのみがかかわっていると考えられている（7章）．

章末問題

1. 本文中に示したκ鎖の遺伝子再構成を参考に，λ鎖およびH鎖の遺伝子再構成を模式的に図示するとともに，抗体タンパク質ができるまでを図解せよ．

2. V(D)J再構成は遺伝子の不可逆的な組換えによるため，厳密に制御されないと生物にとって有害である．免疫グロブリン遺伝子（T細胞抗原受容体遺伝子も該当する）に特異的に組換えを起こすべく，どのようなしくみが働いているのかを説明せよ．

3. 抗体の多様性は，遺伝子再構成および体細胞突然変異によって形成されている．しかし，これら2つの機構はまったく異なったステージで起こる機序である．B細胞の分化を念頭において，それぞれを説明せよ．

4. はじめに産生された特異的な抗体が（IgM，κ鎖）であった場合，免疫応答の進行に伴い（IgG1，κ鎖）にクラスが変わることがあっても，（IgM，λ鎖）にはならない．その理由を説明せよ．

Part II 抗体と遺伝子再構成

5 抗原抗体反応

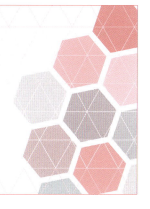

❖ **本章の目標** ❖
- モノクローナル抗体の基礎と作製方法を学ぶ．
- 抗原抗体反応の基礎を学ぶ．
- 特異的抗原抗体反応を利用した抗原の同定および定量法を学ぶ．

　単一エピトープを特異的に認識できる抗体を，大量に作製できる技術が開発された．また，抗体のもつ特異性と親和性という特徴を抗原の同定や定量に利用し，さらに医薬品へと応用する技術も進歩している．

5.1　モノクローナル抗体

　1個のB細胞は1つのエピトープを認識する抗体を産生する．つまり，1個のB細胞を大量に増やすことができれば，単一エピトープを認識する同じ構造をもつ抗体を大量に得ることが可能となる．この単一性抗体のことを**モノクローナル抗体**(monoclonal antibody)という．これに対して，タンパク質抗原を動物に免疫して得られる抗血清のように，多数のB細胞集団から産生される抗体は，抗原に特異的ではあっても，認識エピトープや構造の異なる抗体の混合物である．これを**ポリクローナル抗体**(多クローン性抗体，polyclonal antibody)という．ポリクローナル抗体を作製するための免疫操作法は，モノクローナル抗体を作製する方法と同様である(5.1.1項)．

5.1.1　モノクローナル抗体の作製法

　モノクローナル抗体は，**細胞融合法**(cell fusion technique)の確立により容易に作製できるようになった(図5.1)．ここでは，一般的なマウスモノクローナル抗体の作製法を示す．

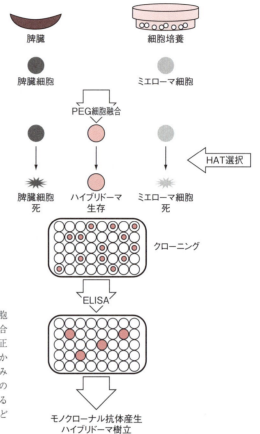

図 5.1　細胞融合法
マウス脾臓より調製した脾臓細胞とミエローマ細胞を，ポリエチレングリコール（PEG）を用いて細胞融合する．ハイブリドーマを HAT 培地で培養すると，正常脾臓細胞とミエローマ細胞は細胞死を起こす．しかし，脾臓細胞とミエローマ細胞のハイブリドーマのみ生存することができる．限界希釈法などにより 1 個のハイブリドーマ由来のコロニーを確立し，目的とするモノクローナル抗体産生細胞クローンを ELISA などでスクリーニングする．

フロイントアジュバント
免疫応答を増強する物質をアジュバントという．フロイント不完全アジュバントは鉱物油と界面活性剤からなる．抗原溶液と混合して油中水型のエマルションをつくって動物に投与すると，体内滞留時間を長くすることができ，持続的な免疫細胞の活性化を引き起こす．一方，フロイント不完全アジュバントにマクロファージ遊走作用や活性化作用をもたせるために結核死菌を添加したものをフロイント完全アジュバントという．

抗原溶液を**フロイント完全アジュバント**と混合し，油中水型のエマルションを形成させる．これをマウスに免疫する．2 回目以降の免疫では，フロイント不完全アジュバントを用いる．免疫したのち採血し，ELISA（enzyme-linked immunosorbent assay，5.3.5 項）などの手法を用いて抗体価の上昇を確認する．抗体価が上昇したら最終免疫し，その 3 日後に脾臓細胞を摘出し，マウスミエローマ細胞（3 章 p. 41 のコラム参照）と混合したのち，ポリエチレングリコール（polyethylene glycol；PEG）を用いて細胞融合を行う．このとき細胞融合に用いるミエローマ細胞は，抗体を産生せず，なおかつ HGPRT（hypoxanthine-guanine phosphoribosyl transferase）を欠損している細胞株を使用する．その後，融合させた細胞を HAT（hypoxanthine-aminopterin-thymidine）培地中で培養すると（HAT 選択という），ミエローマ細胞と脾臓細胞が融合したハイブリドーマ（hybridoma，融合細胞）のみが生存できる．そのメカニズムを図 5.2 に示す．

正常細胞は，核酸塩基の生合成経路として，**デノボ**（*de novo*）**経路**と**サルベージ**（salvage）**経路**をもっている．一方，細胞融合に使用するミエロー

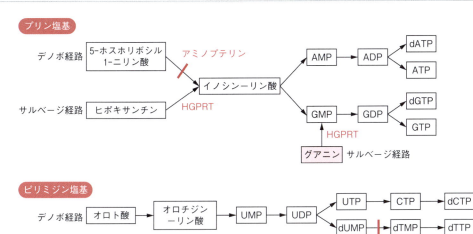

図 5.2 HAT 培地におけるハイブリドーマ選択の分子機序
細胞はデノボ経路とサルベージ経路を用いて核酸塩基の生合成を行っている．正常脾臓細胞と HGPRT 欠損ミエローマ細胞は HAT 培地中で培養しても長期生存できないが，細胞融合してできるハイブリドーマだけは，HAT 培地中でも核酸塩基を合成し，生存する．なお図では中間産物の記載は一部省略している．

細胞は，サルベージ経路に必須の酵素，HGPRT を欠損しているので，プリン塩基はデノボ経路でのみ生合成する．HAT 培地中のアミノプテリン（aminopterin）はデノボ経路阻害薬であり，HGPRT 欠損ミエローマ細胞はプリン塩基生合成が遮断されるため，HAT 培地中では死滅する．また，正常脾臓細胞は培養系で長期に生存することができない．一方，ヒポキサンチン（hypoxanthine）とチミジン（thymidine）存在下では，ハイブリドーマのみがサルベージ経路を利用して核酸塩基を合成できるため生存する．

HAT 選択において生存した細胞を限界希釈法あるいは軟寒天培地を用いて，1 個のハイブリドーマ由来のコロニーを単離する．これを**クローニング**という．その後，ELISA 法やフローサイトメトリー（5.3.7 項）などを用いて，目的とするモノクローナル抗体産生細胞クローンであることを確認する（**スクリーニング**）．樹立したハイブリドーマを用い，大量の培養上清を得るか，同系マウスの腹腔内に投与して腹水型とし，たまった腹水を採取して**アフィニティーカラム**などを用いて精製すれば，大量のモノクローナル抗体が得られる．

5.1.2 モノクローナル抗体の利点

モノクローナル抗体はポリクローナル抗体と比較して，次のような利点がある．

デノボ経路
生合成経路ともいう．プリンヌクレオチドとピリミジンヌクレオチドは遊離塩基状態を介さず，共通の中間体経路を経てそれぞれ合成される．この生合成経路のことをいう．

サルベージ経路
再利用経路ともいう．核酸代謝により生じた核酸塩基やヌクレオシドは，この経路を介してヌクレオチドに変換，再利用される．

アフィニティーカラム
生体物質がもつ特異的識別力を利用して，生体物質を精製するために使用する．ここでは抗原を支持体に結合させたものを細い円柱状の筒（カラム）に詰め，抗原抗体反応を用いて特異的抗体を精製する．

① 免疫原として精製抗原を用いる必要がない．これは細胞融合により得られるハイブリドーマをクローニング操作により単一化(クローン化)することで可能になる．
② 同じ分子構造をもち，単一の**抗原特異性**(antigenic specificity)を示す．
③ ハイブリドーマから抗体遺伝子を精製し，組換え技術によりキメラ型やヒト化抗体(18章参照)への構造変換が可能である．
④ ハイブリドーマは液体窒素中で保存できるので，半永久的に同一モノクローナル抗体を生産できる．

このような利点から，モノクローナル抗体は分子の生体内機能解析，細胞識別や分取において非常に有用であり，さらに抗体医薬(18章参照)として，臨床応用が盛んに進められている．

5.2 抗原抗体反応の化学

5.2.1 定量沈降反応

可溶性高分子抗原とその特異的抗血清あるいは抗体を混合すると，**抗原抗体反応**(antigen-antibody reaction)が起こり，その結果として抗原抗体複合体(免疫複合体)の沈降物ができる．この反応を**沈降反応**(precipitation reaction)という．高分子抗原には通常複数のエピトープ(抗原決定基)が存在するため，抗原が抗体で架橋されることにより格子状の結合物を形成し，不溶性の沈降物が生じる．この沈降物量を定量すれば，抗原量あるいは抗体量を定量できる．

一定量のポリクローナル抗体(抗血清)に可溶性抗原を加えていくと，反応液が濁る．それを遠心分離すれば，免疫複合体による沈殿物が回収できる．加えた可溶性抗原量に対して沈降物量をプロットすると，ベル型の沈降曲線が得られる(図5.3)．

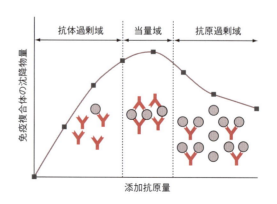

図 5.3 定量沈降反応
一定の抗体に抗原を添加していくと，抗原抗体反応による架橋が形成され，沈降物が生じる．抗原と抗体が当量存在する場合，沈降物量が最大となる．抗原過剰域では，小さい免疫複合体が形成され，沈降物量は低下する．

反応溶液上清中の抗原および抗体の存在を調べると，抗体過剰域，当量域，抗原過剰域の3つの領域に分かれることがわかる．用いた抗原量あるいは抗体量がわかっていれば，沈降物量から抗体量あるいは抗原量を定量することもできる．

5.2.2　抗原抗体反応の反応速度論

抗体の抗原結合部位と抗原のエピトープ間の結合力の強さを抗体の**親和性**（アフィニティー）という．抗原と抗体間の結合では，水素結合，静電気力，ファンデルワールス力，疎水結合といった，いくつかの非共有結合による引力が形成される．しかしその結合が，エピトープと抗体がつくる相補的な形からずれると，斥力を増大させる．

抗体の親和性は，これら引力と斥力の総和によって決まる．抗体とエピトープ間の非共有結合は可逆的なので，抗体と抗原の結合も可逆的である．したがって，この反応系の平衡状態では質量作用の法則が適用でき，平衡定数が決まる．この平衡定数が親和性である（図5.4）．ただし，抗血清中の特異的な抗体は多くのエピトープに向けられた抗体の集合体であるため，平衡定数はあくまでも抗体群の平均親和性を表すものであることに注意してほしい．

2本のH鎖とL鎖で構成される抗体1分子には，可変部にある抗原結合部位が2か所存在する．また抗原には通常，エピトープが1か所以上存在する．したがって，抗体と抗原の多価の結合力は親和性と区別され，アビディティー（結合力，avidity）とよばれる．通常，アビディティーは親和性の総和より大きい．

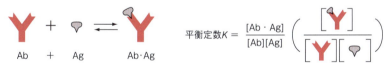

図5.4　抗体の親和性
抗原抗体反応は可逆的反応であり，上記の式により平衡定数が算出できる．この平衡定数を親和性とよぶ．Ab：抗体，Ag：抗原．

5.3　免疫学的検査法

5.3.1　凝集反応

赤血球や細菌の表面抗原に対する特異的なポリクローナル抗体を添加すると，赤血球や細菌が抗体により架橋されて肉眼で観察できる凝集塊が形成される．これを**凝集反応**（agglutination）という．凝集反応が起こるには，抗原，抗体ともに多価である必要がある．沈降反応との違いは，使用する抗原が可溶性抗原か粒子状抗原か，というだけである．

凝集反応は，**直接凝集反応**(direct agglutination)，**受身凝集反応**(passive agglutination)と**逆受身凝集反応**(reverse passive agglutination)とに分けられる(図5.5)．直接凝集反応(図5.5 a)は，赤血球や細菌などの粒子状抗原に直接抗体を結合させ架橋する反応である．受身凝集反応(図5.5 b)は，ウイルスのような微粒子や可溶性抗原など，抗体と結合しても目にみえるほどの凝集塊を形成しないものを，赤血球や適当な担体粒子に結合させたのち，抗原抗体反応を起こさせ，凝集反応として観察できるようにする方法である．一方，受身凝集反応とは逆に，抗体を担体粒子に吸着させて用い，微量の抗原を検出するため凝集反応を起こさせることを逆受身凝集反応という(図5.5 c)．

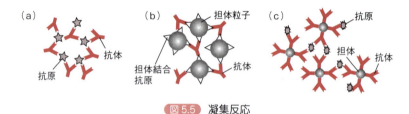

図5.5　凝集反応

凝集反応には，(a)直接凝集反応，(b)受身凝集反応，(c)逆受身凝集反応がある．(a)の直接凝集反応は，粒子状抗原に直接抗体が結合架橋し凝集させる反応である．(b)の受身凝集反応は，抗原を担体粒子に結合させたのち，抗原抗体反応による凝集反応を行わせる．(c)の逆受身凝集反応は抗体を担体粒子に吸着させたのち，凝集反応を行わせる．

5.3.2　溶菌および溶血反応

赤血球が溶けて血色素が放出されることを**溶血**(hemolysis)，細菌が溶ける場合を**溶菌**(bacteriolysis)という．溶血反応の機序は次のとおりである．赤血球膜表面抗原に対する特異的抗体が結合し，抗原抗体結合物が形成される．その結果，補体の古典経路が活性化され，最終的に**膜侵襲複合体**(3.6節参照)が形成される．この複合体が赤血球膜に穴を開けるため，溶血が起こる．溶血反応は補体活性の測定にも利用されることがある．

一方，微生物に対しては，免疫複合体による補体の古典経路の活性化以外に，補体活性化第二経路(alternative complement pathway)やレクチン経路(lectin pathway)も活性化される．これらの経路による補体活性化によって最終的には膜侵襲複合体が誘導され，細胞膜に穴を開けることにより溶菌が起こる(3.6節参照)．

5.3.3　ゲル内沈降反応

タンパク質や多糖類などの可溶性抗原にポリクローナル抗体を当量域に近い比率で混合すると，大きな格子状の抗原抗体結合物が形成され，不溶性となって沈殿することがある．この沈降反応をゲル内で行わせたものが**二重免**

膜侵襲複合体
補体活性化により形成される最終複合体．C5bC6C7C8C9による円筒状の構造物で，細胞膜に穴を開ける(3.6節参照)．

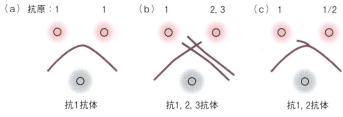

図 5.6 二重免疫拡散法

スライドガラス上に作製した寒天ゲルにパンチで穴を開け，抗体と抗原を添加する．両溶液はゲル内を拡散し，穴の中間で出合う．抗原抗体反応により沈降物ができ，沈降線を形成する．沈降線には3種類のパターンがある．（a）2本の沈降線が融合する場合，2つの抗原は抗体に認識される同じエピトープをもつ．（b）沈降線の交差は，抗体がそれぞれ異なる3種類の抗原を認識することにより認められる．（c）沈降線の融合から，2つの抗原は同じエピトープをもつが，片方には別のエピトープも存在することがわかる．外にでたヒゲ状の沈降線をスパー（spur）とよぶ．

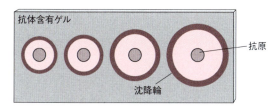

図 5.7 単純放射状免疫拡散法

スライドガラス上に抗体を添加したゲルを作製する．小孔を開け，いろいろな濃度の抗原溶液を添加し，1昼夜以上静置する．抗原は拡散して抗原抗体反応を起こすが，抗原抗体当量域では沈降反応が起こる．タンパク質を染色したのち，沈降輪内の直径から面積を計算する．この面積は抗原の濃度に比例し，検量線を作製すると抗原濃度を定量できる．

疫拡散法（double immunodiffusion，図5.6），**単純放射状免疫拡散法**（simple radial immunodiffusion，図5.7）である．これらの方法で抗原や抗体の純度，抗原のエピトープや濃度についての情報が得られる．

5.3.4　免疫電気泳動

ゲル内沈降反応を5.2.3項のように単なるゲル内拡散で行わせるのではなく，電気泳動と組み合わせて行うものを**免疫電気泳動**（immuno-electrophoresis）という（図5.8）．生成される**沈降線**（precipitin line）の移動度や形，数から抗

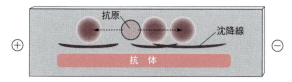

図 5.8 免疫電気泳動法

スライドガラス上に作製した適切なpHの寒天ゲルにパンチで穴を開け，抗原溶液を添加する．両端に電圧をかけ，抗原タンパク質を電気泳動して分離する．小孔の間に抗体溶液添加用の溝をつくり，抗体を添加する．静置して抗原と抗体を拡散させ，抗原抗体反応による沈降線を形成させる．タンパク質を染色したのち，沈降線を観察する．

原の種類を同定したり，抗体との**交叉性**に関する情報が得られたりする．

5.3.5 ELISA

ELISA(enzyme-linked immunosorbent assay)は，試料中に含まれる抗体あるいは抗原を，抗原抗体反応を利用して検出および定量する方法である(図5.9)．モノクローナル抗体のスクリーニングなどで利用される**直接吸着法**(direct ELISA)と，生理活性物質のような生体に微量にしか存在しないタンパク質を特異性が高く高感度に定量できる**サンドイッチ法**(sandwich ELISA)について示す．

(a) 直接吸着法

抗原溶液をマイクロプレートのそれぞれの小孔に添加し，非特異的に抗原を吸着させる．吸着しなかった抗原を洗浄除去したのち，抗原が結合していないマイクロプレート表面部分を，その抗原抗体反応に無関係な過剰のタンパク質を用いて処理し，以後の操作で抗体が非特異的に結合することを防ぐ（ブロッキングという．通常，ウシ血清アルブミンや粉ミルクが使用される）．次に，マイクロプレートに吸着している抗原を特異的に認識して結合する抗体(一次抗体)溶液を添加し，抗原抗体反応を起こす．結合しなかった抗体を洗浄後，一次抗体のFc領域を認識し，さらに**セイヨウワサビペルオキシダーゼ**(horseradish peroxidase)などの酵素で標識した抗体(二次抗体)を添加する．その後，再度余分な二次抗体を洗い流し，酵素の基質〔発色試薬あるいは**化学発光**(chemiluminescence)試薬〕を加えて酵素反応の生成物を検出する．

この方法は，簡便で多数の検体を同時にスクリーニングできるという利点はあるが，抗原溶液に目的以外のタンパク質が多量に含まれる場合，それらのタンパク質の影響を受けるため，定量性が悪くなることがある．

> **交叉性**
> ある抗原に対して作製した特異的な抗体が，ほかの抗原にも反応する性質のこと．この反応を交叉反応という．分子構造の類似性が原因であることが多い．

> **セイヨウワサビペルオキシダーゼ**
> セイヨウワサビに含まれる過酸化酵素．抗体標識酵素として汎用されている．

> **化学発光**
> 化学反応エネルギーによって励起された分子が基底状態に戻る際，光を放出する現象である．

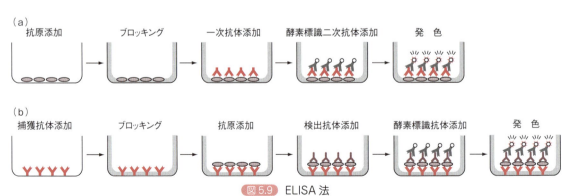

図5.9 ELISA法

(a) 直接吸着法：抗原溶液をマイクロプレートの各小孔に添加し，ブロッキング後，抗原に対する特異的抗体(一次抗体)を添加する．次いで一次抗体のFc領域を認識する酵素標識抗体(二次抗体)を添加し，酵素の基質を加えて発色させる．(b) サンドイッチ法：最初に抗体溶液(捕獲抗体)をマイクロプレートに添加し，ブロッキング後，抗原溶液，検出抗体，酵素標識抗体を順に添加する．その後，酵素の基質を加えて発色させる．

(b) サンドイッチ法

直接吸着法とは異なり，最初に抗体溶液（捕獲抗体）をマイクロプレートに添加し，吸着させる．次に，直接吸着法と同様にブロッキングをしたのち，試料溶液（抗原溶液），捕獲抗体とは別の抗原エピトープを認識する抗体（検出抗体）を順に加えていき，捕獲抗体・抗原・検出抗体複合体を形成させる．洗浄後，検出抗体の Fc 領域を認識し，酵素標識した抗体を添加する．さらに洗浄後，基質を加えて酵素反応による生成物を検出する．抗原が特異的な抗体で挟まれるのでサンドイッチ法という．

サンドイッチ法は直接吸着法と比べて 2 種類の抗体を用いて検出する性質上，特異性や感度に優れている．また，標準抗原を用いて検量線を作製することにより，高い定量精度も期待できる．一方，このサンドイッチ法による ELISA を行うためには，同じ抗原タンパク質の異なるエピトープを認識し，異なる種で作製された抗体が 2 種類必要である．マウスモノクローナル抗体など同一種の抗体を使用する場合，検出抗体を直接酵素標識する必要がある．

Advanced 　網羅的な遺伝子解析とタンパク質発現解析の進歩

ヒトゲノムの塩基配列解析が完了し，ヒトの遺伝子数が 2 万数千であることが判明した．これらの情報をもとに DNA アレイ（DNA チップ）が開発された．DNA アレイはガラスなどの基板上にすべての遺伝子の DNA 断片（オリゴヌクレオチド）を貼りつけたもので，細胞内の遺伝子の発現変化を網羅的に解析できる優れた手法である．さらに，DNA の塩基配列を高速，高精度で読むことができる**次世代シークエンサー**（Next-Generation Sequencer, NGS）の開発と低コスト化により，ヒトをはじめ多くの生物の遺伝情報が取得できるようになった．

一方，免疫機能を含め細胞の機能制御に働く分子は，遺伝子情報をもとにつくられるタンパク質である．このタンパク質の発現を網羅的に解析する機器として，質量分析装置が利用されている．タンパク質を特異的酵素で消化してペプチドへと断片化したのち，質量分析装置によりペプチド断片の質量を測定する．その結果を，データベースを用いて照合することによりタンパク質を同定する．これにより細胞，組織や臓器において発現しているタンパク質の解析が可能となっている．

網羅的な遺伝子の発現や変異解析とタンパク質発現解析の技術進歩は，生命の理の理解とがんやさまざまな疾患発症機構の解明や治療薬の開発に大きな貢献を果たしている．

5.3.6 イムノブロット法

　タンパク質溶液中に存在する特定の抗原を，抗体を用いてメンブラン上で検出する手法が**イムノブロット法**〔immunoblot technique（**ウエスタンブロット法**，western blot technique ともいう）〕である（図 5.10）．

　細胞を**界面活性剤**〔ドデシル硫酸ナトリウム（sodium dodecyl sulfate；SDS）など〕により溶解させ，電気泳動（sodium dodecyl sulfate-polyacrylamide gel electrophoresis；**SDS-PAGE**）する．分離されたタンパク質をニトロセルロース膜などの支持体に電気的に写し吸着させ，この膜上でタンパク質が結合していない部分をブロッキングする．その後，この膜を特異的抗体溶液中に入れると，抗体は抗原タンパク質に結合する．その位置を酵素で標識した抗免疫グロブリン抗体を用いて検出する．SDS により変性したタンパク質は高次構造を失い，SDS の結合による負の荷電によって陽極へ向かって移動するため，特異的抗体で検出されるバンドの位置は，その推定分子量に応じた移動度を示す．

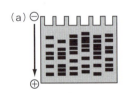 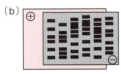 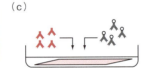 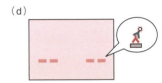

図 5.10　イムノブロット法
（a）SDS ポリアクリルアミドゲルを用いてタンパク質溶液を電気泳動する．（b）分離されたタンパク質をニトロセルロース膜などの支持体に電気的に転写する．（c）タンパク質が転写されたニトロセルロース膜（ブロット）に抗原特異的な抗体と酵素標識した抗免疫グロブリン抗体を添加する．（d）化学発光試薬などを用いて，特異的抗体が結合した目的タンパク質を検出する．

COLUMN　免疫学研究の道具箱①　洒落たウエスタンブロット

　抗体による特異的な抗原抗体反応を利用して，細胞抽出液中などに存在する抗原タンパク質を検出する手法をイムノブロット法あるいはウエスタンブロット法という．ウエスタンブロット法は次のような経緯により洒落で命名されたといわれている．

　特異的塩基配列を認識して切断できる制限酵素で DNA を消化し，電気泳動したのち，ニトロセルロース膜やナイロン膜へブロット（転写）する．転写した DNA を放射性同位元素あるいは酵素ラベルした DNA 断片を用いて 2 本鎖を形成させることにより，目的とする**遺伝子断片**（gene segment）を検出する．この DNA 検出法は開発した E. M. Southern にちなんで，**サザンブロット法**（Southern blot）と名づけられた．

　一方，DNA ではなく RNA を電気泳動後，同様の手法を用いて目的とする RNA を検出する手法が開発された．この手法は，サザンブロットを洒落て**ノザンブロット法**（northern blot）と命名された．また，タンパク質を膜にブロットし，目的とするタンパク質を抗体により同定する手法はイムノ（免疫の意味）ブロット法とよばれているが，サザン，ノザンに続くことから洒落でウエスタンブロット（western blot）ともよばれている．

5.3.7 フローサイトメトリー

　細胞浮遊液を高速で細く流し，レーザー光を用いて光学的に測定し，それぞれの細胞の性質や機能を解析研究する手法を**フローサイトメトリー**(flow cytometry)という．たとえば，リンパ球集団はヘルパーT細胞，キラーT細胞とB細胞の違い，分化段階や活性化状態，機能に応じて，特徴的な発現をするタンパク質を検出することで識別が可能となる．特異的抗体を用いてこのタンパク質の発現を解析できる装置をフローサイトメーター(flow cytometer)という．

　フローサイトメーターの原理を図5.11に示す．あらかじめ蛍光色素を結合させた特異的抗体を用いて細胞を染色しておき，染色された細胞1個の細胞を水滴中に閉じ込めてフローセル中を通過させる．あらかじめ蛍光色素を結合させた特異的抗体を用いて細胞を染色しておく．細胞がフローセルを通過するときにレーザー光線が当たると，細胞の大きさを示す前方散乱光と細胞内の顆粒性を示す側方散乱光，抗体結合蛍光色素に由来する蛍光が発せられる．これらの蛍光を光電子増倍管で検出することにより，細胞亜群を識別したり定量したりすることができる．

　さらにコンピューターで設定された細胞がフローセルを通過するとき，その細胞の情報をもとにコンピューターでそれぞれの水滴に正か負の電荷を与

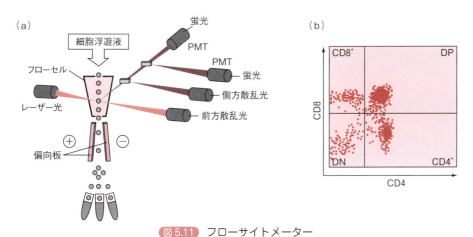

図5.11 フローサイトメーター

(a) 細胞を含む液滴にレーザー光を当てると，光線に沿った方向の前方散乱(細胞の大きさ)と，光線に対し直角方向の側方散乱光(核の形，細胞小器官，膜構造などに由来する細胞内の複雑さ)を検出する．また，細胞を蛍光物質で標識した抗体で染色し，レーザー光によって生じた蛍光を検出することにより，抗体で認識される特異的抗原の存在，量比や細胞数が推定できる．現在では，同時に10色以上の蛍光色素で染色された細胞を毎秒数万個という速さで識別できる．
　一方，DNAやRNA，カルシウムレベルを定量する蛍光物質も存在する．蛍光染色による結果をもとに，目的とする細胞を含む水滴に正負の電荷をかけて細胞を高純度で回収することができる(FACS)．PMT：光電子増倍管．(b) マウス胸腺細胞を蛍光標識した抗CD4抗体と抗CD8抗体で染色し，フローサイトメーターで解析したヒストグラム．横軸にCD4，縦軸にCD8の蛍光強度を示す．マウス胸腺細胞は，$CD4^+CD8^+$ ダブルポジティブ細胞(DP細胞)が大半を占めることがわかる．DN：$CD4^-CD8^-$ ダブルネガティブ細胞．

COLUMN　免疫学研究の道具箱②　細胞の分離法

　免疫担当細胞の機能解析研究では，目的とする細胞を血液やリンパ器官から純度よく，高い収率で精製する必要がある．そのためにいろいろな手段が開発，利用されてきた．

　まず，溶媒中の媒体の密度勾配を利用して細胞を分別する密度勾配遠心分離法は，比較的多数の細胞を簡単に処理できるという利点がある．しかし，細胞純度は一般にそれほど高いものではない．抗体の特異的抗原抗体反応を利用して細胞を選別する手法であるパニング法は，プラスチック容器に目的とする細胞の表面タンパク質に対する抗体を結合させておき，細胞を添加する．細胞表面タンパク質と抗体を結合させ，結合しなかった細胞を取り除くことにより，それぞれを分離する手法である．パニング法は特異性が比較的高いが，特

異的抗体を十分量必要とすることや，抗体によっては抗原架橋により細胞内にシグナルを伝達してしまう可能性がある．

　FACSによる細胞分取は，抗原特異的抗体の使用により非常に高い純度で目的とした細胞を得ることができる．しかしながら，機器がたいへん高価であるという欠点がある．これらに代わり抗体結合磁気ビーズを利用して短時間で比較的純度よく目的細胞を分離する手法も用いられている．取得したい細胞の膜タンパク質に対する抗体を結合させた磁気ビーズを細胞と混合したあと，強力な磁場で抗体と結合した目的細胞を分取する手法である．この方法は抗原抗体反応を利用するため特異性が高く，磁石を利用するので簡便で，何よりも安価で利用できる点で，汎用されている．

えて，荷電された水滴が偏向板を通過する際に，正負の電荷に応じて垂直方向から左右に偏向させることができる．これらの水滴を分取することにより，雑多な細胞集団から特定の抗原を発現する細胞を精度よく回収できる．このような細胞分取装置を装備したものをフローセルソーター（fluorescence-activated cell sorter：FACS）という．

章末問題

基本問題

1. マウスに，ある可溶性タンパク質（タンパク質A），あるいはヒツジ赤血球（sheep red blood cell：SRBC）を免疫した．免疫前と免疫後5日目に血液を採取し，血清を得た．また脾臓を摘出し，脾臓細胞懸濁液を調製した．次の(a)～(e)に答えよ．

　(a) 各血清を用いて，SRBCの凝集反応を調べた．その結果を推測せよ．

　(b) 各血清と補体を用いて，SRBCの溶血反応を調べた．その結果を推測せよ．

　(c) 免疫前後における抗タンパク質A抗体の

抗体価を調べたい．どのような手法が適しているか述べよ．

　(d) ウシの血清がある．可溶性タンパク質Aがウシ血清アルブミンであることを確認したい．どのように検出すればよいか．

　(e) SRBCを免疫して得た抗血清中に，SRBC細胞膜タンパク質に対する抗体が存在することを確認する手法を述べよ．

応用問題

2. ヒト末梢血細胞におけるT細胞の存在割合をCD3に着目して測定したい．どのような抗体と方法を使用して測定すればよいか述べよ．

Part III 免疫応答の制御

6 主要組織適合抗原

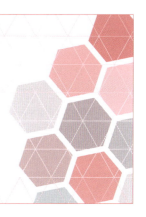

❖ **本章の目標** ❖

- MHC 抗原の構造と機能，抗原提示経路での役割について学ぶ．
- MHC 抗原の多型とその意義について学ぶ．
- 外来性や自己の抗原分子がどのような方法によって生体内で処理され，どのような機構で T 細胞を活性化させるか，また，その際に MHC 抗原が果たす役割について学ぶ．

6.1　MHC 抗原とは

　他人の臓器や組織を移植しても，遅かれ早かれ拒絶されてしまうことは古くから知られていた．この現象を**移植片拒絶反応**（graft rejection reaction[*1]）という．また，移植片拒絶反応を引き起こす抗原を**組織適合抗原**（histocompatibility antigen）という．移植片拒絶反応の強さ，すなわち拒絶に至るまでの時間の長さの違いは，**供与者**（ドナー，donor）と**受容者**（レシピエント，recipient）がもつ組織適合抗原の違いによってさまざまである．強い拒絶反応を引き起こす場合は，移植後 2 週間以内に反応がみられることがマウスでの実験で知られている（15 章参照）．この反応を誘導する抗原は，主要組織適合遺伝子複合体とよばれる遺伝子群がつくる抗原であり，**主要組織適合抗原**（major histocompatibility antigen），略して **MHC 抗原**（MHC antigen）とよばれる．

　MHC 抗原は免疫学研究が進むにつれ，単に移植片拒絶反応にのみ働くのではなく，免疫応答を制御する中心的な役割を果たしている分子群（抗原）であることがわかってきた．本章では，MHC 抗原の構造と機能，とくに免疫応答の制御における中心的な役割を学ぶ．

学修事項　C-7-9
(6) 抗原認識と免疫寛容および自己免疫

[*1] 移植する組織や臓器を graft という．

組織適合抗原
最も強い拒絶反応を引き起こす抗原を主要（major）組織適合抗原とよび，そのほかの弱い抗原をまとめて副（minor）組織適合抗原という．これらを併せて組織適合抗原とよんでいる．

主要組織適合抗原
主要組織適合遺伝子複合体がつくる抗原のこと．

6.2 MHC 抗原の発見の経緯

H-2 抗原

マウスの主要組織適合抗原（MHC 抗原）のこと．H は histocompatibility に由来する．初期の P. A. Gorer の研究で組織適合抗原を順次番号をつけていくなかで，第 2 番目に定義された抗原であることから H-2 とよばれる．数字にはとくに重要な意味はない．数十種類の H 抗原があるが，H-2 以外はすべて副組織適合抗原であり，いろいろな細胞表面抗原などがそれにあたる．

＊2 「何度も輸血を受ける」ということは，他人の血液細胞を免疫したにほかならない．J. Dausset らは健常人が「他人の組織や細胞で免疫される」機会があるとすれば，それは妊娠であると考えた．妊娠によって胎児の MHC 抗原（すなわち夫の MHC 抗原）で免疫されると想定し，経産婦の血清に着目した．経産婦の血清と夫の血液細胞（リンパ球）なら世界中のどこでも比較的容易に入手できるため，ヒトの MHC 抗原研究が大きく発展した．Dausset は，マウス MHC の研究を発展させた G. D. Snell や免疫応答の遺伝子支配の研究を進めた B. B. Benacerraf とともに，1980 年にノーベル生理学医学賞を受賞した．

免疫学研究には古くからマウスが用いられてきた．マウスは 20 代以上兄妹交配された**近交系**（inbred strain，均交系，純系ともいう）動物として維持されており，また同じ系統のマウスは，理論的にはまったく同じ遺伝的背景をもつことから，遺伝学研究や免疫学研究に最適の材料である（1 章コラム参照）．

マウスを用いた初期の移植免疫学研究から，組織適合性を決める要因はメンデルの遺伝法則に従って遺伝しており，そのルールに沿った移植片拒絶反応が起こることがわかった（詳細は 15 章を参照）．どのような組合せで拒絶反応が起こるかがわかると，MHC 抗原そのものが移植片に存在することが予想された．そこで，移植片拒絶反応を引き起こす近交系マウス間で互いの組織を免疫（移植などをいう）して多種類の抗血清の作製が進められ，拒絶反応を示す抗原が調べられた．

マウスの組織適合抗原の分類は，histocompatibility を表す「H」のうしろに番号がつけられている．マウスの MHC 抗原は **H-2 抗原**（H-2 antigen）とよばれ，1936 年に P. A. Gorer によって発見された．マウスでの研究は，のちにヒトの研究のモデルとしてたいへん役立っている．マウスでは移植実験や交配実験が可能だが，ヒトではそうはいかない．したがって，ヒト MHC 抗原の発見は遅れて 1950 年代になる．

ヒトの血液型を研究していた内科医 J. Dausset は，何度も輸血を受けた患者の血清中に他人のリンパ球を凝集させる抗体があることを発見した[*2]．このような抗体は，経産婦（複数回の出産を経験した人）の血清中にもみつかることから，健常人の材料を使って研究することが可能になった．

この研究には世界中から多くの免疫学者や遺伝学者が参加し，時間をかけて膨大なデータが集積され，抗原系の標準化がすすめられた．ヒトの MHC 抗原は**ヒト白血球型抗原**（human leukocyte antigen；**HLA**）とよばれる．A 型，B 型，AB 型，O 型といった赤血球型に対して，HLA は白血球型にあたる．

6.3 MHC 抗原の種類と性状

6.3.1 2 種類の MHC 抗原

マウスの交配実験から，MHC 抗原（H-2）の**遺伝子座**（gene locus）は第 17 染色体上にあり，多数の遺伝子からなる複合体（主要組織適合遺伝子複合体）を形成していることがわかった．ヒト MHC 抗原（HLA）も同様に遺伝子複合体を形成しており，第 6 染色体短腕上に多数の遺伝子が存在している（6.4.2 項）．

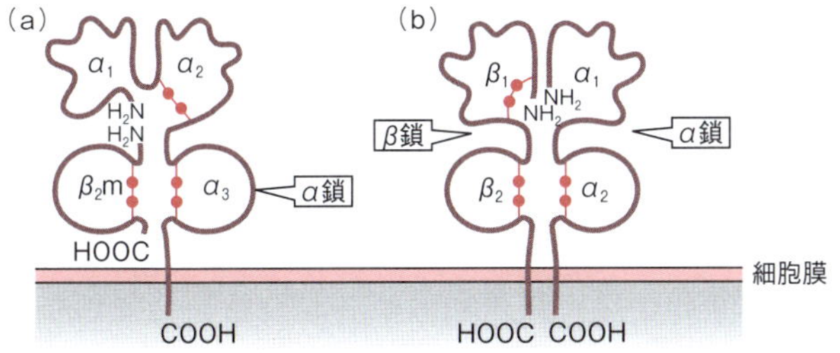

図6.1 MHC抗原の模式図

（a）MHCクラスⅠ分子，（b）MHCクラスⅡ分子．●━● は分子内ジスルフィド結合．

　MHC抗原の生化学的な性状については，MHC抗原に対する抗血清を用いて抗体が反応する分子の解析が進められた．その結果，MHC抗原には生化学的性状の異なる2種類の分子が存在することがわかった．その構造から，**MHCクラスⅠ分子**と**MHCクラスⅡ分子**の2種類に分けられる（図6.1）．免疫学的に重要なMHC抗原はこの2種類だが，細胞内タンパク質の代謝や輸送に働くLMPやTAP（6.7.1項参照）などもMHC領域に存在する．これらの分子以外に，補体成分の一部（C4, C2, Bf），TNF-α，リンホトキシン（LTA, LTB），CYP21Bなどの遺伝子もMHC領域に存在しており，これらはMHCクラスⅢ分子とよばれるが，本章では扱わない．

6.3.2　MHCクラスⅠ分子

　MHCクラスⅠ分子は糖鎖が付加された膜結合型のα鎖（分子量約45,000）と，それに非共有結合した**β_2ミクログロブリン**（β_2 microglobulin；β_2 m，分子量約12,000）からなる（図6.1a）．ヒトMHC抗原（HLA）ではHLA-A，HLA-B，HLA-Cの3種類の分子が重要である．

　クラスⅠ分子のα鎖は，α_1とα_2，α_3の3つのドメイン構造からできている．α_2，α_3ドメインにはドメイン内ジスルフィド結合がある．α_1やα_2に比べてα_3ドメインのほうがはるかに免疫グロブリンドメインに似た構造をしている．α_3ドメインのカルボキシ末端には膜貫通部分があり，細胞膜に突き刺さった構造をしている．赤血球を除くすべてのヒト細胞は，クラスⅠ分子を発現している．

　クラスⅠ分子に結合するβ_2ミクログロブリンはヒト第15染色体にあり，多型性（後述）はない．β_2ミクログロブリンはクラスⅠ分子の発現に必須であり，これを欠損したマウスではクラスⅠ分子を細胞表面に発現しなくなる．したがって，クラスⅠ分子の立体構造を保つうえでβ_2ミクログロブリンは必須の分子である．

　クラスⅠ分子α鎖，β_2ミクログロブリンのいずれの遺伝子も免疫グロブ

リン遺伝子から進化してきた分子と考えられ，次項に述べる MHC クラス II 分子同様，**免疫グロブリン遺伝子スーパーファミリー**（immunoglobulin gene super family）の仲間である（p. 30 コラム参照）.

6.3.3 MHC クラス II 分子

MHC クラス II 分子は，糖鎖が付加された膜結合型の α 鎖（分子量約 35,000）と β 鎖（分子量約 27,000）の 2 本のポリペプチドからできている（図 6.1b）．これらも免疫グロブリン遺伝子スーパーファミリーの仲間である．α 鎖，β 鎖はともに 2 つのドメイン（α_1 と α_2，β_1 と β_2）からできており，α_2 ドメインと，β_1 と β_2 ドメインにはジスルフィド結合がある．α_2 と β_2 ドメインは免疫グロブリンドメインによく似た構造をしている．

ヒト（HLA）では HLA-DP，HLA-DQ，HLA-DR 分子が，またマウスでは H-2A と H-2E 分子がクラス II 分子である．DP，DQ，DR 分子はそれぞれ近接した α と β の遺伝子で規定されており，それぞれの α 鎖と β 鎖の組合せでできている．α_2 ドメインと β_2 ドメインのカルボキシ末端側には膜貫通部分があり，細胞膜に突き刺さった構造をしている．

クラス II 分子を発現する代表的な細胞は，B 細胞，単球，マクロファージ，樹状細胞，皮膚ランゲルハンス細胞などであり，かぎられた細胞のみが発現する．これらは**抗原提示細胞**（antigen presenting cell；APC）とよばれ，免疫応答を起動させる重要な役割を果たしている．胸腺上皮細胞，血管内皮細胞，肝臓クッパー細胞もクラス II 分子を発現している[*3].

*3 もともとクラス II 分子を発現していない細胞でも，いろいろな条件（たとえば炎症反応など）でクラス II 分子を発現することがある．この現象は，臓器特異的自己免疫疾患を発症するときの原因の 1 つと考えられている．このような細胞を non-professional APC とよぶことがある．

6.4　MHC 抗原の構造と遺伝子

6.4.1　MHC 抗原の立体構造

1987 年にアメリカの研究グループは，培養したヒトがん細胞からクラス I 分子を多量に精製して X 線結晶構造解析をし，クラス I 分子の立体構造を明らかにした．その構造モデルを図 6.2(a) に示す．クラス I 分子の α_1 と α_2 のドメインがつくる α-ヘリックスが向かい合うように外側に並び，その下を β-シート構造が支えている．図 6.2(b) は，α-ヘリックス側から眺めたようすで，2 本の α-ヘリックスが向かい合い，その下には β-シート構造がみえる．2 本の α-ヘリックスと β-シートがポケット構造をつくっていることがわかる．

その後，このポケット構造のなかには，細胞内で処理されたタンパク質の部分ペプチド，アミノ酸で約 9 個分のペプチドが挟まっていることが明らかにされ，クラス I 分子が単に移植片拒絶反応にのみ働くのではなく，免疫応答のなかできわめて重要な役割を果たしていることがわかってきた（6.7 節参

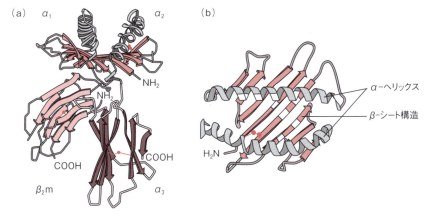

図6.2 MHCクラスI分子(HLA-A2分子)の立体構造
(a) MHCクラスI分子の構造．(b) MHCクラスI分子を細胞表面に向かって上からみた構造．向かい合った2本のα-ヘリックスと，それを支えるように配置したβ-シート構造がある．$β_2$ミクログロブリン($β_2$m)や$α_3$ドメインは，抗体のドメイン構造によく似ている．

照).

クラスI分子に少し遅れて，クラスII分子のX線結晶構造解析が進められ，クラスI分子とそっくりな立体構造をしていることが明らかにされた．クラスI分子との違いは，2本のα-ヘリックスが向かい合ってできたポケットの両端が少し広がっていることである．クラスI分子の場合はポケットにぴったり挟まるだけのペプチドの長さ(アミノ酸約9個分)が決まっているのに対し，クラスII分子ではアミノ酸10個以上の長いペプチドでも挟まることができる，という違いがある(図6.8参照).

6.4.2 MHC抗原の遺伝子配置

MHC抗原の遺伝子はヒトの場合，図6.3(a)のように，第6染色体の動原体(セントロメア)から短腕のテロメア側に向かって約4000 kbの領域に並んでいる．このなかで免疫学的にとくに重要なのは，クラスI分子の遺伝子であるHLA-A，HLA-B，HLA-Cと，クラスII分子の遺伝子であるHLA-DP($α, β$)，HLA-DQ($α, β$)，HLA-DR($α, β$)の6つである．

マウスではクラスI分子の遺伝子であるH-2K，H-2Dと，クラスII分子の遺伝子であるH-2A($α, β$)，H-2E($α, β$)の4つが重要である(図6.3 b)．クラスII分子のα鎖とβ鎖の遺伝子座は隣り合っている．LMPやTAPについては6.7.1項で解説する．

テロメア
染色体の末端のこと．一方，動原体はセントロメアという．

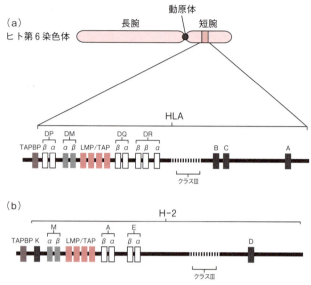

図 6.3 ヒト HLA 抗原(a)とマウス H-2 抗原(b)の遺伝子配置

濃い灰色の縦棒は MHC クラス I 分子の遺伝子，白い縦棒は MHC クラス II 分子の遺伝子を表す．クラス II 分子遺伝子の近くにある LMP/TAP，TAPBP，DM(M) は細胞内でのペプチド輸送にあずかる分子群である(本文参照)．なお，クラス I 分子と会合する β_2 ミクログロブリンの遺伝子は別の染色体(ヒト第 15 染色体)にある．

6.5 MHC 抗原の多型性

多型性と多様性
1つの生物種のなかで多くの対立遺伝子があるために起こることを多型性という．それに対して，抗体やT細胞抗原受容体(TCR)のように，1個体中に遺伝子再構成によって多くの種類の分子が生みだされるものを「多様性(diversity)」という．多型性と多様性を混同しないように注意したい．

*4 遺伝子レベルで考えると，この多型性はさらに大きく，膨大な種類がある．タンパク質レベルでは HLA-A24 という風に表記するが，遺伝子型は *HLA-A*2402* などと表記される．さらに，アミノ酸の置き換わりのあるものとないもの，非翻訳領域の遺伝子多型などがあり，これら表記方法には約束がある．

　同種の生物集団のなかで，1つの遺伝子座によって決められる形質に2つ以上の表現型が存在し，複数の表現型が突然変異の集積だけでは説明できないほど高い頻度(1%以上)であるとき，この分子を**多型性**(polymorphism)があるという．MHC 抗原は多型を示す代表的な分子であり，そのほかには，薬物代謝酵素として知られるシトクロム P 450 や血液(赤血球)型分子も多型を示す．

　MHC 抗原はきわめて多型性に富む分子である．日本人では，A は約 40 種，B は約 70 種，C は約 30 種，DP は約 6 種，DQ は約 10 種，DR は約 40 種あり[*4]，1つ1つに番号がつけられている．A，B，C，DP，DQ，DR の 6 種類の HLA 抗原を決める遺伝子が染色体上にそれぞれ**対立遺伝子**(allele)として存在する．すなわち，われわれの体はたとえば図 6.4 に例示するように，両親から 3 種類ずつのクラス I 分子とクラス II 分子の遺伝子を受け継いでおり，その子は合計 12 種類以上[*5]の MHC 抗原をもっていることになる．

　このように考えると，自分の 12 種類の MHC 抗原とまったく同一の MHC 抗原をもっている他人は，確率的にはほとんどみつからないことから，非血縁者間での臓器移植が簡単には成功しないことが容易に想像できる．ただし，近年免疫抑制薬の開発が進んだために，臓器移植の成功率は高くなってきて

6.5 MHC抗原の多型性

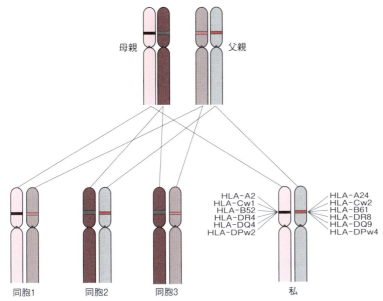

図6.4 12種類のHLA抗原

染色体間に組換えが起こらない場合，自分を含めた4人の同胞(兄弟，姉妹)は両親から図のような遺伝子型を受け継ぐ．もし両親が同じ対立遺伝子(たとえば *HLA-A2*)をもっていれば，その子は *HLA-A2* 遺伝子をホモ接合体でもつことになる．

いる(15章参照)．一方，人種の集団(場合によっては地域も考えられる)によって，多型性に偏りがあることも知られている．

HLA抗原を多型な分子間で比較してみると，そのアミノ酸配列(すなわち遺伝子配列)の違いが偏ってみつかることがわかる．この違いは，クラスI分子ではα_1とα_2の2つのドメインに，またクラスII分子ではα_1とβ_1のドメインに集中している(図6.5)．この2本のα-ヘリックスと下のβ-シートからなるポケット構造は，外来性や内因性の抗原断片(ペプチド)を挟み込

*5 DR抗原のβ鎖には2つの遺伝子があること，また両親それぞれの染色体から読まれるα鎖分子とβ鎖分子が組み合わさるため，クラスII抗原は6種類以上できることになる．

対立遺伝子
染色体上の同じ遺伝子座を占める2つあるいはそれ以上の変異遺伝子のことをいう．対立遺伝子がたくさんあるとき，多型性に富む．

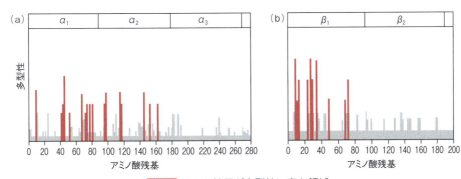

図6.5 HLA抗原が多型性に富む領域

(a) HLAクラスI分子α鎖．(b) HLAクラスII分子β鎖．図の橙色の縦棒は，α-ヘリックスやβ-シートにみつかるアミノ酸配列レベルでの多型性を表す．灰色の縦棒はそれ以外の部分にみつかる多型性である(HLAクラスII分子α鎖の多型の図は省略した)．

む領域である．そこが多型であることは，人それぞれで1つの抗原分子に対する結合の仕方，すなわち免疫応答の強さが違っていることを示している（6.11節参照）．抗原に対する免疫応答に個体差が生まれる現象を免疫応答の遺伝子支配とよんでいる．

6.6　抗原処理と抗原提示

学修事項　C-7-9
(6) 抗原認識と免疫寛容および自己免疫

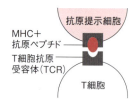

図6.6　T細胞の抗原認識のようす
B細胞や抗体と違い，T細胞抗原受容体は，MHC抗原と抗原ペプチドの複合体を認識する．

　抗体やB細胞抗原受容体は，それ自身が単独で直接，抗原を認識する．しかし**T細胞抗原受容体**（TCR）は，抗原タンパク質由来のペプチドとMHCの複合体を認識する．すなわち抗原タンパク質はいったん細胞内で壊され，そのペプチド断片がMHCクラスI分子やMHCクラスII分子の一部分に挟み込まれ，MHC抗原と抗原ペプチドの複合体をつくって，はじめてT細胞が認識できる（図6.6）．この**抗原処理**（antigen processing）の過程を経てT細胞に抗原を提示する過程を**抗原提示**（antigen presentation）という．

　生体のほとんどの細胞はMHCクラスI分子を発現しているため，これらの細胞はMHCクラスI分子との複合体によってT細胞へ抗原提示ができる．ところが，MHCクラスII分子の抗原提示は，MHCクラスII分子を発現する一部の細胞群にかぎられる（表6.1）．一般には，MHCクラスII分子

表6.1　MHC抗原発現の細胞分布

組織	細胞種	MHCクラスI分子	MHCクラスII分子[a]
免疫系	T細胞	＋＋＋	＋[b]
	B細胞	＋＋＋	＋＋＋
	マクロファージ	＋＋＋	＋＋
	樹状細胞[c]	＋＋＋	＋＋＋
	胸腺上皮細胞	＋	＋＋＋
	好中球	＋＋＋	－
そのほかの有核細胞	肝臓細胞	＋	－[d]
	腎臓細胞	＋	－
	脳細胞	＋	－[e]
無核細胞	赤血球	－	－

MHCクラスI分子は，すべての有核細胞が発現している．したがって通常，抗原提示細胞というときはMHCクラスII分子発現細胞のことを意味する．
a) ふだんはMHCクラスII分子を発現していない細胞でも，炎症反応が起こると，IFN-γの影響で発現するようになることがある．
b) ヒトでは，活性化T細胞が弱く発現しているが，マウスでは発現しない．
c) 皮膚のランゲルハンス細胞，リンパ系組織の樹状細胞など．
d) 肝臓のクッパー細胞はマクロファージ系の細胞であり，MHCクラスII分子を発現している．
e) 脳のミクログリアはマクロファージ系の細胞であり，MHCクラスII分子を発現している．

の抗原提示を行う細胞を抗原提示細胞（antigen presenting cell；APC）とよぶ．

6.7 抗原提示におけるMHC抗原の役割

MHC抗原は移植片拒絶反応を引き起こす最も強力な抗原として発見されたが，その後，T細胞の抗原認識機構において，中心的な役割を果たしていることがわかってきた．6.4.1項で述べたように，MHCクラスI分子およびMHCクラスII分子は，α-ヘリックスとβ-シートでできたポケット構造をもつ．細胞内で処理されたタンパク質は断片化され，その一部のペプチドをこのポケットに挟み，細胞表面にでてくる．T細胞はMHC抗原とペプチドとの複合体（MHC抗原-ペプチド複合体）を認識する．ここからは，細胞内で抗原が処理されT細胞に抗原を提示する過程を説明する．

6.7.1 MHCクラスI分子の役割

MHCクラスI分子への抗原提示過程を図6.7(a)に示す．それぞれの細胞は固有の機能をもち，その過程でさまざまな固有のタンパク質を生合成する．しかし一方では，細胞内で不要になったタンパク質を分解している．

細胞内で不要になったタンパク質はユビキチン化され（①），**プロテアソーム**（proteasome）とよばれる筒状の構造をしたタンパク質分解酵素の複合体で消化される（②）．プロテアソームでは，不要になったタンパク質を完全にアミノ酸にまで分解することはできず，5～15個のアミノ酸からなるペプチド断片になる（③）．細胞質中に不要なペプチドが蓄積することは細胞にとって都合が悪いので，細胞は**TAP**（transporter associated with antigen processing）とよばれるABCトランスポーター（TAP1とTAP2の二量体）

プロテアソーム
プロテアーゼの複合体であり，ユビキチン化されたタンパク質はプロテアソームで分解される．ユビキチンは翻訳後修飾分子で，ユビキチン化はこのタンパク質を分解してもよいというシグナルを与えることになる．

TAP
TAP1とTAP2からなるヘテロ二量体．遺伝子はMHCクラスII遺伝子領域に存在する．ABCトランスポーターの1種．

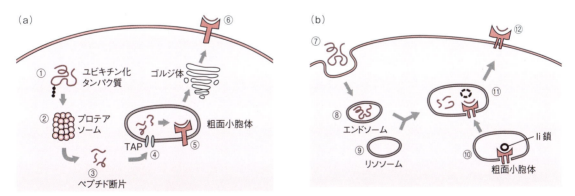

図6.7 抗原ペプチドのMHC抗原へのプロセッシング
（a）MHCクラスI分子へのプロセッシング，（b）MHCクラスII分子へのプロセッシング．細胞内で不要になったタンパク質や細胞外から取り込まれたタンパク質は，細胞内で壊され，そのペプチド断片はMHC抗原に結合し，細胞表面にでてくる．

で，不要なペプチドを小胞体のなかに捨てる（④）．

　小胞体はタンパク質生合成の場で，MHC クラス I 分子，MHC クラス II 分子いずれもここで生合成される．MHC クラス I 分子はそのポケットにペプチドを挟んでいないと構造上不安定なので，小胞体中に捨てられたペプチドのうち，構造的にぴったり合うものをそのポケットに挟む（⑤）．ペプチドを挟んだ MHC クラス I 分子は，ゴルジ体を経て細胞膜上に移行する（⑥）．キラー T 細胞（CD8+）はこの複合体を特異的に認識する．

　MHC クラス I 分子はこのような経過で生合成されるため，細胞膜上にでてくるときはそのポケットにペプチドを挟んでいることになる．ウイルスが感染した細胞では，MHC クラス I 分子はウイルス由来ペプチドを挟んで細胞膜上に現れる．このような MHC クラス I 分子-ウイルス由来ペプチド複合体は生体にとっては異物なので，キラー T 細胞（CD8+）が認識し，ウイルス感染細胞を排除してしまうことでウイルスの複製を抑える．ウイルスに対する免疫応答の一部はこのように働く．

　なお，MHC 遺伝子領域内に規定される **LMP**（large multifunctional protease）はプロテアソームの構成成分であり，また TAP も MHC 遺伝子領域内に規定されている．これらは MHC 遺伝子領域内のなかでも近傍に存在するため，高等動物の進化の過程で互いに必要な関係を保ってきたと考えられる[*6]．

6.7.2　MHC クラス II 分子の役割

　MHC クラス II 分子への抗原断片の結合過程を図 6.7（b）に示す．MHC クラス II 分子のポケットにペプチドが挟まる機構は，MHC クラス I 分子とは少し異なっている．MHC クラス II 分子も小胞体で生合成されるが，生合成されたときのポケットは空ではなく，MHC クラス II 分子と同時に生合成される**インバリアント鎖**（invariant chain；**Ii 鎖**，分子量 31,000）がそのポケットを埋めている（⑩）．MHC クラス II 分子-Ii 鎖複合体をもつゴルジ小胞は，細胞質の小胞の 1 つ**リソソーム**（lysosome）と融合し，その後，細胞表面に移行するが，その途中で外来の抗原に出会う．

　細胞内で分解されるタンパク質とは異なり，細胞外に由来する抗原，たとえば異種タンパク質抗原は，血液中の抗体（自然抗体を含む）との複合体や，オプソニン化されて抗原提示細胞に取り込まれる（⑦）．取り込まれた外来抗原はエンドソームとよばれる小胞になる（⑧）．エンドソームは，いろいろな消化酵素を含んだリソソームと融合し（⑨），取り込んだ抗原を消化する．しかしこのとき，MHC クラス II 分子-Ii 鎖複合体を含む小胞（**MIIC** という）とも融合するため，リソソーム中の消化酵素は外来抗原と同時に Ii 鎖も分解してしまう（⑪）．Ii 鎖が分解されるとポケットが空になるので MHC クラス II 分子は不安定になるが，そこへ外来抗原由来のペプチドがうまくポケット

LMP

LMP 2 と *LMP 7* 遺伝子は MHC クラス II 遺伝子領域に存在する．プロテアソームの構成分子の 1 種．

[*6]　図 6.3 のなかの *TAPBP* は TAP binding protein（tapasin ともいう）を規定する遺伝子で，TAP から MHC クラス I 分子にペプチドを渡すときに働く分子である．ほかにも，HLA-DM（H-2 M）が MHC 領域にある（図 6.3）．HLA-DM は α 鎖と β 鎖からなるクラス II 分子の 1 種であり，MIIC に多く発現される．小胞の移行やクラス II 分子に挟まった Ii 鎖と外来抗原由来のペプチドを入れ替える役割を果たしていると考えられている．

インバリアント鎖

インバリアント鎖に多型性はない．この分子が MHC クラス II 分子を含むゴルジ由来小胞をリソソームとの融合に導いていると考えられている．

MIIC

MHC class II compartment の略．クラス II 分子が多く発現される細胞小器官．

に挟まれば，安定な MHC クラス II 分子となる(⑪)．その後，MHC クラス II 分子-外来抗原ペプチド複合体は細胞表面に移行し，抗原提示細胞上に現れる(⑫)．ヘルパー T 細胞($CD4^+$)はこの複合体を認識する．

ヘルパー T 細胞は，MHC クラス II 分子-外来抗原ペプチド複合体を，またキラー T 細胞は MHC クラス I 分子-外来抗原ペプチド複合体を認識するが，同時に，抗原提示細胞上の CD 40 と T 細胞上の CD 40 L との間の相互作用や，抗原提示細胞が産生するサイトカインによって活性化され，免疫応答が始まる(7.4 節，8 章，図 13.2，図 14.2 参照)．

6.8 MHC 抗原へのペプチド断片の挟まり方

MHC 抗原の多型性に応じて，ポケットは抗原ペプチドを受け入れる独自の構造をつくりだしており，どのようなペプチドがポケットに挟まるかは，ペプチドの特定の位置にどのようなアミノ酸があるかで決まる．ペプチド中の3〜4か所がとくに重要な位置で，これらをアンカー残基[*7]とよぶ(図 6.8)．

MHC クラス I 分子では，9つ程度のアミノ酸からなるペプチドが挟まっている．ポケットの構造は両端が閉じた形になっているため，これ以上大きなペプチドは挟まりにくいことが知られている．一方，MHC クラス II 分子のポケットは両端が開いており，10 アミノ酸残基以上の長さのペプチドでもポケットに挟むことができる．

たとえば，図 6.8(a)では，マウス MHC クラス I 分子($H-2K^b$ 分子)のポケットに挟まったさまざまなペプチドから，最も重要なアンカー残基のアミノ酸を調べたものである．5番目にフェニルアラニン(F)かチロシン(Y)が，8番目にはロイシン(L)をもったペプチドがみつかる．また，3番目にはチロシン(Y)を，8番目はメチオニン(M)をもっていることも多い．図 6.8(b)は，

[*7] アンカー(anchor)とは〝錨を下す〟という意味で，抗原ペプチドの特定の場所のアミノ酸側鎖が MHC 抗原のポケットに錨を下すようにくっついているようすをたとえている．

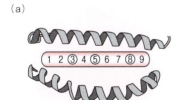

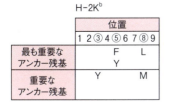

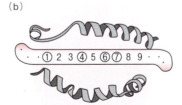

図 6.8 抗原ペプチドの MHC 抗原への挟まり方
(a) MHC クラス I 分子ポケットにペプチドが，(b) MHC クラス II 分子ポケットにペプチドが挟まっているようす．どのような抗原ペプチドが MHC 抗原に挟まるかは，MHC 抗原の多型性部分(α-ヘリックスと β-シート構造)がつくるポケットの形によって決まってくる．
表中のアミノ酸は W：トリプトファン，T：トレオニン，Q：グルタミン，A：アラニン，S：セリン，V：バリン，N：アスパラギン．

ヒト MHC クラス II 分子(HLA-DRB1)に挟まったペプチドのアンカー残基を示している．MHC 抗原が異なれば，当然挟まるペプチドの種類も異なる．アンカー残基以外のアミノ酸配列は，ポケットに挟まるためにはあまり重要ではない．ただし，T 細胞が MHC 抗原-ペプチド複合体を認識する場合，アンカー残基以外のアミノ酸がつくる立体構造も重要である．

このように，MHC 抗原への抗原ペプチドの挟まり方は，抗体が抗原を認識するときほどの厳密な特異性はないが，特徴的なペプチドが挟まるという特性をもっていることに注意したい．

6.9 抗体産生機構におけるT-B 細胞共同作用のようす

ここまで，MHC 抗原への抗原ペプチドの挟まり方について概説してきた．ここで，ヘルパー T 細胞(CD4$^+$)によって B 細胞が特異的な抗体を産生するようになるようすを考えてみよう．

外来性の抗原は抗原提示細胞によって処理され，細胞表面に MHC クラス II 分子-抗原ペプチド複合体の状態で発現される．抗原特異的なヘルパー T 細胞はこの複合体を認識し，相互作用分子を介したシグナル伝達や，抗原提示細胞から遊離されるいろいろなサイトカインで活性化される．一方，外来抗原は，抗原に特異的な B 細胞表面の受容体(すなわち将来産生される抗体分子と同じ特異性をもつもの)に結合し，エンドサイトーシスによって B 細胞内に取り込まれる．B 細胞は，抗原提示細胞と同様に MHC クラス II 分子を発現しているので，取り込まれた外来抗原タンパク質を先の抗原提示細胞と同じ方法で処理し，B 細胞表面に MHC クラス II 分子-抗原ペプチド複合体を発現する．

抗原提示細胞により活性化されたヘルパー T 細胞は，B 細胞表面上に同じ MHC クラス II 分子-抗原ペプチド複合体をみつけて反応する．この反応には，T，B 細胞上の細胞間相互作用分子を介した相互作用や，T 細胞由来のいろいろなサイトカインが働く(7.4 節，8 章，図 13.2，図 14.2 参照)．B 細胞はこうした相互作用で活性化され，抗体産生細胞へと分化していく．すなわち，外来抗原に特異的な受容体(抗体)をもった B 細胞のみが活性化されるので，この機構で産生される抗体は外来抗原に特異的なものだけになるわけである．このように，特異的な抗体産生機構にはヘルパー T 細胞と B 細胞のあいだの共同作用が必要である．

6.10 クロスプレゼンテーション

　これまで説明したように，細胞内抗原は MHC クラス I 分子が，細胞外抗原は MHC クラス II 分子が抗原由来のペプチドを提示することが明らかになっている．また，がん化した細胞やウイルス感染細胞が樹状細胞（最も強力な抗原提示細胞）に取り込まれ，これらの細胞由来の抗原がファゴソーム（phagosome）から TAP 非依存的に小胞体に移行し，MHC クラス I 分子に結合して T 細胞に抗原提示されることがわかっている．このような抗原提示の方法をクロスプレゼンテーション（cross presentation）とよぶ．この機構には細胞内での物質移動に働くシャペロン分子が働いているといわれる．

6.11 遺伝子支配と免疫疾患

　MHC 抗原に抗原ペプチドが挟まるかどうかは，6.5 節で述べたように，抗原分子（のアミノ酸配列）と MHC 抗原の多型性に依存する．すなわち，一個体がもつ MHC 抗原がある種のペプチドを挟んでも，ほかのヒトの MHC 抗原が同じ抗原ペプチドを挟むとはかぎらない．これは MHC 抗原が多型であるという理由による（6.5 節参照）．このことは，ある種の抗原タンパク質に応答するかどうかや，免疫学的な疾患に感受性をもつかどうかが，個人個人の MHC 多型に依存していることになる．このような現象は免疫応答の遺伝子支配とよばれ，また疾患感受性が MHC 型に依存する根拠でもある．

　自己免疫疾患と疾患感受性については 13 章で解説する．

章末問題

1. MHC クラス I 分子と MHC クラス II 分子について，それらの類似している点と異なっている点を比較してまとめよ．
2. MHC クラス I 分子や MHC クラス II 分子は多型である．多型（性）とはどういうことを意味するか，わかりやすく説明せよ．
3. MHC クラス I 分子やクラス II 分子に抗原ペプチドが挟まる過程を，図を用いながら説明せよ．
4. MHC 抗原のポケットに抗原ペプチドが挟まるときのアンカー残基の役割を説明せよ．
5. 抗体産生機構で，ヘルパー T 細胞と B 細胞がどのような相互作用を起こすかを，わかりやすく説明せよ．
6. 対立遺伝子について，例をあげながらわかりやすく説明せよ．
7. 免疫応答が個体の MHC 表現型によって変わる理由を説明せよ．

Part Ⅲ　免疫応答の制御

7　T 細 胞

❖ **本章の目標** ❖

- T 細胞抗原受容体の構造と遺伝子再構成による多様性形成機構を学ぶ．
- 胸腺内 T 細胞の分化誘導とマーカーの変動，正の選択と負の選択の意義について学ぶ．
- キラー T 細胞，ヘルパー T 細胞の機能について学ぶ．

7.1　T 細胞の役割

7.1.1　T 細胞抗原受容体の構造

　T 細胞は，標的細胞を直接傷害するキラー($CD8^+$)T 細胞と，ほかの免疫細胞の機能を調節するヘルパー($CD4^+$)T 細胞とに分けられる．さらにヘルパー T 細胞はその機能からいくつかのサブセットに分類できる．このように T 細胞は，いわば獲得免疫系の司令塔の役割を果たしている．

　B 細胞の抗原受容体(BCR)分子が抗体そのものであり，また抗体がもつ抗原認識の多様性形成が，**遺伝子再構成**という特殊な遺伝子組換え機構で起こることはすでに述べた(4 章参照)．抗体や BCR 遺伝子の研究にはミエローマタンパク質やミエローマ細胞が役立った．T 細胞抗原受容体(TCR)分子の構造を決めるには，抗原特異的な T 細胞クローンをミエローマ細胞のように大量に調製すれば，可能になるはずである．

　多くの研究者によって，抗原特異的に増殖する T 細胞を **T 細胞増殖因子**(T cell growth factor)で増幅したり，細胞融合法を利用したりすることで特異的なクローンの調製が進められた．また，抗原特異的 T 細胞クローンに対する**抗クロノタイプ**(clonotype)**抗体**を作製して，TCR 分子の単離精製が進められた．こうして TCR 分子は，電気泳動法によってやや酸性側の移動度を示す α 鎖(分子量約 45,000)と，やや塩基性側の β 鎖(分子量約 40,000)のヘテロ二量体で構成されていることがわかった(図 7.1a)．

学修事項 C-7-9
(5)抗体分子および T 細胞抗原受容体の多様性

T 細胞増殖因子
当初の実験では T 細胞の増殖には，同種異系のリンパ球混合培養法(mixed lymphocyte reaction；MLR)やコンカナバリン A で刺激したリンパ球の培養上清が用いられた．これらに含まれていたおもな T 細胞増殖分子は IL-2 である．

クロノタイプ
1 つの抗体分子がもつ抗原性のことをイディオタイプという．T 細胞でも TCR がもつ抗原性があり，これをクロノタイプとよぶ．抗クロノタイプ抗体とは，1 つの T 細胞クローンに対して特異的な抗体のことである．

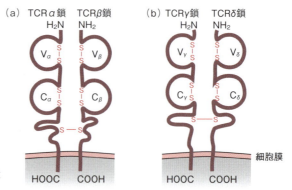

図7.1 T細胞抗原受容体分子の構造
（a）αβ型TCR，（b）γδ型TCR．

TCRは当初，抗体の遺伝子を使っていると考えられていた．しかし，抗原特異的なT細胞クローンでは抗体遺伝子の再構成が認められず，TCRは抗体遺伝子を使っていないことがわかった．そこで，抗体遺伝子と同様に，クローンとしての特徴をもつT細胞がその特異性と多様性を獲得するためには，T細胞に特徴的な遺伝子再構成が起こっているだろうと考えたのは，研究の自然な流れである．

1980年代に入り，T細胞クローンを利用して，こうした視点に立った遺伝子検索が進められた．1984年 M. Davis らのグループと T. W. Mak らのグループは，それぞれ独自に TCRβ鎖の遺伝子クローニングに成功した[*1]．その後まもなく，TCRα鎖遺伝子が，さらにαでもβでもない新しい TCRγ鎖遺伝子と TCRδ鎖遺伝子がいくつかのグループによって単離された．TCRγ鎖遺伝子と，TCRδ鎖遺伝子の発見は，T細胞の新たなサブセットである **γδ型T細胞**（7.5.4項参照）の同定につながった（図7.1b）．

αβ型TCRとγδ型TCRは，それぞれ抗体遺伝子と同様の遺伝子再構成によって多様性を獲得している．また遺伝子配置はヒトとマウスでよく似ている．

7.1.2 TCR α鎖遺伝子

ヒトの TCRα鎖遺伝子座（図7.2a）は第14染色体の長腕側にある．α鎖の機能的 V 遺伝子断片は42個あり，20アミノ酸をコードするリーダーペプチド遺伝子（L）を伴う．$V_α$ 遺伝子群の下流に約60個の $J_α$ 遺伝子断片（17〜21個のアミノ酸からなるペプチドをコードする）が，また $J_α$ の下流に1つの $C_α$ 遺伝子がある．$C_α$ は，細胞外，膜貫通部分，細胞質ドメインなどの4つのエキソンからできている．その下流に，$C_α$ の遺伝子発現を負に調節する**サイレンサー**（sil）と正に調節する**エンハンサー**（enh）の配列がある．TCRα鎖遺伝子には D 遺伝子断片はない．

[*1] ここでは M. Davis らがとった手法について簡単に説明する．彼らは，i）TCR は細胞表面上に現れていること，ii）T細胞に発現しているがB細胞には発現しないこと，iii）BCR（抗体）と類似の遺伝子再構成をしていること，の3つを仮定し，抗原特異的なT細胞クローンの膜結合型（polysomal）の mRNA から得た cDNA を作製した．これらのうち，B細胞クローン（ミエローマ）に発現せず，なおかつT細胞で遺伝子再構成を起こす遺伝子をスクリーニングし，TCRβ鎖遺伝子の単離に成功した．

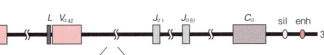
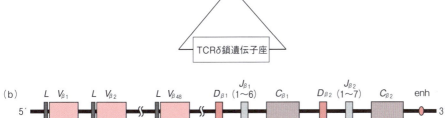

図7.2 ヒトTCR α鎖(a)とβ鎖(b)の遺伝子配置

7.1.3 TCRβ鎖遺伝子

TCRβ鎖遺伝子座(図7.2b)はヒト第7染色体の長腕側にある．β鎖の機能的V遺伝子断片は48個あり，リーダーペプチド遺伝子(L)を伴う．V_β遺伝子群の下流に$D_{\beta 1}/J_{\beta 1}$と$D_{\beta 2}/J_{\beta 2}$の2つのDJクラスターがある．$D_{\beta 1}/J_{\beta 1}$は1つの$D_{\beta 1}$遺伝子断片と6つの$J_{\beta 1}$遺伝子断片，$D_{\beta 2}/J_{\beta 2}$は1つの$D_{\beta 2}$遺伝子断片と7つの$J_{\beta 2}$遺伝子断片をもつ．

免疫グロブリンのH鎖遺伝子の再構成と同様に，まずDJ遺伝子再構成が起こり，そこにV遺伝子断片が結合してVDJ遺伝子再構成が起こる．V_β遺伝子は，$D_{\beta 1}/J_{\beta 1}$，$D_{\beta 2}/J_{\beta 2}$いずれのDJ再構成した遺伝子とも，第2段目の遺伝子再構成を起こすことができる．$D_{\beta 1}/J_{\beta 1}$，$D_{\beta 2}/J_{\beta 2}$それぞれの下流に$C_{\beta 1}$遺伝子と$C_{\beta 2}$遺伝子が存在し，いずれも4つのエキソンからできている．$C_{\beta 1}$と$C_{\beta 2}$の遺伝子配列はそっくりで，アミノ酸が6つ異なるだけである．V_β遺伝子が$D_{\beta 1}/J_{\beta 1}$と遺伝子再構成を起こしたとき，その下流には$C_{\beta 1}$遺伝子と$C_{\beta 2}$遺伝子のいずれも存在するが，どちらのC_β遺伝子が読まれるかは決まっていない．もちろんV_β遺伝子が$D_{\beta 2}/J_{\beta 2}$と遺伝子再構成を起こしたときは，$C_{\beta 1}$遺伝子は残っていないので$C_{\beta 2}$遺伝子が読まれる．

免疫グロブリン遺伝子ではC遺伝子が複数あり，遺伝子再構成ののち，抗体のクラススイッチが起こる．しかしC_β遺伝子は2つあるものの，TCRの遺伝子再構成後に，$C_{\beta 1}$遺伝子と$C_{\beta 2}$遺伝子の間でクラススイッチは起こらない．またBCRはB細胞の分化に伴って抗体として分泌されるが，TCRが分泌されることはない．

7.1.4 TCR遺伝子再構成の機構

遺伝子再構成はBCR遺伝子とTCR遺伝子のみに起こる特徴的な機構である．したがって，各遺伝子再構成はまったく同様の機序で進む(4章参照)．TCRでは先にβ鎖の再構成が，次いでα鎖の再構成が起こる．またBCR遺伝子同様，対立遺伝子排除の機構が働く．再構成には，BCRでみられた

12 / 23 則(twelve/twenty-three rule)や**RSS**(recognition signal sequence：相補的な nonamer/heptamar 配列のこと）（図 4.4 参照）と，**RAG 酵素**などが働く．**N 配列**や **P 配列**の付加もみつかる．ただし，BCR 遺伝子にみられた親和性の成熟をきたす突然変異は，TCR ではみつかっていない．

　抗体は，先に再構成する H 鎖遺伝子が生合成され，遅れて L 鎖ができる．H 鎖が生合成されても単独では不安定なので，VpreB/λ5 という鎖（代替 L 鎖）がつくられて，L 鎖が読まれるまで一時的に H 鎖を安定化する(3.3 節参照）．TCR でも同様な機構が働いている．TCR β 鎖の遺伝子再構成が成功して β 鎖タンパク質が生合成されても，まだ α 鎖の再構成が終わっていないので，β 鎖タンパク質は非常に不安定なままである．このとき，α 鎖タンパク質の代わりをする**プレ TCR α 鎖**(pT α 鎖，代替 α 鎖ともいう）が生合成され，β 鎖タンパク質とペアになってプレ TCR を構成し，α 鎖タンパク質の生合成を待つ．

7.1.5　遺伝子再構成による TCR の多様性形成

　TCR の各鎖には，抗体と同様に，それぞれ 3 か所の**相補性決定領域(CDR)**が存在し，それぞれ CDR1，CDR2，CDR3 とよぶ．これらは抗原，すなわち MHC 抗原＋抗原ペプチド複合体に結合する部分を構成する．遺伝子再構成によって生じる構造の多様性は，CDR3 に対応している．TCR は，たとえば V 遺伝子断片数，D，J 遺伝子断片数，さらに N 配列や P 配列の付加を考慮すると，TCR α β 鎖には 10^{12} 種類をはるかに超える多様性があるものと推定される．

7.2　T 細胞の発生と分化

　すべての血液細胞は**造血幹細胞**に由来する．哺乳類の多能性造血幹細胞は，胎生期では卵黄嚢や肝臓に存在し，出生前後に骨髄に移行して，生後は骨髄のみに存在する．すべての血液細胞はこの造血幹細胞から分化する．リンパ系前駆細胞の一部は骨髄で B 細胞に分化するが，一部は胸腺に移行し，そこで T 細胞が分化する(2 章参照）．

　哺乳類の胸腺は，胸腔の上部に心臓を覆うように存在し，左右二葉に分かれている．それぞれの葉(lobe)は結合組織で仕切られた多数の小葉から構成されており，各小葉は外側の**皮質**(cortex)と内側の**髄質**(medulla)に分けられる．この胸腺皮質と髄質には，**胸腺上皮細胞**(thymic epithelial cell)でできた網目構造があり，さらにその細胞間にマクロファージや樹状細胞が存在する．これらの細胞を**胸腺間質細胞**(thymic stromal cell)とよび，**胸腺細胞**(thymocyte)の増殖，分化，選択のための**微小環境**(microenvironment)を構

胸腺細胞
いろいろな分化段階を問わず，胸腺内のリンパ球のことを胸腺細胞という．胸腺を構成するほかの細胞は，胸腺上皮細胞などの胸腺間質細胞である．

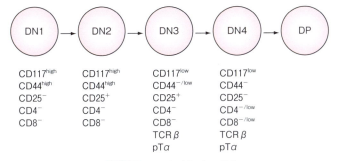

図7.3 DN胸腺細胞の分化

DN胸腺細胞は，DN1〜DN4の4つの分化段階に分けることができる．胎児期の肝臓や骨髄から胸腺に入った最も未熟なT細胞の前駆細胞をDN1細胞という．DN2細胞からDN3細胞へと増殖，分化するとTCRβ鎖とpTα鎖のヘテロ二量体で構成されるプレTCRを発現する．この受容体を介したシグナルは，TCRα鎖の遺伝子再構成や，CD4とCD8の発現誘導に必須である．CD4とCD8を発現した細胞をDP胸腺細胞という．

築している．

　前駆細胞は胸腺に入ったのち，皮質上皮細胞との相互作用により増殖を開始する．この時期の胸腺細胞は，成熟T細胞で発現するCD3やTCRはもちろんのこと，CD4やCD8も発現していないことから，**ダブルネガティブ**（CD4$^-$CD8$^-$あるいはDN，double negative）胸腺細胞とよばれる（図7.3）．DN胸腺細胞の分化段階は，CD44，CD25（IL-2受容体α鎖），幹細胞因子受容体CD117（c-kit）の発現をもとに，さらに4段階に分けることができる．

　最も未分化なDN胸腺細胞であるDN1（double negative 1）細胞はCD117^{high}CD44^{high}CD25$^-$であり，TCRα鎖やTCRβ鎖遺伝子はまだ再構成していない．DN1細胞は胸腺被膜下領域に発現する**幹細胞因子**（SCF，c-kitリガンドともいう）とIL-7の作用により増殖し，CD25を発現するようになる（CD117^{high}CD44^{high}CD25$^+$）．この段階をDN2細胞という．一方，CD117，CD44の発現が低下したDN3細胞（CD117^{low}CD44$^{-/low}$CD25$^+$）になると，TCRβ鎖の遺伝子再構成が開始される．TCRβ鎖の遺伝子再構成に成功し，機能的TCRβ鎖が形成されるとプレTCRα（pTα）鎖と結合して二量体を形成し，CD3とともにプレTCR複合体を構成する．そのプレTCR複合体を介したシグナルはβ鎖の遺伝子再構成の停止による対立遺伝子排除の誘導（3章参照），細胞分裂やクローン増殖の開始とCD25の発現を抑制する（DN4細胞）．次いで，CD4，CD8の発現やTCRα鎖遺伝子の再構成が開始される．再構成に成功した機能的TCRα鎖はTCRβ鎖とともにαβ型TCRを構成して細胞表面に発現し，**ダブルポジティブ**（CD4$^+$CD8$^+$あるいはDP，double positive）胸腺細胞へと分化する．これらは1つのβ鎖が多様なα鎖とヘテロ2量体を形成することを可能とする機構となっている．一方，TCRの遺伝子再構成に失敗し，αβ型TCRを発現できなかったDN胸腺細胞は

アポトーシスにより死滅する．

7.3 胸腺内選択

　抗体と同様に TCR は遺伝子再構成により多様性を獲得しており，胸腺細胞の TCR の可変部領域アミノ酸配列は個々の細胞で異なっている．その結果，胸腺で増殖・分化した DP 胸腺細胞は，膨大な種類の抗原特異性をもつ初期レパートリー(クローン群)を構成する．しかし，これらのクローンのすべてが個体の免疫系で機能するのではない．遺伝子再構成はランダムに起こるので，自己成分に対して反応性をもつ有害な TCR や，逆に自己 MHC 抗原を認識できない TCR をもつ胸腺細胞クローンも生まれる．

　胸腺では，これらの不要な細胞を排除し，有用な胸腺細胞のみを選択して末梢に供給する機構を備えている．その機構が**正の選択**(positive selection)と**負の選択**(negative selection)である(図 7.4)．

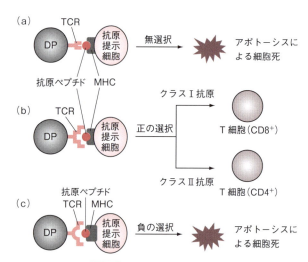

図 7.4　正の選択と負の選択

ランダムな遺伝子再構成により生じた TCR をもつ DP 胸腺細胞のなかで，胸腺上皮細胞上の MHC 抗原＋自己抗原ペプチドに低い親和性で結合できるものが選択され(正の選択)，シングルポジティブ T 細胞として末梢にでていく(b)．一方，MHC 抗原＋自己抗原ペプチドに親和性がまったくない場合はアポトーシスにより排除され(a)，高い親和性を示す TCR をもった DP 胸腺細胞も，アポトーシスによる細胞死で排除される(負の選択)(c)．

7.3.1　正の選択

　正の選択とは，胸腺皮質上皮細胞が発現する自己の MHC 抗原＋自己抗原ペプチド複合体に対し，低い親和性で結合する TCR を発現した DP 胸腺細胞のみが生き残ることができる機構である(図 7.5)．MHC 抗原＋自己抗原

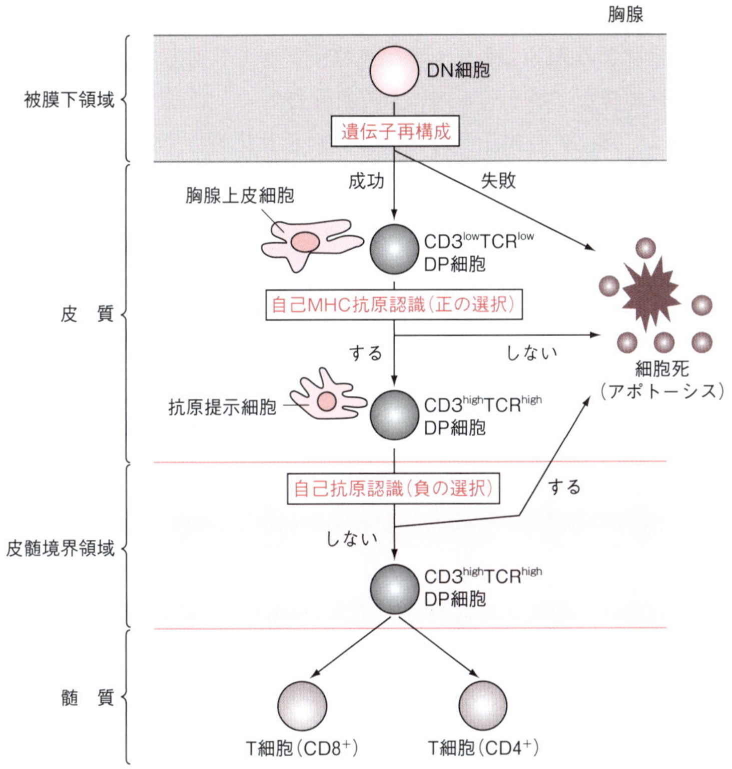

胸線内選択　7.3　　95

胸腺

被膜下領域　DN細胞

遺伝子再構成

成功　　　　失敗

胸腺上皮細胞　CD3^low TCR^low DP細胞

皮　質　自己MHC抗原認識（正の選択）

する　　　しない　　細胞死（アポトーシス）

抗原提示細胞　CD3^high TCR^high DP細胞

自己抗原認識（負の選択）　する

皮髄境界領域　しない

CD3^high TCR^high DP細胞

髄　質

T細胞（CD8⁺）　　　T細胞（CD4⁺）

図7.5　胸腺細胞の選択と分化

最も未熟な DN 胸腺細胞は，胸腺被膜下領域で増殖・分化しながら TCR の遺伝子再構成を行う．遺伝子再構成に成功した DP 胸腺細胞は，皮質上皮細胞と接触し，MHC 抗原＋自己抗原ペプチドを低親和性で認識できる細胞が残ってくる（正の選択）．続いて皮髄境界部へ侵入し，胸腺上皮細胞と接触すると自己反応性の TCR をもつ細胞は排除される（負の選択）．このような正負の選択を受けて生き残った細胞は，CD4 か CD8 のいずれかを発現するシングルポジティブ T 細胞として末梢にでていく．

ペプチド複合体を低親和性で認識できるということは，その TCR を発現する T 細胞は，MHC 抗原＋自己抗原ペプチドとは少し異なった構造に対しては強い親和性で認識できることを意味する．少し異なった構造とは，MHC 抗原＋外来抗原由来ペプチドのことで，外来抗原に対する T 細胞応答を引き起こすクローンは正の選択によって用意される．また，自己の MHC 抗原と構造が少し異なる MHC 抗原とは，すなわち他人の MHC 抗原のことであり，移植片拒絶反応が特段の免疫操作をしなくても強く応答できるのは，こうした理由によると考えられる（15.3 節参照）．

一方，MHC 抗原＋自己抗原ペプチド複合体にまったく親和性のない TCR をもつ DP 胸腺細胞は，この段階でアポトーシスにより死滅する．

7.3.2　負の選択

正の選択を受けた DP 胸腺細胞は，続いて皮髄境界（皮質と髄質の境界）領

域や髄質へ移行する．ここにはマクロファージや樹状細胞が存在し，これらの細胞が発現する MHC 抗原 + 自己抗原ペプチドに対して高親和性の TCR をもつ胸腺細胞がアポトーシスにより排除される．これを負の選択という．この選択は，自己免疫疾患の原因となる自己反応性 T 細胞クローンの排除という重要な意味をもつ．

DP 胸腺細胞は胸腺皮質に存在し，全胸腺細胞の 70～90% を占める．しかし，ほとんどの DP 胸腺細胞は自己の MHC 抗原を認識できない TCR を発現しているため，正の選択の際に細胞死を迎える．正の選択を受けた胸腺細胞は，皮質から髄質に移行する時期に負の選択を受ける．そして最終的に自己の MHC 抗原 + 抗原ペプチドを適度な親和性で認識できる TCR をもつ DP 胸腺細胞のみが成熟することができ，TCR を高発現するとともに，CD4 か CD8 のどちらか一方の発現が低下する．この細胞を**シングルポジティブ T 細胞**(single positive T cells, CD4 SP あるいは CD8 SP)という．

シングルポジティブ T 細胞
$CD4^+$ の場合は，$CD4^+CD8^-$ T 細胞，CD4 T 細胞，CD4 SP T 細胞などといい，また $CD8^+$ の場合は $CD4^-CD8^+$ T 細胞，CD8 T 細胞，CD8 SP T 細胞などとよぶ．

7.3.3　$CD4^+$ T 細胞と $CD8^+$ T 細胞

胸腺内で T 細胞が $CD4^+$ T 細胞に分化するか $CD8^+$ T 細胞に分化するかは，正の選択時に接触した MHC 抗原の種類によって決まる(図 7.6)．CD8 は MHC クラス I 分子の α_3 ドメインに親和性があるため，正の選択を受けるとき，DP 胸腺細胞は CD8 で MHC クラス I 分子に結合する．そして結合しなかった CD4 の発現は抑制されて $CD8^+$ T 細胞に分化する．その後，$CD8^+$ 細胞は末梢でキラー T 細胞として働き，MHC クラス I 抗原 + 抗原ペプチドを認識するようになる．同様に CD4 は MHC クラス II 分子の β_2 ドメインに親和性があるため，$CD4^+$ T 細胞は末梢でヘルパー T 細胞として

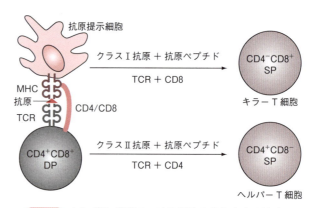

図 7.6　シングルポジティブ T 細胞の分化方向の決定
DP 胸腺細胞がシングルポジティブ T 細胞に分化する際，T 細胞が認識する MHC 抗原の種類が分化の方向の決定に重要である．CD4 と CD8 が，それぞれクラス II 抗原の β_2 ドメインとクラス I 抗原の α_3 ドメインに親和性があるため，CD4SP T 細胞はクラス II 抗原 + 抗原ペプチドを認識するヘルパー T 細胞に，また CD8SP T 細胞はクラス I 抗原 + 抗原ペプチドを認識するキラー T 細胞に分化する．

MHC クラス II 抗原 + 抗原ペプチドを認識する.

すなわち,末梢のヘルパー T 細胞が CD4⁺で MHC クラス II 抗原 + 抗原ペプチドを認識し,またキラー T 細胞が CD8⁺で MHC クラス I 抗原 + 抗原ペプチドを認識するのは,胸腺での正の選択時に決められるということがわかる.

胸腺から末梢に分布される T 細胞は,全胸腺細胞の 5% 以下にすぎない.このように,一見無駄にみえる多くの胸腺細胞の死は,自己 **MHC 拘束性**(MHC restriction)の獲得と**自己寛容**(self-tolerance)の成立という機能をもつ T 細胞の分化に非常に重要な意味をもつ.

MHC 拘束性

T 細胞が正の選択を受けるとき,自己 MHC と自己抗原ペプチドの複合体を認識する.したがって T 細胞が外来抗原を認識するときは,自己 MHC を同時に認識しなくてはならない.この現象を MHC 拘束性という.

7.4 T 細胞の活性化と抑制

胸腺で正負の選択を受けて成熟・分化したシングルポジティブ T 細胞は末梢組織に分布する.この段階ではまだ抗原刺激を受けていないので,**ナイーブ T 細胞**(naive T cell)とよばれる.血液を循環するナイーブ T 細胞は,ケモカインや接着分子の働きにより,リンパ節の高内皮細静脈(HEV,2 章参照)からリンパ節組織内に入る.リンパ節内では,樹状細胞に発現される MHC 抗原と弱い結合を繰り返す.この認識過程は,ナイーブ T 細胞の生存維持に必須と考えられている.ナイーブ T 細胞が TCR を介して樹状細胞,マクロファージや B 細胞の MHC 抗原に提示された外来抗原ペプチド断片を認識すると,細胞内にシグナルが伝達され,活性化 T 細胞として機能を発現するようになる.

T 細胞は,MHC 抗原 + 抗原ペプチドを TCR で認識することにより活性化されるが,その活性化シグナルを細胞内に伝達する分子が CD3 である.また同時に,TCR シグナルを増強する別の重要なシグナル伝達経路があり,これを二次シグナルという(TCR を介したシグナルを一次シグナルという).二次シグナルは,共刺激分子とよばれる T 細胞の CD28 が抗原提示細胞などの CD80 や CD86 を認識することにより伝達される.これらの一次シグナルと二次シグナルによって T 細胞は活性化され,IL-2 の産生と IL-2 受容体の発現が誘導されて増殖するとともに,免疫寛容の誘導は抑制される.

自己寛容

自己成分に対しては免疫応答が起こらないこと.自己成分に対する T 細胞は,MHC 抗原 + 自己抗原ペプチドに対して負の選択を受け,クローンが消去もしくは不活化されている(13.1 節参照).

ナイーブ T 細胞

特異抗原と接触したことがないため,免疫応答をしていない末梢の T 細胞のこと.抗原刺激を受けたあとのヘルパー T 細胞を Th0 細胞とよび,このあと産生するサイトカインの種類で Th1 細胞や Th2 細胞あるいは Th17 細胞に分化する.

CD 3

TCR の認識を細胞内にシグナル伝達する分子.CD 3 は γ 鎖と δ 鎖,2 本の ε 鎖と 2 本の ζ 鎖で構成される.TCR と CD3 複合体,および補助受容体として機能する CD4 /CD8 をまとめて TCR 複合体という.

(Advanced) ヘルパー T 細胞の活性化と機能

B 細胞による抗体産生に対してヘルパー T 細胞は次のようなプロセスにより**エフェクター細胞**(effector cell)の機能を発揮する.抗原提示細胞が外来抗原を取り込むと,抗原由来のペプチド断片を MHC クラス II 分子とともに提示する.ヘルパー T 細胞は TCR を介して MHC クラス II 抗原 + 抗原ペプチドを認識して活性化する.一方,同一抗原が B 細胞上の BCR(す

なわち抗原特異的な細胞表面抗体)に結合すると，B細胞はその抗原を細胞内に取り込み，抗原ペプチドをMHCクラスII分子とともに細胞表面に提示する．活性化したヘルパーT細胞はTCRを介して，B細胞により提示されたMHCクラスII抗原＋抗原ペプチドを認識する．この相互作用は，LFA-3-CD2, ICAM-1/ICAM-3-LFA-1などの接着分子により増強される．またB細胞上のCD80/CD86は，ヘルパーT細胞のCD28によって認識され，共刺激シグナルが伝達される．その結果，IL-2の産生や細胞結合型CD40L(CD154のこと)および分泌型(IL-4, IL-5, IL-6)のエフェクター分子の発現を誘導する．ヘルパーT細胞のCD40LとB細胞のCD40の結合はB細胞にとって最も強い活性化シグナルであり，B細胞の増殖が促進される．

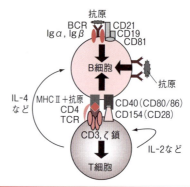

	T細胞	B細胞
抗原認識	TCR	BCR
抗原シグナル伝達	CD3複合体とζ鎖のITAM	IgαとIgβのITAM
補助受容体	CD4/CD8	CD19, CD21, CD81の複合体
共刺激分子	CD28(CD80, CD86の受容体) CD154(CD40のリガンド)	CD40(CD154の受容体)
活性化サイトカイン	IL-2, IL-4, IL-5, IL-6, TNF-α, TNF-β, TGF-β, IFN-γなど	IL-2, IL-4, IL-6, IL-10, IL-12, TNF-βなど
接着分子など	CD2(LFA-3のリガンド) LFA-1(ICAM-1リガンド)	LFA-3(CD2の受容体) ICAM-1(LFA-1の受容体)

図① T細胞とB細胞の活性化機構の比較

T細胞とB細胞の活性化機構は類似した点が多い．B細胞はBCRを介して取り込んだ抗原のペプチド断片を，MHCクラスII分子とともにT細胞に提示する．抗原提示細胞で活性化されたT細胞はTCRを介してB細胞のMHCクラスII分子＋抗原ペプチドを認識し，細胞内にシグナルを入れる．共刺激分子や接着分子を介したシグナルやサイトカインシグナルも，T細胞の活性化を引き起こす．B細胞も，BCR, MHCクラスII分子，共刺激分子，接着分子を介したシグナルやサイトカインシグナルにより活性化される．

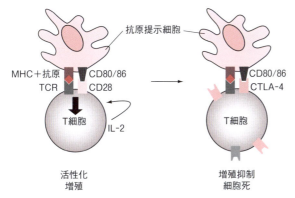

図 7.7　T 細胞活性化の制御における共刺激分子の役割
休止期の T 細胞は CD28 を発現している．抗原提示細胞と T 細胞は，TCR による MHC 抗原＋外来抗原ペプチドの認識と同時に，抗原提示細胞上の CD80/86 と T 細胞の CD28 でも結合する．これらのシグナルにより T 細胞から IL-2 が産生され，T 細胞は増殖する．一方，T 細胞への活性化シグナルは T 細胞に CTLA-4 の発現を誘導する．CTLA-4 は CD80/86 と強い親和性で結合し，CD28 からのシグナルを遮断する．その結果 IL-2 の産制が低下し，増殖抑制と細胞死が誘導される．

　T 細胞が活性化されると，**CTLA-4**(細胞傷害性 T リンパ球抗原 -4, cytotoxic T lymphocyte antigen-4；CD152)とよばれる分子が T 細胞上に発現するようになる．CTLA-4 は CD28 とアミノ酸配列が似ているが，CD80 や CD86 への結合力は CD28 に比べ約 20 倍高い．よって，発現した CTLA-4 が CD80 や CD86 に結合すると，CD28 を介した活性化シグナル伝達が阻害されるため，T 細胞の活性化が抑制される．また活性化抑制シグナルは，T 細胞に発現する **PD-1**(programmed cell death-1)と抗原提示細胞や腫瘍細胞などに発現する **PD-1 リガンド**(PD-L1 と PD-L2)の結合によっても伝達される(18.3 節参照)．このように，抗原提示細胞の CD80, CD86, PD-1 リガンドと T 細胞に発現する CD28, CTLA-4, PD-1 の結合のバランスによって，T 細胞の活性化や活性化抑制は巧妙に制御されており，不適切な免疫応答や過剰な炎症反応が起こらないような調節機構となっている(図 7.7)．

CTLA-4
T 細胞活性化の二次シグナルは，抗原提示細胞や B 細胞上の CD80 や CD86 を T 細胞上の CD28 が認識することにより伝達される．T 細胞の CTLA-4 も CD80 や CD86 に結合するが，CD28 よりも強い結合親和性をもつ．したがって T 細胞が CTLA-4 を発現すると，CD28 へのシグナルを阻害することで T 細胞機能を抑制する．

7.5　T 細胞のエフェクター機能

7.5.1　ヘルパー T 細胞

　ヘルパー T 細胞は，そのサイトカイン産生様式により，**Th1 細胞**と **Th2 細胞**および IL-17 を産生する Th 17 細胞とに分けられ，これらの細胞を **Th 細胞サブセット**(Th cell subset)とよぶ(図 7.8)．また，免疫応答を負に制御する Treg 細胞(7.5.3 項)などもある(8.3 節参照)．炎症反応や遅延型過敏反応などの細胞性免疫を強める働きをもつ Th 1 細胞は，IL-2 や IFN-γ を産

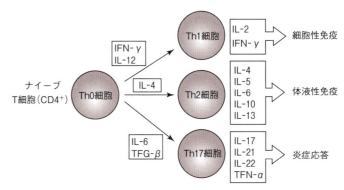

図7.8 ヘルパーT細胞の分類

ヘルパーT細胞は産生するサイトカインによってTh1細胞，Th2細胞とTh17細胞に分類される．Th1は樹状細胞やNK細胞が産生するIFN-γによってTh0細胞から分化し，細胞性免疫能を発揮する．一方，樹状細胞が産生するIL-4により分化するTh2細胞は体液性免疫能を発揮する．Th0細胞にIL-6やTGF-βが働くと，IL-17の産生を特徴とし炎症応答にかかわるTh17細胞へと分化する．

生する．IL-2はT細胞自身を増殖させ，またIFN-γはマクロファージを活性化し，リソソームに含まれる酵素の作用や活性酸素種の産生誘導により殺菌能を亢進させる（細胞性免疫）．また，Th1細胞のCD40リガンド（CD40 L，CD154）にマクロファージのCD40が結合すると，CD80/CD86分子やMHCクラスII分子の発現量が増加する．その結果，休止期のヘルパーT細胞が活性化される．

一方，Th2細胞は，IL-4やIL-5を産生してB細胞を活性化させ（体液性免疫），IL-10によりマクロファージの活性化を抑制する．ヘルパーT細胞が産生するサイトカインは，B細胞のクラススイッチを制御する．マウスでは，IL-4がIgG1とIgEへ，TGF-βがIgG2bとIgAへのクラススイッチを誘導する．また，IL-5はIgAクラススイッチを終了した形質細胞からIgAの分泌を誘導する．Th1細胞が産生するIFN-γは，抗体産生誘導能は強くないが，IgG2aとIgG3へのクラススイッチを誘導する．

Th細胞サブセットの1つにTh17細胞がある．Th0細胞にIL-6やTGF-βが働くと，IL-17の産生を特徴とするTh17細胞へと分化するようになる．IL-17は好中球の遊走をはじめとした炎症反応の誘起に働き，自己免疫疾患を含めたさまざまな炎症性疾患を誘発する．

7.5.2 キラーT細胞

キラーT細胞は細胞傷害性T細胞（cytotoxic T lymphocyte；CTL）ともいう．キラーT細胞は細胞表面分子としてCD8を発現し，MHCクラスI抗原＋抗原ペプチド複合体をTCRで認識する．ウイルスや細胞内増殖性細菌あるいはトキソプラズマ（*Toxoplasma gondii*）原虫などに感染した細胞や，

腫瘍細胞の排除に重要な役割を担う．標的細胞の排除では，**パーフォリン**(perforin)-**グランザイム**(granzyme)系と，**Fas**(CD 95)-**FasL**(Fas ligand, CD 95 L)系による細胞死誘導機構が働く．また，IFN-γ や TFN-α などのサイトカインを放出して宿主の感染防御にも機能している．

　キラー T 細胞が TCR を介してウイルス感染細胞などの標的細胞を認識すると，細胞内顆粒に貯蔵するパーフォリンを放出し，Ca^{2+} 依存性に標的細胞に小孔を形成する．さらにこの小孔を通して標的細胞内に，セリンプロテアーゼであるグランザイムを放出する．グランザイムは DNA の断片化やカスパーゼ(caspase)を活性化し，標的細胞にアポトーシスを誘導する．貪食細胞はアポトーシスが誘導された細胞を貪食する．またウイルス核酸の分解により，新たなウイルス粒子の形成も阻害される．

　キラー T 細胞上に発現する FasL が標的細胞上の Fas に結合すると，標的細胞内でカスパーゼが活性化され，アポトーシスが誘導される．さらに，キラー T 細胞が産生する IFN-γ は，ウイルスの複製を阻害するとともに，感染細胞に MHC クラス I 分子の発現誘導や，マクロファージの活性化を引き起こす．TNF-α はその受容体である TNFR-I(tumor necrosis factor receptor-1, CD120a)に結合してマクロファージを活性化し，IFN-γ と相乗的に作用して細胞傷害作用を発現する．

7.5.3　制御性 T 細胞

　制御性 T 細胞(regulatory T cell；Treg)は，IL-10 や TGF-β を産生することで免疫応答を負に調節している．Treg 機能に異常が生じると，自己免疫疾患などを引き起こすことが知られている(13.2 節参照)．

　Treg 細胞による抑制機構には，次のようなものが知られている．

① T 細胞の増殖には IL-2 のシグナルが必要であるが，Treg 細胞は CD25(IL-2 受容体 α 鎖)を高発現しており，ほかの T 細胞が増殖するための IL-2 を先に取ってしまうことで，ほかのエフェクター T 細胞の増殖を抑制する．

② Treg 細胞はナイーブ T 細胞よりも樹状細胞への結合能が高く，また CTLA-4 の発現量が高いため，樹状細胞のナイーブ T 細胞への抗原提示能および CD80 や CD86 による補助刺激を競合的に抑制する．

③ Treg 細胞は IL-10 や TGF-β などのサイトカインを分泌することにより，樹状細胞の CD80 または CD86 の発現を抑制したり，樹状細胞に IL-10 や TGF-β の産生を亢進させたりして，ナイーブ T 細胞の活性化を抑制する．

Fas

CD95 ともいう．TNF(腫瘍壊死因子)スーパーファミリーに属する膜貫通糖タンパク質．Fas リガンド(FasL)との結合により，細胞内領域のデスドメインを介したシグナル伝達によりカスパーゼが活性化され，アポトーシスを誘導する．

FasL

Fas リガンドのこと．FasL が結合することで Fas が三量体化し，Fas 発現細胞にアポトーシスが誘導される．

7.5.4 γδ型T細胞

TCRには、αβ型TCR以外にγδ型TCRがあり、このTCRをもつT細胞は**γδ型T細胞**とよばれる。γδ型T細胞は循環血中ではT細胞の5％ほどしか存在しないが、皮膚、消化管、子宮粘膜などの粘膜上皮細胞間に多数分布しており、粘膜面での防御に働いていると考えられている。この細胞はαβ型T細胞とは異なり、抗原認識の際にはMHC拘束性を示さない。

たとえば、MHCクラスI遺伝子を欠損したマウスでは胸腺での選択が起こらないためαβ型T細胞は発生しないが、γδ型T細胞の数や発達は正常である。したがってαβ型T細胞とは異なり、γδ型T細胞は抗原提示細胞でのプロセシングには影響されずに抗原分子を直接認識すると考えられている。γδ型T細胞が認識する抗原は必ずしもタンパク質にはかぎらず、細菌由来のある種の低分子有機化合物を認識することも知られている。

TCRγ鎖遺伝子は第7染色体の短腕側にあり、少なくとも14の$V_γ$遺伝子断片、その下流に$J_γ$遺伝子断片と$C_γ$遺伝子が並んでいる。また、TCRδ鎖遺伝子は第14染色体の長腕のTCRα鎖遺伝子領域のなかに存在する(図7.9)。TCRδ鎖遺伝子は少なくとも5つの機能的な$V_δ$遺伝子断片、3つの$D_δ$遺伝子断片、3つの$J_δ$遺伝子断片が順にならび、その下流にエンハンサーを挟んで$C_δ$遺伝子が並んでいる。さらにその下流に$V_{δ4}$遺伝子断片と$V_{δ5}$遺伝子断片がある。

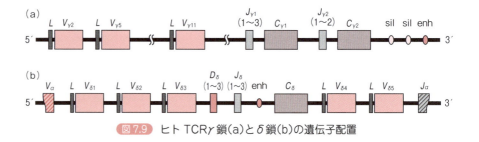

図7.9 ヒトTCRγ鎖(a)とδ鎖(b)の遺伝子配置

7.6 CD分類法

CD4やCD8といった細胞表面の分子に対して、**CD**(cluster of differentiation)分類がなされている。モノクローナル抗体の作製方法が確立されて以来、世界中で多数のモノクローナル抗体が作製され、白血球の細胞表面分子の同定が進められた。しかし、細胞表面タンパク質には多数のエピトープが存在するため、異なるモノクローナル抗体が同一細胞表面分子を認識し、命名に混乱が生じた。そこで**白血球分化抗原**(leucocyte differentiation antigen)に関する国際会議によって、同じ細胞表面抗原を認識する抗体群を国際的に

白血球分化抗原
白血球やリンパ球の分化や活性化により発現する分子のこと。

CD 分類法　7.6　　　103

統一して同じ番号に分類したものが現在の CD 分類である．本来の CD の番号はモノクローナル抗体につけられた番号だったが，いまでは抗原をその番号でよぶようになっている．2025 年 1 月現在で CD371 までが決定されている．表 7.1 に，代表的な CD 分類をまとめた．

表 7.1　CD 分類

CD 抗原	別　名	おもな発現細胞	機能など
CD1a〜d		胸腺皮質細胞，ランゲルハンス細胞，樹状細胞など	MHC クラス I 様分子，糖脂質抗原提示
CD2	LFA-2	胸腺細胞，T 細胞，NK 細胞	接着分子，CD58 リガンド
CD3	T3	胸腺細胞，T 細胞	TCR と会合，抗原結合シグナル伝達
CD4	L3 T4	胸腺細胞，ヘルパー T 細胞，単球，マクロファージ	MHC クラス II 分子の補助受容体，Lck と会合，HIV ウイルス受容体
CD5	Ly-1,T1	胸腺細胞，T 細胞，B 細胞	シグナル伝達
CD6	T12	胸腺細胞，T 細胞，B 細胞	胸腺上皮と胸腺細胞の結合などに機能する接着分子
CD7	gp40	胸腺細胞，成熟 T 細胞	T 細胞や T-B 細胞相互作用に必須
CD8	Leu2	胸腺細胞，キラー T 細胞，NK 細胞亜群	MHC クラス I 分子の補助受容体，Lck と会合
CD9	p24	血小板，単球，プレ B 細胞，好酸球など	血小板凝集
CD11a	LFA-1 α 鎖	リンパ球，単球，マクロファージ，顆粒球	LFA-1 α L サブユニット，CD18 と会合，LFA-1 として CD54 などと結合
CD11b	Mac-1 α 鎖	単球，マクロファージ，顆粒球	インテグリン CR3 の α M サブユニット，CD18 と会合
CD11c	P150，CR4	骨髄系細胞，活性化リンパ球	インテグリン CR4 の α X サブユニット，CD18 と会合
CD14	LPS-R	骨髄単球系細胞	LPS と LPS 結合タンパク質複合体の受容体
CD16	Fc γ R III	好中球，NK 細胞，マクロファージ	低親和性 IgG-Fc 受容体
CD18	LFA-1 β 鎖	白血球全般	LFA-1 /CR3 /CR4 の β_2 サブユニット
CD19	B4	B 細胞	B 細胞補助受容体サブユニット，CD21 や CD81 と複合体を形成
CD20	B1	B 細胞	Ca^{2+} チャネル，B 細胞活性化
CD23	Fc ε R II	B 細胞，活性化単球，好酸球	低親和性 IgE 受容体
CD25	IL-2R α	胸腺細胞，活性化 T 細胞，B 細胞	IL-2 受容体 α 鎖
CD26	DPPIV	活性化 T 細胞や B 細胞	エキソペプチダーゼ
CD27	T14	T 細胞，B 細胞，NK 細胞	CD70 と結合
CD28	Tp44	T 細胞，B 細胞	CD80 /CD86 と結合，共刺激シグナル伝達
CD32	Fc γ R II	B 細胞，マクロファージ，顆粒球	低親和性 IgG-Fc 受容体
CD34	gp 105-120	多能性造血幹細胞，血管内皮細胞	CD62 L（L-セレクチン）リガンド

表7.1 CD 分類（続き）

CD 抗原	別名	おもな発現細胞	機能など
CD35	CR1	赤血球，好中球，好酸球，単球，B 細胞	補体受容体 1，C3b/C4b に親和性
CD36	gpⅢb	血小板，単球，マクロファージ，内皮細胞	血小板の接着を媒介，スカベンジャー受容体を構成
CD40	Bp50	B 細胞，マクロファージ，樹状細胞	CD154（CD40 リガンド）と結合，B 細胞の共刺激シグナルの受容体
CD44	H-CAM	未熟胸腺細胞，白血球，赤血球	細胞接着や移動に関与，ヒアルロン酸の受容体
CD45	B220, CD45RA, CD45RB, CD45RC, CD45RO, LCA	有核造血系細胞	細胞膜型チロシン脱リン酸化酵素，白血球共通抗原（LCA）ともいい，エキソン-4, 5, 6 の選択的スプライシングでさまざまなアイソフォームとして発現
CD46	MCP	リンパ球	C3b や C4b の不活性化の補因子として機能
CD47	IAP	すべての細胞	トロンボスポンジンの C 末端ドメインに結合
CD49a	VLA-1α	活性化 T 細胞，単球	インテグリン α_1 鎖（VLA-1 のサブユニット），コラーゲンやラミニンと結合
CD49b	VLA-2α	活性化 T 細胞や B 細胞，単球，血小板，巨核球	インテグリン α_2 鎖（VLA-2 のサブユニット），コラーゲンやラミニンと結合
CD49c	VLA-3α	B 細胞，接着細胞	インテグリン α_3 鎖（VLA-3 のサブユニット），フィブロネクチン，コラーゲンやエラスチンと結合
CD49d	VLA-4α	B 細胞，単球，顆粒球など	インテグリン α_4 鎖（VLA-4 のサブユニット），フィブロネクチンや VCAM-1 と結合
CD49e	VLA-5α	記憶 T 細胞，単球，血小板など	インテグリン α_5 鎖（VLA-5 のサブユニット），フィブロネクチンやインベイシンと結合
CD49f	VLA-6α	T 細胞，単球，血小板，巨核球など	インテグリン α_6 鎖（VLA-6 のサブユニット），ラミニンやメロシンと結合
CD50	ICAM-3	T 細胞，B 細胞，単球，顆粒球	CD11a/CD18 と会合
CD54	ICAM-1	造血系および非造血系細胞	CD11a/CD18 および CD11b/CD18 と結合
CD56	NCAM	T 細胞サブセット，NK 細胞	NCAM（神経細胞接着分子，neural cell adhesion molecule）のアイソフォーム．細胞接着に機能
CD58	LFA-3	造血系および非造血系細胞	接着分子，CD2 に結合
CD59	MACIF	造血系および非造血系細胞	補体の膜侵襲複合体の阻害
CD61	Integrin β₃	血小板，巨核球，単球	インテグリン β_3 鎖，細胞接着に機能
CD62E	E-セレクチン	内皮細胞	炎症時の細胞上での好中球のローリングに機能
CD62L	L-セレクチン	B 細胞，T 細胞，単球，NK 細胞	CD34 などと結合，白血球のホーミング受容体として機能
CD62P	P-セレクチン	巨核球，活性化血小板，活性化内皮細胞	炎症部位への好中球の初期移動に機能
CD64	FcγRI	単球，マクロファージ	IgG に対する高親和性受容体
CD70	CD27L	活性化 T 細胞や B 細胞，マクロファージ	CD27 のリガンド
CD74	Ii 鎖	MHC クラスⅡ陽性細胞	MHC クラスⅡ分子に会合するインバリアント鎖

CD 分類法　7.6　　105

表 7.1　CD 分類（続き）

CD 抗原	別　名	おもな発現細胞	機能など
CD79a, b	Igα，Igβ	B 細胞	BCR 構成分子でシグナル伝達に関与
CD80	B7.1	活性化 B 細胞，マクロファージ，樹状細胞	共刺激分子，CD28 や CTLA-4 のリガンド
CD86	B7.2	単球,活性化 B 細胞,樹状細胞	共刺激分子，CD28 や CTLA-4 のリガンド
CD87	uPAR	T 細胞，好中球，NK 細胞	ウロキナーゼプラスミノーゲンアクチベータ（uPAR）の受容体
CD88	C5aR	多核白血球，樹状細胞，単球	補体成分 C5a の受容体
CD89	FcαR	単球,マクロファージ,顆粒球	IgA の Fc 領域に対する受容体
CD90	Thy-1	造血系細胞，線維芽細胞，内皮細胞	細胞分化抑制
CD95	Fas	広範な発現	Fas リガンド（FasL）と結合し，アポトーシスを誘導
CD102	ICAM-2	リンパ球，単球，血管内皮細胞	ICAM-2（細胞間接着分子-2, intercellular adhesion molecule-2）ともいう．LFA-1 に結合し，細胞接着を阻害
CD104	Integrin β4-subunit	DN 胸腺細胞，上皮細胞，神経細胞など	インテグリン β4 サブユニット，CD49 f と会合
CD105	endoglin	内皮細胞，単球，マクロファージ	TGF-β 受容体を構成
CD106	VCAM-1	ろ胞樹状細胞，内皮細胞	接着分子，VLA-4 と結合
CD114	G-CSFR	顆粒球，単球	G-CSF 受容体
CD115	M-CSFR	単球，マクロファージ	M-CSF 受容体
CD116	GM-CSFRα	単球，好中球，好酸球	GM-CSF 受容体 α 鎖
CD117	SCFR，c-kit	造血系前駆細胞,マスト細胞	幹細胞因子（SCF）受容体
CD118	LIFR	胚幹細胞，肝細胞，神経細胞など	LIF（白血病抑制因子，leukemia inhibitory factor）受容体 α 鎖
CD119	IFNγRα	T 細胞，B 細胞，単球，マクロファージ	IFN-γ 受容体
CD120a	TNFR-I	造血系細胞，内皮細胞	TNF 受容体
CD120b	TNFR-II	造血系，骨髄系細胞	TNF 受容体
CD121a	IL-1R type-1	T 細胞	IL-1 受容体 I 型
CD122	IL-2Rβ	NK 細胞，T 細胞，B 細胞	IL-2 受容体 β 鎖
CD123	IL-3Rα	骨髄系前駆細胞,顆粒球,単球	IL-3 受容体 α 鎖
CD124	IL-4R	T 細胞，B 細胞	IL-4 受容体
CD125	IL-5Rα	B 細胞，好酸球，好塩基	IL-5 受容体 α 鎖
CD126	IL-6Rα	T 細胞，B 細胞，白血球など	IL-6 受容体
CD127	IL-7Rα	T 細胞，B 細胞，単球	IL-7 受容体
CD128	IL-8R	T 細胞，好中球，好塩基球	IL-8 受容体
CD130	gp130	血液細胞全般	IL-6, CNTF（毛様体神経栄養因子, ciliary neurotrophic factor），LIF，OSM（オンコスタチン M, oncostatin M）の共通サブユニット

表7.1 CD 分類（続き）

CD 抗原	別 名	おもな発現細胞	機能など
CD131	共通 β 鎖	造血系前駆細胞，顆粒球	IL-3，IL-5，CSF の高親和性受容体の共通サブユニット
CD132	共通 γ 鎖	T 細胞，B 細胞，NK 細胞，マスト細胞	IL-2，IL-4，IL-7，IL-9，IL-15，IL-21 の受容体の共通サブユニット
CD146	MCAM	T 細胞，血管内皮細胞	接着分子
CD152	CTLA-4	活性化 T 細胞や B 細胞	CD80，CD86 の受容体，T 細胞活性化抑制
CD153	CD30L	活性化 T 細胞や B 細胞，マクロファージ	CD30 のリガンド，T 細胞活性化
CD154	CD40L	活性化 T 細胞（CD4$^+$）や単球など	CD40 のリガンド，B 細胞の活性化
CD158	KIR family	NK 細胞	NK 細胞の活性化を制御，KIR（キラー細胞免疫グロブリン様受容体，killer cell immunoglobulin-like receptor）ファミリーともいう
CD161	NKR-P1A	記憶 T 細胞，NK 細胞	NK 細胞機能制御
CD162	PSGL-1	T 細胞，B 細胞の一部，好中球，単球	CD62P のリガンド
CD166	ALCAM	活性化 T 細胞や B 細胞，胸腺上皮細胞など	CD6 のリガンド
CD178	FasL	活性化 T 細胞，樹状細胞，NK 細胞，単球	アポトーシス誘導
CD179a	代替 L 鎖 V プレ B	プロ B 細胞，プレ B 細胞	プロ B 細胞，プレ B 細胞から B 細胞への分化に機能
CD179b	代替 L 鎖 λ5	プロ B 細胞，プレ B 細胞	プロ B 細胞，プレ B 細胞から B 細胞への分化に機能
CD181	CXCR1	好中球，好塩基球，NK 細胞など	IL-8 受容体 α 鎖
CD182	CXCR2	好中球，好塩基球，NK 細胞など	IL-8 受容体 β 鎖
CD183	CXCR3	T 細胞，B 細胞（悪性），NK 細胞，マクロファージ	ケモカイン受容体（CXCL4，9，10，11）に結合
CD184	CXCR4	リンパ球，単球，樹状細胞，血管内皮細胞	ケモカイン受容体（CXCL12）に結合
CD185	CXCR5	Th2 細胞，B 細胞	ケモカイン受容体（CXCL13）に結合
CD186	CXCR6	Th1 細胞，B 細胞の一部，NK 細胞，NKT 細胞	ケモカイン受容体（CXCL16）に結合
CD191	CCR1	T 細胞，マクロファージ，樹状細胞，単球	ケモカイン受容体（CCL3，4，5，7，8，14，15，16）に結合
CD192	CCR2	活性化 T 細胞と B 細胞，マクロファージ，樹状細胞	ケモカイン受容体（CCL2，7，8，12，13）に結合
CD193	CCR3	Th2 細胞，好酸球，好塩基球，樹状細胞	ケモカイン受容体（CCL11，13，15，28）に反応
CD194	CCR4	Th2 細胞，好酸球，好塩基球，上皮細胞	ケモカイン受容体（CCL17，22）に結合

表7.1 CD分類（続き）

CD抗原	別名	おもな発現細胞	機能など
CD195	CCR5	T細胞，マクロファージ，樹状細胞	ケモカイン受容体(CCL3, 4, 5)に結合
CD196	CCR6	記憶T細胞，マクロファージ，樹状細胞	ケモカイン受容体(CCL20)に結合
CD197	CCR7	T細胞，B細胞，マクロファージ，樹状細胞	ケモカイン受容体(CCL19, 21)に結合
CDw198	CCR8	T細胞の一部，マクロファージ，樹状細胞	ケモカイン受容体(CCL1)に結合
CDw199	CCR9	胸腺細胞，腸管T細胞	ケモカイン受容体(CCL25)に結合
CD204	MSR	好中球，マクロファージ	陰性荷電を帯びた大分子の取込みを媒介する．動脈硬化やアルツハイマー病の発症にも関与する
CD207	Langerin	ランゲルハンス細胞	ランゲルハンス細胞特異的C型レクチン[1]でバーベック顆粒[2]内に存在
CD208	DC-LAMP	成熟樹状細胞，活性化樹状細胞	リソソームでの抗原の処理，MHCクラスII分子への抗原の結合
CD209	DC-SIGN	樹状細胞	C型レクチンで，細胞接着受容体や病原体認識受容体として機能
CDw210	IL-10R	T細胞，B細胞，単球，マクロファージ	IL-10受容体α，β鎖
CD212	IL-12R	T細胞，NK細胞	IL-12受容体β鎖
CD213a1	IL-13Rα1	B細胞，単球，線維芽細胞，内皮細胞	IL-13受容体α1，IL-4Rαと会合し，IL-13受容体として機能
CD213a2	IL-13Rα2	B細胞，単球，線維芽細胞，内皮細胞	IL-13受容体α2，IL-13の高親和受容体として取込みに機能
CD217	IL-17R	リンパ球，上皮細胞，マクロファージなど	IL-17の低親和性受容体
CD218a	IL-18Ra	T細胞，NK細胞，B細胞の一部など	IL-18受容体α
CD218b	IL-18Rb	T細胞の一部，NK細胞，単球，内皮細胞	IL-13受容体β
CD223	LAG-3	活性化T細胞，活性化NK細胞	T細胞の活性化に関与
CD226	DNAM-1	T細胞，B細胞，単球，NK細胞など	K(キラー)細胞の活性化
CD244	2B4	NK細胞，単球，好塩基球など	NK受容体の共受容体
CD247	TCRζ	T細胞，NK細胞	TCR，NK受容体のシグナル伝達
CD253	TRAIL	T細胞，NK細胞	腫瘍細胞などのアポトーシス誘導
CD254	TRANCE	T細胞，基質細胞	樹状細胞生存因子，胸腺依存性免疫応答の制御に関与
CD257	BAFF	活性化マクロファージ，樹状細胞，B細胞	B細胞の成熟，生存維持，T細胞の増殖

表 7.1 CD 分類（続き）

CD 抗原	別 名	おもな発現細胞	機能など
CD258	LIGHT	活性化 T 細胞，活性化マクロファージ	T 細胞の活性化あるいはアポトーシス誘導
CD261	TRAIL-R1	活性化 T 細胞	CD254 の受容体，アポトーシスのシグナルを伝達
CD262	TRAIL-R2	白血球など	CD254 の受容体，アポトーシスのシグナルを伝達
CD263	TRAIL-R3	T 細胞，B 細胞，マクロファージ，単球	CD254 の受容体であるが細胞内ドメインをもたない．TRAIL 誘導アポトーシスの阻止
CD264	TRAIL-R4	多くの細胞	CD254 の受容体であるが細胞内ドメインを一部欠く．TRAIL 誘導アポトーシスの阻止
CD265	TRANCE-R	マクロファージ，樹状細胞など	CD254 の受容体，マクロファージの活性化
CD274	B7H1, PD-L1	T 細胞，B 細胞，マクロファージ，樹状細胞など	PD-1 のリガンド，アポトーシス誘導
CD275	B7H2, ICOSL	B 細胞，マクロファージ，樹状細胞	CD278(ICOS)のリガンド，Th2 細胞への分化誘導
CD278	ICOS	活性化 T 細胞	B7H2 を認識，細胞間シグナル伝達に関与
CD279	PD-1	活性化 T 細胞，活性化 B 細胞	B7H1 を認識，アポトーシス誘導
CD281	TLR1	マクロファージ，樹状細胞など	細胞の活性化(リポタンパク質を認識)
CD282	TLR2	マクロファージ，樹状細胞，顆粒球など	細胞の活性化(リポタンパク質，グリカンを認識)
CD283	TLR3	マクロファージ，樹状細胞など	細胞の活性化(2 本鎖 RNA を認識)
CD284	TLR4	マクロファージ，樹状細胞，顆粒球など	細胞の活性化(リポ多糖を認識)
CD285	TLR5	マクロファージ，樹状細胞，B 細胞など	細胞の活性化(細菌のフラジェリンを認識)
CD286	TLR6	マクロファージ，樹状細胞など	細胞の活性化(リポタンパク質，真菌のザイモザン[3]を認識)
CD287	TLR7	マクロファージ，樹状細胞など	細胞の活性化(1 本鎖 RNA を認識)
CD288	TLR8	マクロファージ，樹状細胞，白血球など	細胞の活性化(1 本鎖 RNA を認識)
CD289	TLR9	マクロファージ，樹状細胞，B 細胞など	細胞の活性化(DNA の CpG 配列を認識)
CD290	TLR10	マクロファージ，樹状細胞，B 細胞など	細胞の活性化
CD294	CRTH2	Th2 細胞，好酸球，好塩基球	ケモカイン受容体
CD299	L-SIGN	血管内皮細胞(リンパ節)	ICAM-3 と結合，AIDS や C 型肝炎ウイルスの受容体
CD305	LAIR1	T 細胞，B 細胞，NK 細胞，マクロファージ，樹状細胞	Ig 様受容体

CD 分類法　7.6　109

表 7.1　CD 分類（続き）

CD 抗原	別　名	おもな発現細胞	機能など
CD306	LAIR2	T 細胞，B 細胞，NK 細胞，マクロファージ	Ig 様受容体
CD316	EWI-2	T 細胞，B 細胞，NK 細胞	CD9，CD81 と結合
CD319	CRACC，SLAMF7	NK 細胞，T 細胞，B 細胞，樹状細胞	NK 細胞活性化
CD320	8D6 antigen	樹状細胞	形質細胞前駆細胞の増殖
CD324	N-cadherin	上皮細胞，幹細胞，赤芽球	接着分子
CD325	E-cadherin	神経細胞，内皮細胞，幹細胞	接着分子
CD326	Ep-CAM	上皮細胞，赤芽球	接着分子
CD331	FGFR1	線維芽細胞，上皮細胞	線維芽細胞増殖因子受容体
CD332	FGFR2	上皮細胞	線維芽細胞増殖因子受容体
CD333	FGFR3	線維芽細胞，上皮細胞	線維芽細胞増殖因子受容体
CD334	FGFR4	線維芽細胞，上皮細胞	線維芽細胞増殖因子受容体
CD335	NKp46	NK 細胞	NK 細胞の腫瘍溶解性にかかわる受容体
CD336	NKp44	NK 細胞	NK 細胞の腫瘍溶解性にかかわる受容体
CD337	NKp30	NK 細胞	NK 細胞の腫瘍溶解性にかかわる受容体
CD339	Jagged-1	ストローマ細胞，上皮細胞	Notch 受容体リガンド
CD340	HER2/neu，ERBB2, p185HER2	幹細胞サブセット，上皮細胞，がん細胞	EGF 受容体ファミリーチロシンキナーゼ
CD344	Frizzled-4	広範な発現	Wnt 受容体
CD349	Frizzled-9	広範な発現	Wnt 受容体
CD350	Frizzled-10	広範な発現	Wnt 受容体
CD351	FCAMR	T 細胞，B 細胞，マクロファージ	IgA，IgM の Fc 領域に対する高親和性受容体
CD360	IL21R	NK 細胞，T 細胞，B 細胞，単球，顆粒球	IL-21 受容体 α 鎖
CD363	SIPR1	NK 細胞，T 細胞，B 細胞	スフィンゴシン-1-リン酸受容体

参考：HCDM（https://hcdm.org/）

本書にでてくる重要な CD 抗原をゴシック体で示した．

1）C 型レクチン（C-type lectin）：糖鎖に結合活性を示すタンパク質をレクチンという．その結合にカルシウムを必要とするものを C 型レクチンという．

2）バーベック顆粒（Birbeck granules）：ランゲルハンス細胞がもつ特徴的な食胞と考えられている顆粒をいう．

3）ザイモザン（zymosan）：酵母細胞壁に由来する β-(1,3)グルカンを主成分とする物質で，マクロファージや樹状細胞に発現する受容体（dectin-1）に結合して活性化させる．

110	7章 T 細 胞

章 末 問 題

1. T 細胞抗原受容体(TCR)分子と B 細胞抗原受
   容体(BCR)分子について，遺伝子レベルとタ
   ンパク質レベルでの類似点と相違点を比較しつ
   つ解説せよ．

2. ヌードマウスの骨髄細胞を SCID マウスに移植
   した場合，T 細胞は分化するか．

3. TCR α 鎖遺伝子欠損マウスと TCR β 鎖遺伝子

欠損マウスがある．それぞれのマウスでの，胸
腺細胞分化の相違について述べよ．

4. 記憶 T 細胞が存在することの重要性について
   記述せよ．

5. Th1/Th2 細胞バランスが適切な免疫応答維持
   に重要と考えられている．その理由を推測せよ．

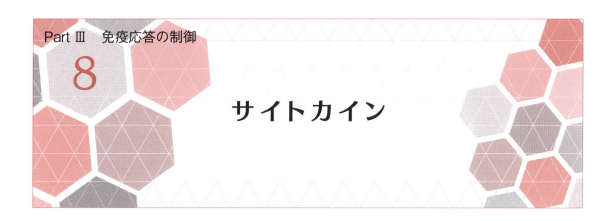

Part Ⅲ　免疫応答の制御

8 サイトカイン

❖ **本章の目標** ❖
- 免疫にかかわるおもなサイトカインの種類と作用を学ぶ．
- サイトカインの作用機構（シグナル伝達）を学ぶ．
- 代表的な免疫過程におけるサイトカインネットワークを学ぶ．

　サイトカインは，免疫系を構成する細胞において，免疫や炎症のさまざまな局面で細胞間情報伝達物質として働く，おもに可溶性のタンパク質性因子である．本章ではサイトカインの働きについて，受容体やシグナル伝達系からの分類と，サイトカインの機能的な面から分類して説明する．ただし，脂質性の情報伝達物質はたとえ免疫系で重要な働きをしていても，サイトカインには含めない．また，細胞表面タンパク質としてのみ機能し，可溶性因子とはならないタンパク質リガンドも，通常はサイトカインには含めない．

8.1　サイトカインの特徴と種類

8.1.1　サイトカインを特徴づける試み

　サイトカインは，分子量 10,000〜100,000 程度までのタンパク質あるいは糖タンパク質である．ほとんどが可溶性タンパク質として働くが，まれに細胞膜貫通型タンパク質として働くものもある．免疫担当細胞が産生して，免疫担当細胞に働く場合も多いが，産生細胞や標的細胞は必ずしも免疫担当細胞とはかぎらない．細胞膜貫通型タンパク質が受容体となっており，細胞膜をはさんで情報を伝える．もちろん，サイトカインに特異的な受容体をもたない細胞には作用しない．

　ふつうは，産生細胞の局所で作用するので，全身状態を大きく変化させるよりは，近接した細胞間での情報伝達に働いている．ただし，いくつかのサ

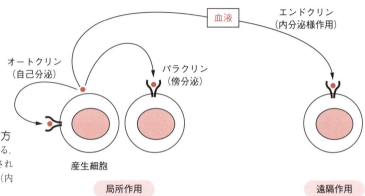

図8.1 サイトカインの作用の仕方
自己分泌と傍分泌は，局所作用である．サイトカインによっては大量に産生されることで，遠隔部位に働くものがある（内分泌様作用）．

イトカインは，大量に産生されることで全身作用をもつものもある．このことは，サイトカインは比較的微量（pmol/L～nmol/L）で作用するものの，ホルモンとホルモン受容体の親和性よりも低いことによる．

サイトカインの働き方には，産生細胞自身に作用する自己分泌（autocrine）と近傍にある細胞に作用する傍分泌（paracrine），血液循環を介して遠隔部位に作用する内分泌（endocrine）の3種類がある（図8.1）．

これまで，サイトカインの特徴として，ⅰ）同じサイトカインが異なる生物活性を発揮する（多面作用，pleiotropy）およびⅱ）異なるサイトカインが類似の生物活性を発揮する（重複性，redundancy）があげられてきた．これは結局，ⅰ）あるサイトカインの受容体が，働きを異にするさまざまな細胞に分布していること，ⅱ）受容体は特定のサイトカインに特異的であっても，細胞内シグナル伝達経路が共通，あるいはシグナル伝達の終着点が共通であることから理解できる．

8.1.2 サイトカインの種類についての考え方

サイトカインをすっきりと分類するのは難しい．生物活性や産生細胞で分けようとしても，多面性や重複性のため，切り分けられない．受容体の構造の違いから，受容体およびサイトカインのファミリーをみる考え方も成立する．ただし，作用との関連性をつかむには，シグナル伝達の特徴とその終着点を同時に理解する必要がある．

8.1.3 サイトカインの別名あるいは類義語

研究の初期段階では，産生細胞によって分類が可能ではないかとの見方から，リンパ球が産生するものをリンホカイン（lymphokine），単球／マクロファージが産生するものをモノカイン（monokine）とよんでいた．しかし，同じ分子がさまざまな細胞で産生されることがわかり，現在ではサイトカイ

ンと総称する.

　サイトカインの研究は,さまざまな検出系での生物活性の探究から始まり,分子としての性状決定(遺伝子の決定を含む)に進んだ.その結果,分子として同定された因子の順に**インターロイキン**(interleukin；**IL** と略)の名前がつけられ,番号で整理された.インターロイキンとは,もともと白血球間の情報伝達因子という意味だが,実情は白血球間での作用に限定されていない.IL-8 は走化性を担うサイトカイン(**ケモカイン**)であり,CXCL8 という名称ももつ.また IL-28 と IL-29 は抗ウイルス因子であり,むしろインターフェロン λ という名称のほうがわかりやすい.

走化性
物質の濃度の低いほうから高いほうへ細胞を移動させる働き.ケモカインの働きが典型的.そのほか,細菌由来のペプチドや補体のフラグメントが知られている.

8.2　サイトカインの作用機構(受容体とシグナル伝達)

　まず,サイトカインを理解するために,サイトカイン受容体の構造とシグナル伝達の特徴から分類した(表 8.1).

学修事項　**C-7-9**
(4)おもなサイトカインと関与する細胞間ネットワーク

表 8.1　サイトカイン(受容体,シグナル伝達経路,転写因子からみた整理)

受容体のタイプ	シグナル伝達の起点	典型的なシグナル伝達経路	サイトカインの例
I 型受容体	γc 鎖(CD132)を共有	JAK(キナーゼ)／STAT(転写因子)	IL-2, IL-4, IL-7, IL-9, IL-15, IL-21
	βc 鎖(CD131)を共有	JAK/STAT	IL-3, IL-5, GM-CSF
	gp130 を共有	JAK/STAT	IL-6, IL-11
	共通鎖をもたない	JAK/STAT	IL-12, IL-13, G-CSF, IL-23
II 型受容体	共通鎖をもたない	JAK/STAT	IFN-α, IFN-β, IFN-γ, IL-10, IL-22
TNF 受容体ファミリー	TRAF	カスパーゼ活性化 NF-κB 経路, MAP-キナーゼ経路	TNF-α, LT, FasL, CD40L, APRIL, BAFF, OX40L, NGF
IL-1 受容体ファミリー	細胞質 TIR ドメイン TRAF6	NF-κB 経路, MAP-キナーゼ経路	IL-1, IL-18, IL-33
IL-17 受容体ファミリー	細胞質 SEFIR モチーフ TRAF6	NF-κB 経路, MAP-キナーゼ経路	IL-17A, IL-17B, IL-17C, IL-17D, IL-17E(IL-25), IL-17F
TGF-β 受容体型	受容体型 Ser/Thr キナーゼ	SMAD	TGF-β
増殖因子受容体型	受容体型チロシンキナーゼ	STAT MAP-キナーゼ, PI3 キナーゼ	EGF, PDGF, M-CSF, SCF(c-Kit リガンド), Flt3 リガンド
ケモカイン受容体型	7 回膜貫通型受容体	三量体 G タンパク質	ケモカイン

8.2.1　I型受容体とII型受容体

I型受容体およびII型受容体は，ヘテロ二量体もしくはヘテロ三量体である．その違いは，細胞外ドメインのアミノ酸配列の特徴に基づく．またI型には，シグナル伝達のために共通のポリペプチド鎖をもつものがあり，γc鎖，βc鎖，gp130という3種類が知られている．I型とII型受容体の特徴は，細胞質ドメインに非共有結合している**チロシンキナーゼ**(Janus kinase；JAK)と**転写因子**(signal transducers and activators of transcription；STAT)が働いている点にある．STATの名称は，「シグナルを伝達し転写を活性化する因子」を意味している．

サイトカインが受容体に結合すると，JAKが受容体の細胞質ドメインの特定のチロシン残基をリン酸化し，細胞質からSTATをよび寄せる．JAKは次にSTATのチロシン残基をリン酸化すると，STATがリン酸化チロシンを介して二量体化して核内に移行し，STAT特異的な**プロモーター**に結合して標的遺伝子の転写活性化に至る(図8.2)．STATには7種類あり，たとえばSTAT6はIL-4とIL-13で共通に使われている．このことが，先に述べたサイトカイン間の類似した作用(重複性)に反映されている．

チロシンキナーゼ
タンパク質をリン酸化する酵素をプロテインキナーゼといい，そのうちチロシン残基のヒドロキシ基をリン酸化する酵素を総称したもの．細胞内シグナル伝達の多くの局面で働いている．逆に，リン酸をはずす酵素をチロシンホスファターゼという．

転写因子
核内でDNAからmRNAへの転写を調節するタンパク質で，遺伝子の発現調節領域に結合して転写を活性化する．細胞質に存在する転写因子が核内に移行することが，遺伝子発現の鍵となる．

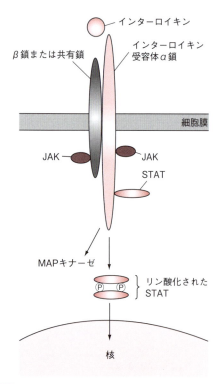

図8.2　I型サイトカイン受容体，II型サイトカイン受容体のシグナル伝達機構
JAK-STAT経路を特徴とする．

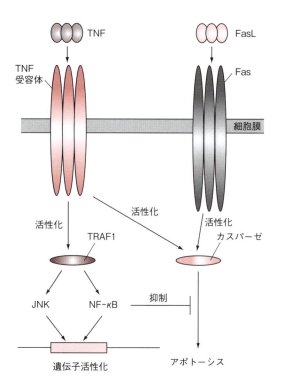

図8.3　TNF受容体ファミリーのシグナル伝達機構
炎症関連遺伝子の転写活性化とプログラム細胞死(アポトーシス)に向かう両面性がある．

8.2.2 TNF受容体ファミリー

TNF-α，リンホトキシン(lypmphotoxin；LT)などのサイトカインや，通常はサイトカインに含めていない細胞膜結合型リガンド分子 CD40L (CD154)，FasL(CD178)などでは，サイトカイン／リガンド側も受容体側もホモ三量体である．シグナル伝達では，受容体の細胞質側に非共有結合しているTNF receptor associated factor(**TRAF**)を介して，炎症反応やリンパ球増殖で利用される転写因子(nuclear factor-κB；**NF-κB**)の核移行，**MAPキナーゼ**経路下流の転写因子 AP-1 の核移行を起こす(図8.3)．一方，細胞質のタンパク質分解酵素の1種である**カスパーゼ**を活性化し，転写活性化とは別経路でプログラム細胞死(**アポトーシス**)を誘導する．なお転写因子 NF-κBは，炎症応答，リンパ球増殖，細胞の生存，二次リンパ器官形成にかかわる多様な局面で転写活性化に働いている．

8.2.3 IL-1受容体ファミリー

細胞質側に **Toll様受容体**(**TLR**)と共通な配列，Tollインターロイキン-1受容体(Toll IL-1 receptor；TIR)ドメインがある．TIRドメインにアダプタータンパク質の MyD88 が結合して，転写因子 NF-κB の核移行に至る(図8.4)．IL-1 や IL-18 受容体の場合，細胞外ドメインは免疫グロブリンスーパーファミリーのドメインである．一方，自然免疫受容体 TLR の場合，ロイシンに富むモチーフのあるパターン認識受容体である(9章参照)．受容体の細胞質側が共通しているので，TLR4のリガンドである細菌由来のリポ多糖(LPS)と IL-1 がともに炎症を誘導することが理解できる．

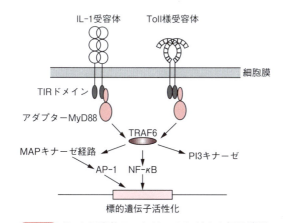

図8.4 IL-1受容体ファミリーのシグナル伝達機構
細胞質側に TIR ドメインがあり，炎症性応答を仲介する．シグナル伝達面で自然免疫受容体の TLR と共通性がある．

プロモーター
遺伝子 DNA 配列上で転写開始点のすぐ5′上流にある配列で，RNAポリメラーゼを含む転写開始複合体が結合する部位のこと．通常，遺伝子発現を制御するタンパク質である転写因子の結合するDNA 配列も，転写開始点近傍にある場合はプロモーターに含める．

MAPキナーゼ
Mitogen-activated protein (MAP) kinase のことで，標的タンパク質の Ser/Thr 残基をリン酸化して活性化し，シグナルを伝える．この経路は，3段階のキナーゼ反応の連鎖で成立している．また3種類の経路が知られており，それぞれ ERK (extracellular receptor-activated kinase)経路，JNK(c-Jun N-terminal kinase)経路，p38経路という．

カスパーゼ
細胞質のタンパク質分解酵素で，活性中心に Cys があり，標的ペプチドの Asp のC末端側を切断する．アポトーシスに至る経路で活性化されるものが多いが，カスパーゼ1 は IL-1 前駆体，IL-18 前駆体を切断して，活性型のIL-1，IL-18 をつくる．

アダプター
細胞内シグナル伝達において，それ自身には酵素活性がないが，タンパク質どうしを非共有結合で橋渡しし，下流にシグナルを伝える役割をもつタンパク質の総称．

8.2.4 受容体型キナーゼ

免疫抑制に働くサイトカインの1つである TGF-β の受容体や，細胞増殖因子の受容体では，受容体の細胞質ドメインがリン酸化酵素（キナーゼ）であり，シグナル伝達の起点となっている．

8.2.5 G タンパク質共役型

G タンパク質
グアニン含有ヌクレオチドを結合したタンパク質で，細胞内シグナル伝達で働く．活性型（GTP 型）と不活性型（GDP 型）を行き来する．7 回膜貫通型受容体（ケモカイン受容体など）に結合した三量体 G タンパク質と，低分子量 G タンパク質（Ras や Rac など）がある．

細胞の走化性に働くケモカインの受容体は7回膜貫通型で，三量体 G タンパク質が細胞質側に結合している．受容体が活性化されると，転写活性化ではなく，アクチン繊維の再構築など，より早い生物応答を誘導する．サイトカイン以外でも，たとえばヒスタミン H_1 受容体や，補体 C5a 受容体もこのタイプである．

8.3 さまざまな生理活性と免疫系における効果

学修事項 C-7-9
(4) おもなサイトカインと関与する細胞間ネットワーク

受容体やシグナル伝達系とは違って，ある免疫反応が起こる局面を想定して，そこでおもに働いているサイトカインという視点から，サイトカインの生理活性を分類した．

8.3.1 免疫応答の強さや質を調節するサイトカイン

(a) 炎症性サイトカイン

微生物の感染，組織の物理的傷害に応答して炎症が起こる（12 章参照）．炎症過程には，ヒスタミンやプロスタグランジンのような低分子物質とサイトカインが働いているが，中心的な役割を担うサイトカインがいくつかあり，それらを**炎症性サイトカイン**という．

(1) 腫瘍壊死因子

腫瘍壊死因子（tumor necrosis factor；**TNF-α**）は主要な炎症性サイトカインの1つである．名前は，腫瘍組織の壊死を誘導する血中因子に由来するが，現在では腫瘍血管に生じる炎症と血栓とが，腫瘍壊死の原因であると判明している．おもな産生細胞はマクロファージだが，樹状細胞やほかの細胞も産生する．**TLR** に代表される自然免疫で働く受容体が，病原体関連分子パターン（**PAMP**）やダメージ関連分子パターン（**DAMP**）を認識して，TNF-α の産生を引き起こす（9.2 節参照）．LPS などの菌体成分が TLR4 に作用して TNF-α 産生を誘導するのがその1例である．マクロファージは，TNF-α をまず細胞膜タンパク質としてつくり，メタロプロテアーゼで切断して可溶性因子とする．TNF-α は炎症部位の血管内皮細胞に作用して細胞接着分子の発現を誘導し，白血球の血管内皮への接着，炎症部位からの血管外浸潤を促進する．またさまざまな細胞に働き，ケモカインの産生を促し，白血球

さまざまな生理活性と免疫系における効果　8.3　　117

の血管外浸潤や病原体に向けた走化性を導く.

(2) インターロイキン-1

インターロイキン-1(interleukin-1；IL-1)はTNF-αと共通した作用を示す炎症性サイトカインで,マクロファージが主要な産生細胞である.ただし,好中球,上皮細胞,内皮細胞からも産生される.おもな生物活性を担うIL-1βは,転写活性化による前駆体(pro-IL-1β)の産生,およびカスパーゼ-1によるpro-IL-1βペプチド鎖の部分切断によってつくられる.IL-1には,異なった遺伝子でコードされるIL-1αとIL-1βとがあるが,同じ受容体に働く.どちらもシグナルペプチドを欠き,前駆体タンパク質として合成され,通常のタンパク質分泌経路ではなくタンパク質分解酵素による切断を経て放出されるところは共通している.

炎症時ではIL-1βの量が圧倒的に多いので,IL-1というときはIL-1βを指す.また細胞死とともに放出される可能性も指摘されている.なお,TNF-αによってもIL-1産生が誘導される.IL-1受容体のシグナル伝達では,TLR4と共通してTRAFを介したNF-κBとMAPキナーゼ経路を使っている.

(3) インターロイキン-6

インターロイキン-6(interleukin-6；IL-6)は局所および全身性の炎症で働くサイトカインで,IL-1,TNF-αあるいはPAMPをパターン認識した受容体刺激で,マクロファージ,内皮細胞,線維芽細胞などがつくる.IL-6は,腎メサンギウム細胞増殖,リンパ球活性化,骨髄の好中球生産誘導や血小板増多などの多彩な作用をもつ.また肝臓に作用して,C反応性タンパク質などの**急性期タンパク質(急性相反応物質ともいう)**の合成を進める.また,IL-17を産生するヘルパーT細胞であるTh17の分化も進める.Ⅰ型サイトカイン受容体の共通鎖gp130を利用し,転写因子STAT3の活性化に至る.

(b) 炎症性サイトカインの全身作用

炎症性サイトカインには,前述した局所作用に加えて全身作用すなわち内分泌様作用があり,生体防御に働く一方で,病態形成の原因にもなっている.TNF-αとIL-1は,視床下部に働いて体温上昇をもたらす.IL-1とIL-6は急性期タンパク質を誘導する.重度の感染ではTNF-αが仲介した**敗血症性ショック**という病態を起こし,心筋の収縮抑制,血管透過性亢進による血圧低下,血管内皮細胞への作用による血管内血液凝固(disseminated intravascular coagulation；DIC)などが起こる.また骨格筋や脂肪組織に作用し,脂質代謝抑制による栄養障害を引き起こす.

近年,TNF-αやIL-6の活性を抑える抗体医薬が開発され,関節リウマチをはじめとしたさまざまな炎症性疾患に用いられるようになった(18章参照).

(c) 免疫応答のブレーキ

過剰な免疫応答は有害である．免疫応答を抑制するサイトカインが知られている．

(1) インターロイキン-10

インターロイキン-10(interleukin-10；IL-10)はマクロファージや樹状細胞の活性化を抑制するサイトカインで，II型サイトカイン受容体に働く．活性化したマクロファージや樹状細胞，制御性T細胞(Treg)，ヘルパーT細胞からつくられる．IL-10は，樹状細胞やマクロファージからのIL-12産生を抑制するとともに，共刺激分子やMHCクラスII分子の発現も抑制する．IL-10ノックアウトマウスや，IL-10受容体に変異のあるヒトでは大腸炎が起こる．粘膜組織における免疫応答の調節にとくに重要であると考えられている．

(2) トランスフォーミング成長因子

トランスフォーミング成長因子β(transforming growth factor β；TGF-β)はおもに制御性T細胞，マクロファージが産生し，マクロファージ，好中球，血管内皮細胞の活性化を抑制するので，免疫や炎症を制御するサイトカインといえる．一方，T細胞の機能的分化，B細胞のIgA産生へのクラススイッチ，組織修復の過程でも働いている．

(d) 免疫応答の方向性の調節

CD4陽性ヘルパーT細胞のエフェクター細胞への分化の方向として，細胞内寄生細菌，原虫の排除に向いた**Th1**型と，蠕虫や昆虫に対する防御免疫に向いた**Th2**型がある．これらの方向性は，サイトカインネットワークによって制御されている(図8.5)．

細胞内寄生細菌を有効に排除するには，活性化マクロファージが必要である．マクロファージからはインターロイキン-12(interleukine-12；**IL-12**)が

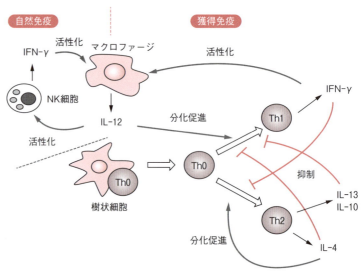

図8.5 CD4陽性ヘルパーT細胞のTh1/Th2細胞分化におけるサイトカインの役割

つくられ，ヘルパー T 細胞の Th1 への分化を進める．Th1 細胞からはインターフェロンγ（interferon γ；**IFN-γ**）がつくられ，マクロファージを活性化するとともに，マクロファージからの IL-12 産生を進める．一方，IFN-γ は，Th2 細胞への分化を抑制する．

逆に，**IgE** 産生を特徴とし，好酸球による蠕虫の傷害に至る Th2 細胞への分化には，インターロイキン-4（interleukin-4；**IL-4**）が鍵となっている（図 8.6）．IgE はマスト細胞表面の **Fcε 受容体**に結合し，対応する抗原で架橋されると，マスト細胞が活性化され炎症反応が始まる．また IgE は，好酸球による**抗体依存性細胞性細胞傷害**（ADCC）でも働き，好酸球が蠕虫を傷害して排除する．

Th2 細胞が産生する IL-5 は，好酸球の分化および活性化に働く．分化した Th2 細胞からは IL-13 も産生され，IL-4 と共同して蠕虫の排除に働く．Th2 細胞への分化のきっかけについては諸説あるが，IL-12 の産生量が少ないと Th2 型への分化が優勢になると考えられている．IL-4 が産生されると，それ自体が Th2 細胞の分化を進めるため，ポジティブフィードバックによって Th2 への偏りが生じる．さらに IL-4 は，Th1 への分化を抑制する．つまり，Th1 が産生する IFN-γ と Th2 が産生する IL-4 は，互いに相手を牽制しながら，どちらかへの偏りを促進している．

IL-2 は，抗原によって活性化を受けた T 細胞が産生し，T 細胞の生存，増殖および分化に働き，T 細胞のクローン増殖を推進する．一方，免疫応答を終息させる **Treg** は，IL-2 で増殖するが，自身では IL-2 を産生しない．したがって，IL-2 あるいは IL-2 受容体の α 鎖もしくは β 鎖を欠損したマウスでは，免疫不全ではなく自己免疫となる．これは，Treg の欠損が原因と考えられている．一方，IL-2 受容体の γc 鎖を欠損すると免疫不全となる．γc 鎖が IL-7 などほかのサイトカインのシグナル伝達に必要で，リンパ球分化が阻害されるためである．

ヘルパー T 細胞サブセットや Treg の分化には，マスター転写因子が働く．Th1 では T-bet が，Th2 では GATA-3 が，Treg では Foxp3 が機能している．

(e) アレルギーとサイトカイン

Th2 細胞の応答として，抗原に対する過剰な免疫応答である即時型アレルギーが知られている（11 章参照）．IgE が原因抗体であるアナフィラキシーショック，喘息，アレルギー性鼻炎，アトピー性皮膚炎が代表的な病態であり，Th2 細胞，Tfh 細胞，ILC2 細胞が産生するサイトカインが働く（図 8.6）．IL-4 は，IgE へのクラススイッチに必要である．細胞表面に結合した IgE の架橋によりマスト細胞が活性化されると脱顆粒が起こり，**ヒスタミン**など炎症性メディエーターが即時に遊離される．遅発相の炎症反応では**好酸球**も参加し，その分化と活性化には IL-5 が働いている．

Fcε 受容体

Fc 受容体とは，抗体の C 末側の定常領域に結合する受容体の総称．Fcε 受容体には IgE が特異的に結合する．

ADCC

抗体が結合した標的細胞をエフェクター細胞が細胞外から傷害する反応．IgE に対する Fc 受容体 I（FcεRI）をもつ好酸球による蠕虫の破壊のほか，IgG に対する Fc 受容体 Ⅲ（FcγRⅢ）をもつ NK 細胞によるウイルス感染細胞やがん細胞の破壊の例がある．

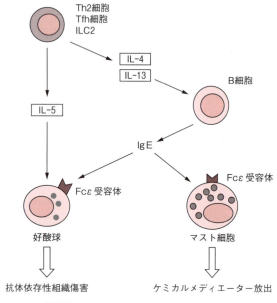

図8.6 アレルギー反応とサイトカイン

(f) 上皮バリアーの強化

　免疫系は，組織の細胞と共同して宿主のバリアー機能を保っている．ヘルパーT細胞サブセットの1つである **Th17細胞** は，**IL-17** を産生することで好中球を動員し，細胞外細菌や真菌に対する防御に働く．IL-17は白血球や粘膜組織に働き，ケモカインやTNF-α，IL-1産生を介して白血球を動員し，急性炎症を誘導する．Th17細胞はさらにIL-22を産生する．IL-17やIL-22は上皮細胞に働いて抗菌ペプチドを産生させ，粘膜上皮からは粘液ムチンの産生を促進する．Th17細胞への分化は，IL-6，TGF-β，IL-23によって誘導される一方，IFN-γやIL-4で抑制される．Th17細胞のマスター転写因子はRORγtである．

8.3.2　体液性免疫を促進するサイトカイン

(a) 抗ウイルス作用

　サイトカインのなかで強い抗ウイルス作用をもつのは，Ⅰ型およびⅢ型インターフェロンである．**IFN-α** および **IFN-β** をⅠ型インターフェロンという．これらはすべての細胞に発現しているⅠ型インターフェロン受容体に結合し，JAK/STAT経路によるシグナル伝達の結果，抗ウイルスタンパク質をつくる．それらには，ウイルスタンパク質の翻訳を阻害するプロテインキナーゼPKR，ウイルスRNAを分解するRNase Lや$2',5'$-オリゴアデニル酸合成酵素，ウイルス粒子の組立てを阻害するMx GTPaseなどがある．ま

た，NK 細胞やキラー T 細胞の活性を増強するとともに，Th1 型ヘルパー T 細胞への分化を促進する．さらに，MHC クラス I 分子の発現を上昇させ，キラー T 細胞に認識されやすくする働きもある．

Ⅲ型インターフェロンである **IFN-λ** の受容体は，IFNλR 1 と IL-10 受容体 β 鎖のヘテロ二量体であり，発現が粘膜組織にかぎられている．細胞内シグナル伝達が I 型インターフェロンと共通で，強い抗ウイルス作用をもつ．腸管での病原体であるロタウイルスやノロウイルスの排除には IFN-λ が必要である．

一方，Ⅱ型インターフェロンは **IFN-γ** とよばれ，抗ウイルス作用よりもマクロファージ活性化を介して免疫系の調節に働く．シグナル伝達経路が I 型やⅢ型とは異なるため，遺伝子の発現パターンが異なる．

(b) 抗体産生におけるサイトカインの役割

抗体産生に至るプロセスには，サイトカインが重要な役割を果たしている（表 8.2）.

ヘルパー T 細胞が産生し B 細胞の増殖を促進するサイトカインに，IL-4，IL-21 がある．また，すでに抗体を分泌するように分化した B 細胞の増殖には IL-6 が働く．IL-6 は T 細胞のほか，マクロファージ，樹状細胞，内皮細胞から産生される．

一方，おもに胸腺依存性抗原に対する応答で，抗体のクラススイッチに働くサイトカインがいくつかある．IgE への**クラススイッチ**因子としては，IL-4 と IL-13 がある．粘膜免疫で機能する IgA へのクラススイッチには，TGF-β，APRIL，BAFF が作用する．IFN-γ については，マウスでは IgG へのクラススイッチ因子であるが，ヒトでは確認されていない．

表 8.2 抗体産生に働くおもなサイトカイン

サイトカイン	抗体産生に関連した作用
IL-4	B 細胞の増殖 IgE, IgG4 産生へのクラススイッチ因子 IgG1, IgG3 へのクラススイッチを抑制
IL-6	抗体産生 B 細胞の増殖を促進
IL-13	IgE 産生へのクラススイッチ因子
IL-21	胚中心における B 細胞の増殖分化
TGF-β	B 細胞の増殖抑制，IgA 産生へのクラススイッチ因子
APRIL	IgA 産生へのクラススイッチ因子
BAFF	IgA 産生へのクラススイッチ因子

8.3.3 血液細胞分化で働くサイトカイン

血液細胞の種類と分化については，2章で述べられている．分化過程ではさまざまなサイトカインが働く（図8.7）．未熟な造血幹細胞の増殖に必要な

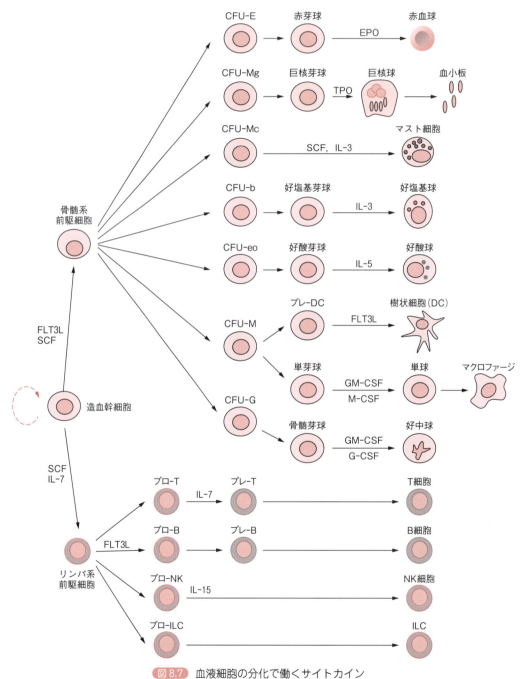

図8.7 血液細胞の分化で働くサイトカイン

SCF：Stem cell factor，FLT 3L：Flt3 ligand，ILC：innate lymphoid cell. 各CFUにおいては，図2.1の説明を参照.

サイトカインに幹細胞因子(stem cell factor；**SCF**)（別名 c-Kit リガンド）と Flt3 リガンド(FLT3L)があげられる．これらは，造血幹細胞以外にも，リンパ球や樹状細胞の分化過程でも働く．また **IL-7** はリンパ系の細胞分化に働く．

　血液細胞分化には**コロニー刺激因子**(colony stimulating factor；CSF)が働く．これらは，試験管内で血球前駆細胞を培養すると，集落(コロニー)をつくることから命名された．GM-CSF は，単球/マクロファージと好中球の分化に働く．一方，G-CSF は好中球の分化，M-CSF は単球/マクロファージの分化に働く．なお GM-CSF と G-CSF の受容体が Ⅰ 型サイトカイン受容体であるのに対し，M-CSF の受容体は受容体型キナーゼである．G-CSF は，恒常的な好中球の分化のみならず，炎症に伴って多くの好中球が必要となった場合にも使われる．

　また，そのほかの顆粒球としては，好塩基球の分化には IL-3 が，好酸球の分化には **IL-5** が働く．マスト細胞の分化には，SCF と IL-3 が働く．エリスロポエチン(EPO)は，赤血球の分化に，トロンボポエチン(TPO)は血小板の分化に働く．

8.4　ケモカイン

　サイトカインのなかで，機能(走化性)と分子構造および受容体の性状によるグループとして分類できるものにケモカインがある．ケモカインは，走化性のあるサイトカイン(chemotactic cytokine)を縮めた名称である．走化性とは，受容体をもつ細胞を，ケモカイン濃度の低いほうから高いほうへ向かって移動させる働きである．分子量 10,000 程度のタンパク質で，システイン(C)を中心としたアミノ酸モチーフから，CXC ケモカイン，CC ケモカイン，C ケモカイン，CX3C ケモカインの 4 グループに分けられる(表 8.3)．X は，任意のアミノ酸 1 個分を表す．

　受容体はすべて G タンパク質共役型受容体である．したがって，名称もケモカインのグループを反映して，たとえばケモカイン側は CCL21，受容体側は CCR7 のように整理されている．L はリガンド，R は受容体の意味である．番号は通し番号であり，とくに意味はない．

　ケモカインは，白血球や組織の細胞，たとえば血管内皮細胞，上皮細胞，線維芽細胞がつくりだす．TLR などの自然免疫受容体が微生物を検知してケモカインが産生される場合や，炎症部位で分泌された TNF-α，IL-1，IL-17 によって産生が誘導される場合，さらに組織で恒常的にケモカインが供給される場合もある．

　免疫担当細胞の種類によって，異なるケモカイン受容体が発現されている

COLUMN

SARSとサイトカイン

重症急性呼吸器症候群(severe acute respiratory syndrome)は，SARSコロナウイルス(SARS-CoV-1)を病原体とする感染症である．2002年11月に中華人民共和国で発生し，2003年7月に制圧宣言がだされるまでに8069人が感染し，775人が死亡した，非常に感染力が強く死亡率の高い感染症である．さらに2019年12月にも同国で新たなSARSコロナウイルス(SARS-CoV-2)による感染症(COVID-19)が発生し，世界的な大流行をもたらした．ともに重症患者の血清中には，ほかのウイルスによる肺炎患者に比べて多量のサイトカインとケモカインが検出された．すなわち，SARSウイルスが宿主の免疫系を過剰に活性化し，多量の炎症性サイトカイン(IL-1，IL-6，TNFα)やケモカインが産生され，いわゆるサイトカインストームが誘導されて，それ

が過剰な炎症と組織傷害をもたらしたと考えられる．同様な多量のサイトカインおよびケモカインの産生は，高病原性鳥インフルエンザで死亡した患者血清や組織中でも認められている．

IL-1，IL-2，TNFα，IFNなどのサイトカインを多量にヒトに投与すると，重篤な副作用を引き起こすことが明らかになっている．スーパー抗原も多量のサイトカインを誘導し，重篤な症状をもたらす．SARS-CoV-2感染症初期のウイルス増殖相では，ウイルスプロテアーゼ阻害薬のパキロビッド(ニルマトレルビル／リトナビル)やゾコーバ(エンシトレルビル)が有効だが，中期の炎症相を抑える目的では，デキサメサゾンやIL-6に対する中和抗体医薬アクテムラ(トシリズマブ)，より後期では血管内凝固を抑える薬物療法に有効性がある．

ので，局所に動員される免疫担当細胞の種類はケモカインによって制御されている．血液中を循環している白血球が組織内に移行する過程では，白血球と血管内皮細胞の細胞接着が起こる(2章および12章参照)．白血球側の**細胞接着分子**であるインテグリンの立体構造を変化させ，血管内皮のリガンド分子である免疫グロブリンスーパーファミリーの分子(たとえばICAM-1やVCAM-1)に強固に結合できるようにするシグナルを与えるのが，ケモカインの働きの1つである．いったん血管外に遊走した白血球は，ケモカイン濃度が高いほうへ向かって移動する．これは，排除すべき病原体が存在する局所に到達するためのナビゲーションの1つといえる．

血管外の組織に分布している**樹状細胞**は，抗原を提示しつつ所属リンパ節に移動する．樹状細胞は，リンパ管内皮細胞からだされるケモカインCCL19やCCL21に反応して，リンパ節への移動を開始する(図8.8).

細胞を集めるケモカインの働きは，リンパ器官の構築，器官内領域の区画化にも使われている．たとえば，リンパ器官内はB細胞領域とT細胞領域に分かれているが(2章)，B細胞領域の**ろ胞樹状細胞**(FDC)が産生するCXCL13は，CXCR5を発現するB細胞を集める．一方，線維芽細胞性細網細胞(fibroblastic reticular cell；FRC)はCCL19やCCL21を供給し，T細胞領域が形成される．また，胚中心においては，暗領域でCXCL12が，明領

ケモカイン　8.4　125

表8.3　ケモカインとケモカイン受容体

ファミリー	ケモカイン	別　名	受容体	走化性を示す細胞（または作用）
CXC	CXCL1	GROα	CXCR2	好中球
	CXCL2	GROβ	CXCR2	好中球
	CXCL3	GROγ	CXCR2	好中球
	CXCL4	PF4	CXCR3B	内皮細胞，繊維芽細胞，（血小板凝集）
	CXCL5	ENA-78	CXCR2	好中球
	CXCL6	GCP-2	CXCR1，CXCR2	好中球
	CXCL7	NAP-2	CXCR2	好中球
	CXCL8	IL-8	CXCR1，CXCR2	好中球
	CXCL9	Mig	CXCR3A，3B	Th1＞Th2，NK 細胞，B 細胞
	CXCL10	IP-10	CXCR3A，3B	Th1＞Th2，NK 細胞，B 細胞
	CXCL11	I-TAC	CXCR3A，3B，7	Th1＞Th2，NK 細胞，B 細胞
	CXCL12	SDF-1α/β	CXCR4，CXCR7	骨髄細胞，胸腺細胞，好中球，単球/マクロファージ，T 細胞，B 細胞，形質細胞，樹状細胞
	CXCL13	BLC	CXCR5	B 細胞，樹状細胞，ろ胞ヘルパー T 細胞
	CXCL14	BRAK	？	T 細胞，B 細胞，単球，樹状細胞
	CXCL15	lungkine	？	好中球
	CXCL16		CXCR6	（マクロファージスカベンジャー受容体）
CC	CCL1	I-309	CCR8	Th2＞Th1，単球，好中球
	CCL2	MCP-1	CCR2	Th2＞Th1，単球，好塩基球，樹状細胞，NK 細胞
	CCL3	MIP-1α	CCR1，CCR5	単球，Th1＞Th2，NK 細胞など，さまざまな白血球
	CCL4	MIP-1β	CCR5	単球，Th1＞Th2，NK 細胞など，さまざまな白血球
	CCL5	RANTES	CCR1，3，5	単球，T 細胞，NK 細胞など，さまざまな白血球
	CCL6	C10	CCR1	単球，B 細胞，T 細胞，NK 細胞
	CCL7	MCP-3	CCR1，2，3，5，10	Th2＞Th1，単球など，さまざまな白血球
	CCL8	MCP-2	CCR3，CCR5	Th2＞Th1，単球など，さまざまな白血球
	CCL9	MCP-1γ	CCR1	T 細胞，単球
	CCL11	Eotaxin 1	CCR3	好酸球，好塩基球，Th2 細胞
	CCL12	MCP-5	CCR2	好酸球，単球，T 細胞，B 細胞
	CCL13	MCP-4	CCR1，2，3	Th2＞Th1，単球など，さまざまな白血球
	CCL14a	HCC-1	CCR1，CCR5	単球
	CCL14b	HCC-3	？	単球
	CCL15	MIP-1δ	CCR1，CCR5	T 細胞，単球，好酸球，樹状細胞
	CCL16	HCC-4	CCR1，2，5	単球，T 細胞，NK 細胞，樹状細胞
	CCL17	TARK	CCR4	Th2＞Th1，樹状細胞，胸腺細胞，Treg
	CCL 18	DCCK-1	CCR8	T 細胞，B 細胞，樹状細胞
	CCL 19	MIP-3β/ELC	CCR7	T 細胞，B 細胞，樹状細胞

表8.3 ケモカインとケモカイン受容体（続き）

ファミリー	ケモカイン	別名	受容体	走化性を示す細胞（または作用）
CC	CCL20	MIP-3α	CCR6	樹状細胞，Th17細胞，B細胞
	CCL21	SLC	CCR7	T細胞，樹状細胞，B細胞，胸腺細胞
	CCL22	MDC	CCR4	樹状細胞，NK細胞，Th2＞Th1，Treg
	CCL23	MPIF-1	CCR1，CCR5	T細胞，単球，好中球
	CCL24	Eotaxin 2	CCR3	好酸球，好塩基球，T細胞
	CCL25	TECK	CCR9	単球，胸腺細胞，樹状細胞，腸上皮内リンパ球，IgA産生形質細胞
	CCL26	Eotaxin 3	CCR3	好酸球，好塩基球
	CCL27	CTACK	CCR10	皮膚ホーミングT細胞，B細胞
	CCL28	MEC	CCR10	T細胞，IgA$^+$B細胞，好酸球
C	XCL1	lymphotactin	XCR1	T細胞，NK細胞，樹状細胞
	XCL2	SCM-1β	XCR1	T細胞，NK細胞，樹状細胞
CX3C	CX3CL1	fractalkine	CX3CR1	T細胞，単球，好中球，NK細胞，樹状細胞

CCL10については，受容体，機能ともによくわかっていない．
CXCR3AとCXCR3Bは，選択的RNAスプライシングによってつくり分けられる．

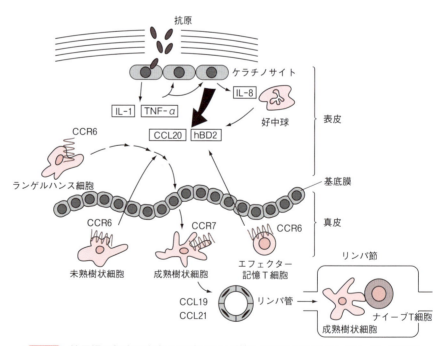

図8.8 抗原提示細胞の皮膚から所属リンパ節への移動におけるケモカインの役割

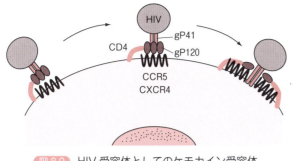

図8.9 HIV受容体としてのケモカイン受容体

域でCXCL13が高濃度に維持されている．胚中心内のB細胞は，CXCR4 (CXCL12受容体)およびCXCR5(CXCL13受容体)の両方を発現するが，CXCR4の発現停止/再発現によって明領域/暗領域に向けての移動を起こさせ，親和性成熟のサイクルが駆動される．

ケモカイン受容体は，ウイルス感染の足がかりにもなっている．後天性免疫不全症候群(AIDS)の病原体であるヒト免疫不全ウイルス(HIV)は，ウイルス受容体として**CD4**，補助受容体として**CXCR4**あるいは**CCR5**を利用し，ヘルパーT細胞やマクロファージに侵入して感染する(図8.9)．

章末問題

1．炎症反応に働く主要なサイトカインを3つ，ケモカインを1つ例にあげ，それぞれの作用を説明せよ．
2．ヘルパーT細胞の分化（Th1およびTh2）過程でのサイトカインの役割を説明せよ．
3．炎症反応におけるケモカインの機能的な役割を2つあげよ．
4．自然免疫および獲得免疫において，サイトカインはそれぞれの役割を果たしている．さらに相互の連携(9章も参照)においても情報伝達分子として重要であるが，自然免疫と獲得免疫の連携においてサイトカインがどのように働いているのかを具体的に説明せよ．
5．あるサイトカインが，多様な免疫過程で機能している場合がある．具体例をあげて説明せよ．

Part III 免疫応答の制御

9 自然免疫

❖ 本章の目標 ❖
- 異物の侵入に対する物理的, 生理的, 化学的バリアー, および補体の役割について学ぶ.
- 自然免疫と獲得免疫, および両者の関係を学ぶ.

9.1 自然免疫とは

　抗体やリンパ球が働く獲得免疫は, 精密な抗原特異性と免疫記憶を特徴としている. 一方, 有害な病原体や物理的/化学的な侵襲による体のダメージを感知し, 生体防御で第一線の役割を果たしているのが, **自然免疫**(natural immunity)もしくは**先天性免疫**(innate immunity)とよばれる機構である. 自然免疫から危険を知らせるシグナルが発せられて, はじめて**獲得免疫**が開始される. 多様かつ精密な抗原特異性のある受容体をそろえ, さらに, 抗原に応答してクローン増殖するための時間が必要である獲得免疫と比べ, あらかじめかぎられた種類の受容体を用いる自然免疫のほうが, 異物に対して即時に応答できる.

　自然免疫では, 獲得免疫とは異なる異物認識の原理に従っている. 獲得免疫は, 抗原受容体の多様性を遺伝子組換えによって個体ごとにつくりだす性質に基づいているので, RAG-1/RAG-2酵素を獲得した有顎脊椎動物の魚類, 両生類, 爬虫類, 鳥類, 哺乳類にかぎられる. 一方自然免疫は, より広く動物に分布している. 自然免疫の異物認識機構は, 病原体や宿主のダメージに伴って現れるが, それは平常状態の宿主にはない分子のパターンを認識する受容体の働きによるものである.

学修事項　C-7-9
(3) 自然免疫と獲得免疫
(7) 免疫担当細胞の体内循環

9.1.1 バリアーと病原体に対する応答の種類

　外界に接する主要な部位は, 皮膚と粘膜である. 粘膜をもつ代表的な器官

タイトジャンクション
上皮細胞や内皮細胞は細胞どうしが密に接着してシート状となり，上皮や内皮が形成される．細胞間には，微生物のみならず物質の通過を阻む密着結合があり，これをタイトジャンクションという．

は，呼吸器，消化管，尿生殖器などがある．これらの表面は，タイトジャンクション（tight junction）で密に接着した上皮細胞で構成され，外界からの**バリアー**となっている．たとえば，一部の例外を除いて，皮膚からは細菌は勝手に侵入しない．しかし，外傷や火傷でバリアーが破綻すると，容易に体内に侵入できる．粘膜からは粘液が分泌され，細菌の運動を妨害して侵入を阻んでいる．気道の粘膜上皮には繊毛があり，異物を外部に排出する．消化管の蠕動運動，尿による尿路の洗浄，目の涙，口腔の唾液，汗や皮脂腺分泌物（脂肪酸），胃の酸性度（pH 2）は，異物の排除に役立っている（表9.1）．

　バリアーについては，物理的バリアーとか化学的バリアーという言葉で整理されることが多かった．たとえば，上皮細胞のタイトジャンクションは物理的バリアーで，リゾチームなどの酵素が化学的バリアーという具合である．しかしバリアーは，さまざまな構成要素（物理，化学，生物）によって成立している働きとして理解したほうがよい．表9.1は，その観点から整理したものである．もう1つ重要なことは，免疫系との関係である．従来，自然免疫の働きの一部あるいは前提としてのみバリアーが語られることが多かった．しかし近年では，獲得免疫がバリアーの維持に重要であること，免疫担当細胞以外のバリアーを構成する細胞も獲得免疫を助けていることが実験的に示されてきている．

　上皮のバリアーを越えて侵入した病原体に対して，まず自然免疫を担当する細胞によって異物を排除する機構が始まる．この機構は，質的には大きく2つに分けられる．1つは，**急性炎症**（12章参照）として知られる細菌や真菌に対する応答で，さまざまな酵素や**抗菌物質**などのエフェクター分子と，異物を貪食して破壊する**食細胞**（好中球とマクロファージ）がおもに働く．もう1つはウイルスに対する応答で，**インターフェロン**をはじめとするサイトカ

表9.1　宿主のバリアーと手段

部　位	手　段	働きと効果
上皮細胞間	タイトジャンクション	異物の通過阻止
粘膜	粘液やムチン	細菌の運動を妨害
気道粘膜	繊毛運動	異物を口に向かって排出
消化管	蠕動運動	病原微生物・異物を肛門に向かって排出
目	涙	角膜の洗浄，リゾチーム*による細菌破壊
尿道	尿	尿道の洗浄
口腔，鼻腔	唾液，鼻汁	リゾチーム*による細菌破壊
皮膚	汗，皮脂	脂肪酸による細菌増殖抑制
胃	胃酸	酸性度（pH 2）による細菌の破壊

＊リゾチームを多く含む分泌液：涙，鼻汁，汗，唾液，気道・消化管・尿生殖器の分泌液．

イン（8章参照）がエフェクター分子，ウイルス感染細胞を破壊する**ナチュラルキラー細胞（NK 細胞）**がエフェクター細胞として働く．もし，病原体が血液を通して全身に拡がろうとする場合には，血中の**補体**（3章参照）やそのほかの生体防御に働くタンパク質が作用するとともに，脾臓，リンパ節，肺胞や気管支などを中心に分布している組織マクロファージによって貪食され，異物が除去される．

9.1.2 エフェクター分子

エフェクター分子は，直接病原体や異物の排除に携わる分子である．体内で恒常的に存在する場合（構成的）と，自然免疫の受容体による異物認識の結果，アウトプットとして誘導される場合（誘導的）がある．

(a) 細菌や真菌に対するエフェクター分子

リゾチーム（lysozyme）は，細菌細胞壁のペプチドグリカンを分解する酵素で，外膜や**莢膜**をもたないグラム陽性菌を殺菌する．涙や唾液などの分泌液中に含まれる．

ディフェンシン（defensin）は，抗菌作用のある塩基性ペプチドで，上皮細胞，好中球，NK 細胞，キラー T 細胞（獲得免疫）などから産生される．分子内に塩基性領域と疎水性領域の両方をもち，標的微生物の膜に挿入されて機能を障害すると考えられている．**カセリシジン**（cathelicidin）は，好中球や上皮細胞（皮膚および粘膜）から産生され，微生物の侵入に応じて産生量が増加し，広い範囲の微生物に直接毒性を発揮する．カセリシジンの C 末端側のペプチドは，グラム陰性菌のリポ多糖(LPS)の毒性を中和する．

C 反応性タンパク質（C-reactive protein；CRP），**血清アミロイド P**（serum amyloid P；SAP）および高分子量の**ペントラキシン 3**（PTX3）などは，合わせて**ペントラキシン**（pentraxin）と総称される．ペントラキシンは，補体第一成分の C1q を介して古典経路を活性化して微生物を破壊できる．CRP と SAP は細菌や真菌に結合し，標的分子はそれぞれホスホリルコリン（CRP）とリン脂質のホスファチジルエタノールアミン（SAP）である．

炎症性サイトカインの IL-6 と IL-1 によって，CRP と SAP の肝臓での産生が高まる（8.3 節参照）．CRP は，炎症のバイオマーカーとして臨床検査で使われている．PTX3 は急性期タンパク質ではなく，好中球，マクロファージ，樹状細胞，血管内皮細胞からつくられ，細菌，真菌，一部のウイルスに結合して生体防御に働く．

コレクチン（collectin）は，**C 型レクチン**とコラーゲン様ドメインをもつ三量体もしくは六量体の可溶性タンパク質であり，次のようなものが属している．血中タンパク質の**マンノース結合レクチン**（MBL）は，糖鎖末端に位置するマンノースもしくはフコースに結合し，補体のレクチン経路を活性化す

莢 膜
一部の細菌の細胞壁や外膜の外側に存在する多糖類やポリペプチドからなるゲル状の層．莢膜は，食細胞による貪食に抵抗性を与える．莢膜に対する抗体には貪食を促進する効果がある．

C 型 レクチン
レクチンとは，糖鎖に結合するタンパク質の総称．そのうち，結合に Ca^{2+} を必要とする動物レクチンをさす．細胞接着分子のセレクチンも，C 型レクチンである．

オプソニン

標的微生物に結合し，食細胞による貪食を助ける役割をもつタンパク質の総称．典型的な例は，抗体および C3b 補体断片である．

肺のサーファクタント

肺胞でつくられるリン脂質とタンパク質で構成された複合体で，空気と接する肺の細胞表面を覆っている．肺のガス交換機能，すなわち呼吸を助ける．タンパク質成分のうち，SP-A と SP-D がコレクチンである．

るほか，それ自身で**オプソニン**としても機能して微生物の貪食を助ける．肺のサーファクタント(pulmonary surfactant)タンパク質 A および D(surfactant protein A and D；SP-A and SP-D)は，肺胞マクロファージによる貪食を助けるオプソニンとしてのほか，細菌の増殖を阻害する因子としても働いている．コレクチンに似たタンパク質としてフィコリンも知られている．

(b) ウイルスに対するエフェクター分子

ウイルスに対する重要な可溶性エフェクター分子は，I型インターフェロン(type I interferon)である．I型インターフェロンは，13 種類の，構造が類似したタンパク質の総称である interferon-α (**IFN-α**)と，1 種類のタンパク質である **IFN-β** からなる．IFN-α は，形質細胞様樹状細胞(plasmacytoid dendritic cell)と単球/マクロファージが産生する．一方，IFN-β は，ウイルス感染を受けたさまざまな細胞が産生する．I型インターフェロンの産生は，自然免疫系の膜貫通型受容体および細胞質受容体によってウイルス由来の核酸が認識されることで誘導される．インターフェロン調節因子(interferon regulatory factor；IRF)の二量体が転写因子として核移行し，I型インターフェロンの転写に働く．

IFN-α と IFN-β は異なる分子であるが，同一の受容体に結合してシグナルを伝達し，標的細胞内でのウイルスの複製を阻止する(インターフェロンの標的細胞での作用は，8 章を参照のこと)．

9.1.3 自然免疫を実行するエフェクター細胞と働き

(a) 貪 食

細菌や真菌に対する自然免疫の応答で，直接病原体を排除する重要なしくみが貪食と細胞内殺菌である(図 9.1)．微生物を細胞内に取り込んで食胞(ファゴソーム，phagosome)内に隔離する．消化酵素を含んだ細胞小器官であるリソソーム(lysosome)と食胞が融合することで，ファゴリソソームとなる．そして消化酵素や抗菌ペプチド，さらには，**活性酸素**(reactive oxygen species；**ROS**)や**一酸化窒素**(nitric oxide；NO)による攻撃で微生物を破壊する．細胞内の隔離された場所で病原体を破壊することで，食細胞自体やほかの正常細胞にできるだけ被害を与えないようになっている．それでも活性酸素は食細胞から漏れだすので，細胞外の組織にある程度のダメージはもたらされる．

最初に，血中から感染局所に到達する食細胞は**好中球**である．好中球は微生物や異物を貪食して破壊する作用が強い．一方，細胞寿命は短い．好中球はミエロペルオキシダーゼをもっているので，ROS に塩素イオンなどのハロゲンを反応させて，次亜塩素酸などのより強力な酸化剤をつくって異物を攻撃する．好中球はさらに自身の DNA とヒストンの複合体である好中球細

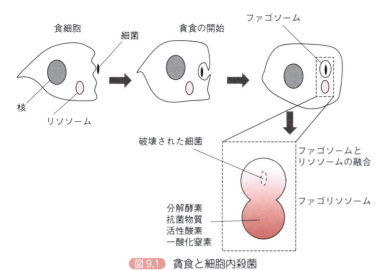

図9.1 貪食と細胞内殺菌
食細胞が細菌を細胞内の食胞（ファゴソーム）に取り込む．消化酵素を含んだ細胞小器官であるリソソームと食胞が融合してファゴリソソームとなる．細胞内の膜で隔てられた空間内で，活性酸素などの攻撃で細菌を破壊する．

胞外トラップ（neutrophil extracellular trap；NET）を細胞外に放出して，微生物をからめとる．NETにはリゾチーム，エラスターゼ，ディフェンシンを含む好中球由来の顆粒が付着しており，細胞外でも微生物を破壊する．NETをつくる過程で，好中球自身は細胞死する．

食細胞のもう1つの種類として，血中の単球が炎症局所に浸潤した炎症性マクロファージおよび組織に定着しているマクロファージがあげられる．炎症性マクロファージは，好中球より遅れて局所に浸潤し，病原体を貪食して破壊する．組織に定着しているマクロファージも，恒常的に微生物を貪食して体内から病原菌を排除している．マクロファージのもう1つの役割は，炎症で破壊された宿主細胞や組織由来の破片を貪食し，加えて細胞増殖因子を産生することで，組織を修復再建することである．

樹状細胞の貪食殺菌能力は高くないが，貪食した抗原を細胞内で処理してMHCクラスII分子に提示し，所属リンパ節に移動することで，**抗原提示細胞**として獲得免疫を開始させる重要な役割を担っている．

(b) NK細胞

抗ウイルス応答を担う細胞として，NK細胞はユニークな働き方をする．ウイルスに対する強力な応答は，獲得免疫で働くキラーT細胞だが，キラーT細胞が働く前の段階で，自然免疫を担当するNK細胞の出番がある．キラーT細胞の場合，MHCクラスI分子に提示されたウイルス抗原の存在をT細胞受容体が認識することでウイルス感染が感知される．一方，NK細胞にはMHCクラスI分子に対する受容体があるが，これはNK細胞の働きを

COLUMN　自然リンパ球

リンパ球は，クローンごとに異なる抗原受容体（B細胞では細胞膜貫通型抗体，T細胞ではT細胞抗原受容体）を遺伝子再構成によってつくりだし，抗原特異的なリンパ球クローンのみが増殖して特異的に免疫応答を起こす獲得免疫を担っている．しかしNK細胞は，遺伝子再構成による抗原受容体をつくらず，自然免疫の機構，すなわちパターン認識によって異物を排除する．この場合，標的細胞の異物性よりは，標的細胞における自己マーカーの不在（すなわちMHCクラスⅠ分子の発現低下）が決定的な認識のポイントである．

NK細胞以外にも，自然免疫機構の一端を担うリンパ球集団の存在が明らかにされてきた．これらを総称して自然リンパ球（innate lymphoid cells；ILC）という．ILCはマスター転写因子とサイトカイン産生パターンに基づいて3種類に大別される．ILC1はIFN-γとTNFを分泌し，細胞内寄生細菌の排除に働いていることがマウスの実験で示されている．そのマスター転写因子はT-betである．ILC2はIL-5やIL-13を産生し，消化管からの蠕虫排除やアレルギーに働く．そのマスター転写因子は，Th2と同様，GATA-3である．ILC3はIL-17やIL-22を産生し，腸管のバリアー機能の強化やリンパ器官形成で働く．そのマスター転写因子はRORγtである．サイトカイン産生パターンをもとに，獲得免疫で働くヘルパーT細胞と同様に，自然リンパ球の亜集団を分類できるようだ．

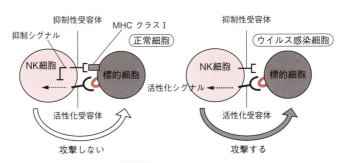

図 9.2 NK細胞の働き

NK細胞の受容体は，活性化受容体と抑制性受容体のペアからなっている．抑制性受容体のリガンドは，MHCクラスⅠ分子である．正常細胞を攻撃しないが，MHCクラスⅠ分子の発現が低下した細胞（ウイルス感染細胞など）と出会うと攻撃する．

抑制する受容体として機能している（図9.2, 2.1.2項参照）．

ウイルス感染やストレスを受けた細胞は，MHCクラスⅠ分子の発現が低下する．つまり，健康な細胞にはMHCクラスⅠ分子が十分に発現しているが，ウイルス感染を受けた細胞や弱った細胞ではMHCクラスⅠ分子の発現が低下する．したがってNK細胞は，MHCクラスⅠ分子の発現が低下した細胞を攻撃するが，健康な細胞は攻撃しない．感染性ウイルス粒子がつくられる前のウイルス感染細胞をNK細胞が破壊し，ウイルス感染サイクルが遮断されることで感染抵抗性を発揮する．

自然免疫の認識機構　9.2　　135

9.1.4　常在細菌との共存

　われわれの体表面では微生物が少なからず増殖しているが，通常は病気を起こさないように，共存する関係にある．消化管，とくに大腸では，多くの嫌気性微生物が共生状態にあり，これを常在細菌叢という．大気中に酸素がある現在の好気的な環境では，哺乳類の消化管は嫌気性細菌にとっての主要なすみかとなっている．そこでは，複数の細菌からなる，いわばコミュニティーが形成されており，**通性嫌気性細菌**が酸素を消費し尽くすため，**偏性嫌気性細菌**は生き延びることができる．

　腸内の常在細菌は，ビタミンを生産して宿主に役立つとともに，免疫系の恒常性維持にも役立っている．常在細菌といえども，体内に勝手に侵入しないように，消化管粘膜にはバリアーがある．粘膜表面に分泌される**ムチン**は，細菌の侵入を阻止している．粘膜のバリアー機能の恒常性維持には，上皮細胞を含む組織の細胞と免疫系の細胞の協調的関係が必要である．常在細菌叢を形成している腸内細菌自体が上皮細胞にシグナルを送り，粘膜のバリアーを強化するとともに，腸内細菌に対する過剰な免疫応答が起こらないように免疫系に働きかけていることもわかってきている．

　逆に，免疫系の細胞の働きが粘膜上皮細胞表面の分子構成を変化させ，無害な腸内細菌の増殖にとって有利な環境を整備していることもわかりつつある．すなわち，常在細菌叢は病原細菌の増殖を防いでいるが，それは宿主免疫系との連携の結果であるといえる．

通性嫌気性細菌と偏性嫌気性細菌
通性嫌気性細菌は，酸素がある環境では有酸素呼吸を行い，酸素がなくなると無酸素呼吸か発酵によって生育する．大腸菌などがその例である．偏性嫌気性細菌は，有酸素呼吸を行わない．しばしば酸素が有害である．バクテロイデス属，クロストリジウム属，ビフィドバクテリウム属などがある．

ムチン
コアとなるペプチドに，多数のO-結合型糖鎖がSer/Thrを修飾した可溶性タンパク質．粘液の成分の1つで，粘膜表面を覆っている．

9.2　自然免疫の認識機構

9.2.1　PAMPとDAMP

　自然免疫の受容体は，獲得免疫で働く抗体やT細胞受容体とは異なり，個別に精密に抗原を識別するのではなく，病原微生物のグループごとに共通な分子構造を認識する（8.3節参照）．もちろんこの構造は，宿主細胞にはない分子構造である．病原微生物特有の分子構造，すなわち分子パターンのことを病原体関連分子パターン（pathogen-associated molecular pattern；**PAMP**）という．

　病原微生物のグループは，たとえば，グラム陽性細菌，グラム陰性細菌，ウイルス，真菌のように大きくまとめることができるが，PAMPは大腸菌とコレラ菌といった細菌種，ウイルスの亜型（インフルエンザウイルスH5N1など）の違いなど，精密な違いを反映しているものではない．

　PAMPの例として，宿主細胞にはない形の核酸があげられる．2本鎖RNAをゲノムとするウイルス，あるいは増殖中にRNA依存性RNAポリメラーゼでつくられるウイルスの2本鎖RNA，細菌や多くのウイルスに含まれ

学修事項　C-7-9
(3)自然免疫と獲得免疫

CpG DNA
連続したシトシン-グアニン
塩基配列は，哺乳類ゲノムで
はシトシンが高度にメチル化
されている．一方，細菌や多
くのウイルスではメチル化さ
れていない．そこで，メチル
化されていないシトシン-グ
アニンからなるジヌクレオチ
ドが PAMP として認識の対
象となる．

るメチル化されていない CpG を含む DNA 配列などである．また，グラム
陰性菌の外膜由来のリポ多糖（LPS），グラム陽性菌の細胞壁のリポタイコ酸，
細菌ペプチドグリカンの成分，細菌鞭毛タンパク質のフラジェリン，グラム
陰性菌のⅢ型分泌装置を構成するタンパク質，非還元末端のマンノース残基
が多数ある糖鎖も PAMP の例としてあげられる．

　一方，自然免疫系は，宿主のダメージを認識して修復する働きも担ってい
る．ここでは，ダメージを受けた，あるいは死んだ細胞から遊離した成分や
細胞内の環境変化が標的となる．これを，ダメージ関連分子パターン
（damage-associated molecular pattern；**DAMP**）という．その例として，ス
トレスを受けた細胞で誘導されるシャペロンの熱ショックタンパク質（heat
shock protein；HSP），転写や DNA 修復で働く主要な DNA 結合タンパク
質の1つである HMGB1（high-mobility group box 1），尿酸の結晶，活性酸
素種（ROS），細胞質の K^+ イオン濃度低下などがあげられる．

9.2.2　膜貫通型受容体 TLR

　1回膜貫通型パターン認識受容体として **Toll 様受容体（TLR）**がある．細胞
外ドメインには，ロイシンに富むモチーフを含む 20〜30 のアミノ酸からな
る領域が 16〜28 回繰り返しており，これがリガンド分子（PAMP など）を認
識する．細胞質側には，**TIR**（Toll IL-1 receptor）ドメインがあり，リガンド
の結合を細胞質側に伝えるシグナル伝達の起点となる．TIR の名称が示し
ているように，シグナル伝達経路は IL-1 や IL-18 の受容体と共通している．
リガンドが2つの TLR 分子の細胞外ドメインに結合すると，TLR の二量体
化が起こり，細胞質側の TIR ドメインが接近する．同一分子で構成される
ホモ二量体だけでなく，異なる分子の組合せからなるヘテロ二量体が形成さ
れる場合もある（表 9.2，図 9.3）．

*1 アダプターについては，
p. 115 の欄外説明を参照のこ
と．

　相互接近した TIR ドメインに向けて TIR ドメインを保有するアダプター[*1]
がよび寄せられ，シグナル伝達が進む．アダプターには，**MyD88**（myeloid
differentiation factor 88）と **TRIF**（TIR domain-containing adaptor inducing
IFN-β）とがある．MyD88 からのシグナルは，転写因子 **NF-κB** の核移行
を起こし，炎症性サイトカインやケモカイン，血管内皮細胞の細胞接着分子
の発現を上昇させ，炎症反応を誘起する．TRIF からのシグナルは，転写因
子 **IRF-3**（interferon regulatory factor 3）の核移行を通じて，Ⅰ型インター
フェロンの産生を起こし，抗ウイルス応答を開始させる．

　TLR の種類によって，活性化するリガンドが異なる（表 9.2）．TLR4 は，
グラム陰性菌の LPS に結合するが，細胞表面タンパク質の CD14 と可溶性
タンパク質の MD2 が TLR4 による LPS の認識を補助している．TLR2 は，
ホモ二量体もしくはヘテロ二量体を形成するが，いずれの場合もグラム陽性

自然免疫の認識機構　9.2　　137

表 9.2 ヒト TLR のパターン認識特異性

TLR の種類*	リガンド分子	微生物
TLR1：TLR2	リポペプチド	グラム陽性細菌
TLR2：TLR2	ペプチドグリカン	グラム陽性細菌
TLR2：TLR6	リポペプチド，リポタイコ酸	グラム陽性細菌
TLR 3	2 本鎖 RNA	ウイルス
TLR 4	リポ多糖(LPS)	グラム陰性細菌
	リポタイコ酸	グラム陽性細菌
TLR 5	フラジェリン	有鞭毛細菌
TLR 7	1 本鎖 RNA	ウイルス
TLR 8	1 本鎖 RNA	ウイルス
TLR 9	CpG DNA**	細菌，ウイルス
TLR 10	未同定	未同定

* TRL2 を含んだ受容体には，ホモ二量体(TLR2：TLR2)と，ヘテロ二量体(TLR1：TLR2 および TLR2：TLR6)がある．

** CpG DNA：連続したシトシン-グアニン塩基配列は，哺乳類ゲノムではシトシンが高度にメチル化されている．細菌や多くのウイルスではメチル化されていない．そこで，メチル化されていないシトシン-グアニンからなるジヌクレオチドが PAMP として認識の対象となる．

菌の細胞壁成分を検知する．TLR5 は，細菌の鞭毛を構成するタンパク質であるフラジェリンを検知する(図 9.3)．

　TLR は膜貫通型タンパク質だが，TLR の種類によっては細胞表面でリガンドを認識するとはかぎらない．すなわち，TLR1，2，4，5，6 は細胞膜上に発現していて細胞外からのリガンド刺激に応答するが，TLR3，7，8，9 は細胞小器官のエンドソームの膜に発現している．これらは 2 本鎖 RNA，1 本鎖 RNA，非メチル化 CpG モチーフのある DNA を認識する．2 本鎖 RNA を除くとこれらのリガンドは微生物特異的とまではいえないが，宿主の DNA や RNA がエンドソームに入る機会が少ないのに対して，微生物由来の核酸がエンドソームに存在する可能性が高いため病原体選択性が発揮される．

　さらに，細胞内シグナル伝達経路がリガンド認識と連携している．エンドソームの TLR3 は TRIF を介してのみシグナルを伝達し，MyD88 は使わないため，抗ウイルス応答のみが活性化される．これは TLR3 のリガンドである 2 本鎖 RNA がウイルス特異的であることと合致している．そのほかの TLR は，すべて MyD88 を使うことができるので，炎症反応を開始することができる．細胞膜の TLR1，5，6 では MyD88 経路を通じた伝達経路が主体であり，IRF の活性化には進まない．TLR4 は，MyD88 および TRIF の両方を使って伝達するので，炎症反応と抗ウイルス応答の両方を活性化する結果となる．ただし，核酸を認識するエンドソームの TLR7，8，9 では，

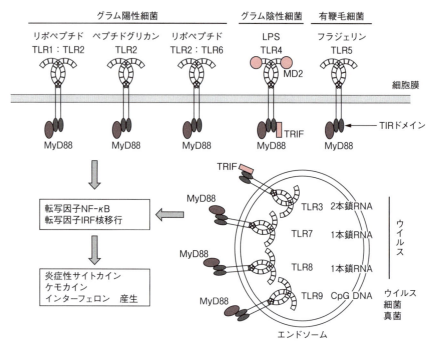

図9.3　自然免疫受容体TLRの働きと代表的なリガンド分子
細胞外ドメインにはロイシンに富むモチーフの繰り返し構造があり，リガンドをパターン認識する．細胞質側には，シグナル伝達の起点であるTIRドメインがある．シグナル伝達の結果，炎症反応または抗ウイルス反応にかかわる転写因子が核内に移行する．MyD88：myeloid differentiation factor 88，TRIF：TIR domain-containing adaptor inducing IFN-βは，シグナル伝達を仲介するアダプターである．

COLUMN　惜しくもノーベル賞を逃した研究

　長年にわたる多くの研究者の努力にもかかわらず，LPS応答分子の本体は不明であった．LPS不応答性マウスを用いてLPS応答分子をみいだそうという試みもあったが成功しなかった．1998年，アメリカのYangら（*Nature*誌）とCarstenら（*J. Exp. Med.*誌）のグループから，相次いでヒトのTLR2がLPS応答分子の本体であるという報告がなされ，一躍脚光を浴びた．ところが同年，やはりアメリカのBeutlerら（*Science*誌）により，LPS不応答性のC3H/HeJマウスやC57BL/10ScCrマウスを解析したところ，*TLR4*遺伝子に変異があることが明らかになり，TLR4がLPS受容体であることが報告された．のちにYangやCarstenらの用いたLPSは精製が不十分であり，TLR2に反応する成分が含まれていたことが明らかになった．YangやCarstenらの報告は，長年の謎を解き，その後のTLR研究の発展のきっかけとなるものであり，賞賛に値するものであったが，科学的には間違いであった．実験材料には十分気を付けなければならないという教訓である．さらに2011年度のノーベル生理学医学賞はBeutler博士に授けられ，YangやCarstenは惜しくも世界最高の賞を逃したのであった．

TRIF ではなく MyD88 を介して IRF の核移行を誘導する経路により，抗ウイルス応答がもたらされる．

9.2.3 細胞質内の受容体 NLR，CDS，RLR

TLR が細胞外，あるいはエンドサイトーシスでエンドソームに取り込まれた病原体の分子パターンを認識して自然免疫応答を起こすのに対して，細胞質に侵入した病原体の分子パターン（PAMP）や，宿主細胞のダメージに関連した分子パターン（DAMP）を識別する受容体が存在する．

(a) NOD 様受容体

NOD 様受容体（NLR）は，C 末端側に細胞質の PAMP や DAMP を感知するロイシンに富むリピートをもつセンサードメイン，中央部に分子間でオリゴマーを形成するためのドメインである NOD（nucleotide oligomerization domain）（別名 NACHT ドメイン），N 末端側にシグナルを次の分子につなげるためのエフェクタードメインで構成されている．センサー部分の構造は TLR と類似している．NLR として 4 種のサブファミリーが知られている（表 9.3）．NLR は多くの細胞に分布しているが，とくに免疫や炎症で働く細胞，バリアーを担当する上皮細胞内の NLR の研究が進んでいる．

NLR の多くが，炎症応答を開始させる細胞質内のスイッチとして機能している．この細胞質のスイッチは，タンパク質複合体として存在しておりインフラマソームという（後述）．

(b) 細胞質の DNA センサー（CDS）

宿主細胞の DNA は核に隔離されていて通常，細胞質には現れず，現れたとしても速やかにエンドヌクレアーゼで分解される．すなわち正常細胞の細胞質には，DNA が存在すべきではないといえる．一方，ウイルスなど細胞に寄生した病原体の DNA が細胞質に現れることがある．細胞質の DNA を検出して自然免疫応答につなげるセンサーを，総称して細胞質 DNA セン

表 9.3 ヒト NLR の種類と特徴

NLR サブファミリー	例	リガンド	機能的特色
NLRA	CIITA	IFN-γ	MHC クラス II 発現上昇
NLRB	NAIP5	細菌フラジェリン	インフラマソーム構築
NLRC	NOD1	ジアミノピメリン酸	NF-κB による転写活性化
	NOD2	ムラミルジペプチド	NF-κB による転写活性化
	NLRC4	細菌フラジェリン 細菌 III 型分泌システム	インフラマソーム構築
NLRP	NLRP3	PAMPs および DAMPs	インフラマソーム構築

9章 自然免疫

> **Advanced** 細菌由来の PAMP を認識する NOD1 と NOD2
>
> NOD1 と NOD2 は，NLRC サブファミリーに所属する NLR の仲間である（表9.3）．エフェクターとして **CARD**（caspase recruitment domain）をもつ．NOD1 はジアミノピメリン酸を含むペプチドグリカンの成分，NOD2 はペプチドグリカンの成分であるムラミルジペプチドがリガンドとなる．細胞内寄生細菌が細胞質に入った場合や，細菌自身が宿主細胞に菌体成分を送達した場合に，これらのリガンドが細胞質で検出されることになる．両者とも上皮細胞や食細胞に多く発現している．とくに小腸の分泌細胞の1種のパネート（Paneth）細胞で NOD2 が高発現しており，NOD2 からのシグナルが抗菌ペプチドのディフェンシン産生に至ることが知られている．NOD オリゴマーがリガンドを認識すると，CARD ドメインがリン酸化酵素（RIP2 キナーゼ）を集めてシグナル複合体が形成される．複合体内の RIP2 キナーゼが転写因子 NF-κB を活性化し，炎症関連遺伝子の発現を誘導する．

サー（cytosolic DNA sensor；CDS）という．

細胞質 DNA に応答する代表的な経路として，STING（stimulator of interferon genes）経路について概説する（図9.4）．

細胞質の2本鎖 DNA は，cGAS（cyclic guanosine monophosphate-adenosine monophosphate synthase）という酵素に認識され，ATP と GTP を基質としてシグナル伝達物質 cGAMP（cyclic GMP-AMP）がつくられる．小胞体に局在し，細胞質側にリガンド結合部位をもったアダプタータンパク質 STING

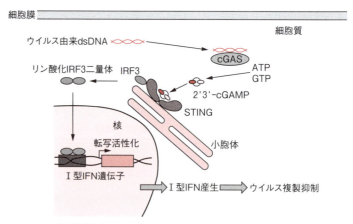

図9.4　細胞質内の DNA を検知する STING 経路
細胞質に現れた異物性の高い DNA を検出して I 型インターフェロンの転写活性化に至る代表的な経路．DNA センサーである酵素 cGAS の働きでシグナル伝達物質 cGAMP がつくられる．cGAMP のシグナルを受けてリン酸化され二量体化した転写因子 IRF3 が核内に移行し，インターフェロン遺伝子の転写が活性化される．
dsDNA: 2本鎖 DNA，cGAS: cyclic GMP-AMP synthase，2'3'-cGAMP: cyclic GMP-AMP，STING: stimulator of interferon genes，IRF3: interferon regulatory factor 3．

にcGAMPが結合すると，STINGの仲介でリン酸化酵素TBK1が働き，転写因子のIRF3がリン酸化され，二量体を形成して核内に移行してインターフェロン遺伝子の転写を活性化する．その結果，産生されたインターフェロンによって，ウイルスの複製が抑制される．

STING経路以外にも，細胞質DNAを検出する機構がある．その1つである AIM2(absent in melanoma-2)は2本鎖DNAに結合し，インフラマソームを形成して活性型のIL-1βの産生に至る．

(c) RIG様受容体

RIG様受容体(RLR)は，ウイルスRNAを認識してI型インターフェロン産生を誘導する細胞質センサーである．RLRのうちRIG-1(retinoic acid inducible gene 1)は，N末端から，2つのCARDドメイン，RNAヘリカーゼドメイン，C末端ドメインで構成される．RLRのシグナル伝達では転写因子IRF3，IRF7，NF-κBの活性化に至る．RIG-1は，ウイルス特有の2本鎖RNAおよび，5′に三リン酸のある1本鎖RNAを認識する．宿主細胞の1本鎖RNAは5′にキャップ構造をもつか，あるいは5′の三リン酸がはずされているので，RIG-1に認識されない．別のRLRとしてMDA-5(melanoma differentiation-associated gene 5)が知られており，比較的長鎖の2本鎖RNAを認識する．コロナウイルスは，RIG-1やMDA-5による認識を回避するしくみをもっている．

(d) インフラマソーム

IL-1βとIL-18の産生調節では，転写によって不活性型の前駆タンパク質の産生が上昇し，さらに前駆タンパク質(たとえばpro-IL-1β)が分解されて活性型となるという2段階の調節機構となっている．つまり，遺伝子発現のみならず，細胞内でタンパク質を部分切断するスイッチが必要である．後者のスイッチが**インフラマソーム**(inflammasome)である．

NLRのいくつかは，インフラマソームのセンサーとして働く．さらに，DNAセンサーであるAIM2もインフラマソームのセンサーとして機能する．センサーがリガンドを検知すると集合してインフラマソームが構築され，そのなかにはシステインプロテアーゼであるカスパーゼ1の前駆体(pro-caspase-1)が取り込まれる．インフラマソーム内で限定分解されて生じた活性型**カスパーゼ1**(caspase-1)は細胞質に放出され，pro-IL-1βを限定分解して活性型のIL-1βに変換する．一方，**ガスダーミンD**(gasdermine D)を限定分解して活性化し，細胞膜に孔が構築される．この孔を通って，IL-1βが産生細胞外に放出されて，炎症性サイトカインとして機能する(図9.5)．

インフラマソームを構築するNLRのうち，NAIP5，NLRC4のように細菌の成分であるPAMPsを認識するものもあれば，NLRP3のようにPAMPsおよびDAMPsを幅広く認識するものもある(表9.3)．DAMPsの実体とし

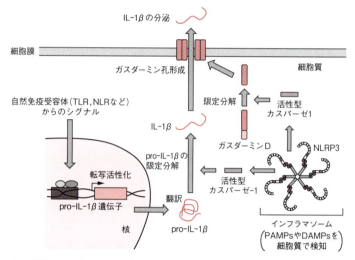

図 9.5 細胞室内で自然免疫のスイッチを入れるインフラマソームの働き
炎症性サイトカインの1つ IL-1β の産生と細胞外への分泌には，不活性な IL-1 前駆タンパク質 (pro-IL-1β) から活性型 IL-1β へ の変換と，細胞膜での孔形成の過程が必要である．PAMPs や DAMPs を検出するセンサーと Cys プロテアーゼのカスパーゼ 1 (caspase-1) からなる複合体のインフラマソームがこれらの過程を担い，自然免疫のスイッチとなる．TLR: Toll-like receptor (Toll 様受容体)，NLR: NOD-like receptor (NOD 様受容体)，PAMPs: pathogen-associated molecular patterns (病原体関連分子パターン)，DAMPs: damage-associated molecular patterns (ダメージ関連分子パターン)．

ては，ダメージの原因となる物質(尿酸のような結晶，活性酸素)のみならず，ダメージによる生体成分の量的変化(細胞質内 K^+ イオン濃度低下)も含まれる．なお，インフラマソームを構成するカスパーゼとして，カスパーゼ-1 以外に，ヒトでは，カスパーゼ-4, -5 マウスではカスパーゼ-11 が知られている．アポトーシスに関連したカスパーゼ-3 は，インフラマソームを構成していない．

9.2.4 そのほかの細胞上の自然免疫受容体

細胞膜貫通型で，微生物表面の糖鎖を認識するタンパク質(レクチン)は，結合した微生物の貪食を促進する受容体，あるいはシグナルを伝達する受容体として働いている．動物細胞では発現が少なく，微生物表面に多くみられる非還元末端糖鎖(マンノース，グルコース，N-アセチルグルコサミン)，多糖類のマンナンや β グルカンがリガンドとなる．

膜結合型マンノース受容体(CD206)は，マクロファージや樹状細胞による微生物の貪食を助ける．樹状細胞表面にはデクチン-1 (dectin-1) とデクチン-2 (dectin-2) が発現し，真菌の糖鎖がこれら受容体に結合すると，サイトカインの産生を介して真菌に対する防御に働く．

酸化したリポタンパク質を細胞内に取り込む受容体の総称として，スカベ

ンジャー受容体がある．そのうち SR-A と CD36 はマクロファージ上に発現しており，微生物の取込みに働いている．CD36 は，TLR の補助受容体としても機能し，リポタイコ酸への応答で働いている．

細菌では N-ホルミルメチオニンを使って翻訳が開始されるが，好中球やマクロファージには細菌由来のホルミルペプチドに対する受容体がある．G タンパク質共役型受容体であり，細菌に向かう走化性機能に働いている．

9.3 自然免疫と獲得免疫の連携

病原体は自然免疫による攻撃をかわすさまざまなしくみを発達させており，自然免疫のみでは病原体に打ち勝つことはできない．そこで宿主の体内では，自然免疫と獲得免疫が緊密に連携している（図 9.6）．

自然免疫を獲得免疫につないでいるのは，樹状細胞やマクロファージによる**抗原提示**である．獲得免疫の中核に位置する T 細胞は，主要組織適合抗原（MHC）に提示されたペプチドを認識するので，自然免疫の働きによる抗原提示に依存している．皮膚局所で樹状細胞に捕捉されたタンパク質抗原は，樹状細胞内で抗原処理され MHC に結合する．樹状細胞は所属リンパ節に移動して，再循環してきた T 細胞に抗原提示し，そこで獲得免疫応答が開始される．

獲得免疫では，抗体と T 細胞受容体のいずれにおいても，ランダムな遺伝子再構成によって多様な受容体がつくられる．すなわち，本来的に自己成分に反応する受容体が生じるリスクが存在する．しかし自己反応性 T 細胞は，胸腺での負の選択によって除去されるか，あるいは制御性 T 細胞による抑制機構が働いて，自己に対する免疫応答は抑えられる．よって獲得免疫

学修事項　C-7-9
(3) 自然免疫と獲得免疫

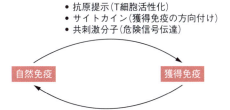

図 9.6　自然免疫と獲得免疫の連携

獲得免疫の開始には，樹状細胞による抗原提示と PAMP を認識した結果である「危険信号」を伝達する共刺激分子が働く．逆に，獲得免疫の産物である抗体は，さまざまな方法で自然免疫のエフェクター機能の強化に利用される．自然免疫と獲得免疫の連携においては，サイトカインと共刺激分子が双方向で重要な働きをする．

では，基本的には自己ではない異物にのみ免疫応答するしくみとなっている．しかし，自己と異物を確実に識別するために，獲得免疫は最初に異物性を判断する自然免疫の力を借りている．自然免疫のパターン認識受容体によって異物と認定されると，これが危険信号として獲得免疫系に伝えられ，獲得免疫が働き始める．

危険信号を伝達するもう1つの手段はサイトカインである．1例をあげると，マクロファージが産生するIL-12は，ヘルパーT細胞をIFN-γ産生能のあるTh1型に分化させる．IL-12は，さらにTh1細胞表面に共刺激分子CD40L（CD154）を発現させて，ヘルパーT細胞の機能を強化する．

自然免疫によって活性化されたヘルパーT細胞は，IFN-γの産生とCD40Lの働きでマクロファージを活性化し，殺菌力を上昇させる．CD40LとCD40の相互作用では細胞間のコンタクトが必要であり，一方，IFN-γを含めて可溶性サイトカインの多くが産生細胞の近傍でのみ作用する．つまり，抗原ペプチドを提示したMHCとT細胞受容体を介した特異的な細胞間結合が共刺激分子とサイトカインによる情報伝達を可能とし，免疫応答の抗原特異的な進行を保証しているといえる．この例では，獲得免疫が自然免疫を応援し，その結果自然免疫の機能が強化されている．

獲得免疫の産物が自然免疫のしくみ自体を強化している別の例もある．獲得免疫の産物である**抗体**は，Fcγ受容体を介して食細胞による貪食を促進する．とくに，莢膜をつくって防衛した細菌を貪食するには，莢膜に対する抗体が効果的である．抗体はさらにNK細胞のFcγ受容体を介して，抗体依存性細胞傷害（**ADCC**）によって，標的抗原を発現した細胞を破壊する．

COLUMN　治療標的としてのインフラマソームの可能性

同じNLR（たとえばNLRP3）をセンサーとしてもつインフラマソームが，多様な刺激（病原体成分，毒素，結晶，ATP）で活性化される機構は未解明である．宿主細胞の状態変化をとらえた間接的な機構の可能性もある．1つの有力な候補として，細胞質K$^+$イオンの濃度低下が考えられている．

生体内で生じた結晶に対する反応については，尿酸ナトリウムが痛風，ピロリン酸カルシウムが偽痛風の原因物質となる．一方，環境中の毒性物質としては，アスベストやシリカの吸入でインフラマソームの活性化が起きる．炎症を伴う疾患の治療標的として，インフラマソームやIL-1が候補となっている．将来的には，コレステロール結晶による動脈硬化巣，脂肪組織内の結晶（脂肪酸や脂質で構成）による肥満型メタボリック症候群およびII型糖尿病，βアミロイド凝集体による中枢神経組織での炎症を原因とした認知機能障害などについても，インフラマソームが新たな治療標的となるかもしれない．

補体系は，もともと抗体非依存的に第二経路やレクチン経路で活性化されるが，抗体による古典経路によって効率的に病原体表面で活性化される．マスト細胞は炎症の開始に重要であるが，細胞表面の$Fc\varepsilon$受容体を介して IgE を結合しており，抗原特異的に即座に脱顆粒を起こして炎症を開始させる．

自然免疫と獲得免疫の連携に重要なサイトカインとして，すでに IL-12 と $IFN-\gamma$ の例を説明したが，そのほかいくつかの例がある．たとえば，自然免疫で働く炎症性サイトカインとして IL-6 があるが，IL-6 は Th17 型ヘルパー T 細胞の分化を進めるサイトカインの 1 つであるとともに，抗体を産生する形質細胞の増殖を促すサイトカインでもある．逆に，Th17 型ヘルパー T 細胞の産生する IL-17 は，G-CSF の産生誘導を介して好中球を増やして炎症応答を助ける．Th17 型ヘルパー T 細胞が産生する IL-17 および IL-22 により，粘膜上皮からのムチン産生や抗菌ペプチドの産生が促され，粘膜のバリアー機能が強化される．

COLUMN 自然免疫と獲得免疫の接点にある共刺激分子CD40Lに注目

1992 年に発見された CD40L は，TNF スーパーファミリーに属する分子で，別名 CD154，TNFSF5 の名称をもつ．この分子は，基本的に細胞膜結合型で，$TNF\alpha$ のようにタンパク質分解酵素で切りだされて可溶性とならないため，サイトカインとしては扱われていない．おもな発現細胞は，活性化 T 細胞および血小板である．ヘルパー T 細胞の共刺激分子として，自然免疫を担当する細胞（マクロファージおよび樹状細胞）を活性化して，炎症反応を進める．一方，獲得免疫を担当する B 細胞に対して共刺激シグナルを伝えて，抗体産生を促進する働きもある．そのため，全身性および臓器特異的自己免疫疾患の治療標的として，CD40L が近年有力視されている．CD40L と拮抗するアンタゴニストとして，CD40L に対する抗体医薬や，CD40L に結合する人工的なバイオロジクス（biologics）が試されており，いくつかの第 2 相臨床試験で好成績が認められ，第 3 相に進んでいるものもある．

全身性エリテマトーデス（SLE）では，抗 2 本鎖DNA 自己抗体価の低下，血中補体（C3）消費の抑制，紅斑などの皮膚症状をはじめとする臨床スコアの改善が認められている．多発性硬化症（MS）でも，画像検査によって脳内での傷害部位の減少が認められている．唾液線特異的な自己免疫疾患のシェーグレン症候群においても，自己抗体の産生拠点となる胚中心の形成が阻害されている．興味深い点として，初期の研究では，ヒト IgG 1型の抗体医薬が試されていたが，血小板上のCD40L と血小板に発現している $Fc\gamma$ 受容体を抗体医薬が架橋するため，重篤な血小板凝集性の塞栓症の毒性が認められ，開発が断念される状況にあった．その後，$Fc\gamma$ 受容体への結合性をなくした抗体の構造改変や，抗体以外の CD40L に結合するタンパク質を利用することで，この問題が解決されている．

[参考：*Science*, 385, 827(2024)]

章末問題

1. 自然免疫と獲得免疫における異物認識の原理の違いを説明せよ.

2. 獲得免疫では免疫記憶が成立するが, 自然免疫では免疫記憶の成立はない. その理由を説明せよ.

3. 自然免疫と獲得免疫の連携を念頭において, 以下の用語を説明せよ.
    (a) 抗原提示
    (b) 抗体

4. 自然免疫と獲得免疫における主要組織適合抗原クラス I 分子の働きの違いを, 抗ウイルス免疫を念頭において説明せよ.

5. 2本鎖 RNA は一部の RNA ウイルスでゲノムとして用いられているが, 宿主細胞にはない分子種である. そこで, 病原微生物特有の分子パターン(PAMP)として Toll 様受容体(TLR)に認識される.
    (a) どの TLR が2本鎖 RNA を認識するか.
    (b) 2本鎖 RNA を認識する TLR は, 細胞のどこに局在しているか.
    (c) 2本鎖 RNA を認識した TLR は, どのような細胞応答を導くのか. その理由を含めて説明せよ.

Part III 免疫応答の制御

10 病原微生物と免疫

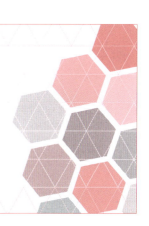

❖ 本章の目標 ❖
- 病原微生物に対する免疫機構について学ぶ．
- 内毒素に対する免疫反応について学ぶ．
- 感染症の分類について学ぶ．
- ワクチンの種類とその特徴について学ぶ．
- 予防接種法の内容について学ぶ．

10.1 病原微生物と感染症

近年の衛生環境の改善や，ワクチン，抗菌薬，抗ウイルス薬，抗真菌薬の開発と普及により感染症は減少しているが，肺炎は日本においても死亡原因の上位であり，全世界ではいまだに死亡原因の第1位が感染症である．さらに，エボラ出血熱，ヒト免疫不全ウイルス(HIV)，高病原性鳥インフルエンザウイルス(H5N1)，SARSコロナウイルス，MARSコロナウイルス，腸管出血性大腸菌などの新たな感染症(**新興感染症**)が次つぎとみいだされ，新たな対応が求められている．

また，ジフテリア，結核，劇症型A群連鎖球菌，狂犬病，デング熱，マラリアなどの**再興感染症**も問題となっている．近年は薬剤に耐性をもった細菌やウイルスの出現頻度が増加しているにもかかわらず，新規抗菌薬の開発(承認数)は年々減少しており，早急な対応が迫られている．また，交通機関の発達により，ヒトや媒介動物の移動距離が広がり，その速さも増したことから，これまでは特定の地域でのみみられた感染症が，世界中どこへでも広がる可能性があり，1国だけの問題ではなく全世界でその対応をとる必要がある．

1999年に「感染症の予防及び感染症の患者に対する医療に関する法律」

表10.1 感染症の分類（2025年1月現在）

感染症類型	感染症名	性　格
1類感染症	エボラ出血熱，クリミア・コンゴ出血熱，痘そう，南米出血熱，ペスト，マールブルグ病，ラッサ熱	感染力や重篤度などから判断して危険性がきわめて高い感染症
2類感染症	急性灰白髄炎，結核，ジフテリア，重症急性呼吸器症候群(SARS)，中東呼吸器症候群(MARS)，鳥インフルエンザ(H5N1)，鳥インフルエンザ(H7N9)	感染力や重篤度などから判断して危険性が高い感染症
3類感染症	コレラ，細菌性赤痢，腸管出血性大腸菌感染症，腸チフス，パラチフス	感染力や重篤度などから判断して危険性は高くはないものの，集団発生を起こす可能性が高い感染症
4類感染症	E型肝炎，ウエストナイル熱，A型肝炎，エキノコックス症，黄熱，オウム熱，オムスク出血熱，回帰熱，キャサヌル森林病，Q熱，狂犬病，コクシジオイデス症，ジカウイルス感染症，重傷熱性血小板減少症候群(SFTSウイルス)，腎症候性出血熱，西部ウマ脳炎，ダニ媒介脳炎，炭疽，チクングニア熱，つつが虫病，デング熱，東部ウマ脳炎，鳥インフルエンザ(H5N1およびH7N9を除く)，ニパウイルス感染症，日本紅斑熱，日本脳炎，ハンタウイルス肺症候群，Bウイルス病，鼻疽，ブルセラ症，ベネズエラウマ脳炎，ヘンドラウイルス感染症，発しんチフス，ボツリヌス症，マラリア，野兎病，ライム病，リッサウイルス感染症，リフトバレー熱，類鼻疽，レジオネラ症，レプトスピラ症，ロッキー山紅斑熱	ヒトからの感染はないが，動物，飲食物を介してヒトに感染する感染症
5類感染症	**全数把握**：アメーバ赤痢，ウイルス性肝炎(E型肝炎およびA型肝炎を除く)，カルバペネム耐性腸内細菌科細菌感染症，急性脳炎(ウエストナイル脳炎，西部ウマ脳炎，ダニ媒介脳炎，東部ウマ脳炎，日本脳炎，ベネズエラウマ脳炎，リフトバレー熱を除く)，クリプトスポリジウム症，クロイツフェルト・ヤコブ病，劇症型溶血レンサ球菌感染症，後天性免疫不全症候群，ジアルジア症，侵襲性インフルエンザ菌感染症，侵襲性髄膜炎菌感染症，侵襲性肺炎球菌感染症，水痘(入院例にかぎる)，先天性風しん症候群，梅毒，播種性クリプトコックス症，破傷風，バンコマイシン耐性黄色ブドウ球菌感染症，バンコマイシン耐性腸球菌感染症，百日咳，風しん，麻しん，薬剤耐性アシネトバクター感染症 **定点把握**：RSウイルス感染症，咽頭結膜熱，A群溶血性レンサ球菌咽頭炎，感染性胃腸炎，水痘，手足口病，伝染性紅斑，突発性発しん，ヘルパンギーナ，流行性耳下腺炎，インフルエンザ(鳥インフルエンザおよび新型インフルエンザ等感染症を除く)，新型コロナウイルス感染症，急性出血性結膜炎，流行性結膜炎，性器クラミジア感染症，性器ヘルペスウイルス感染症，尖圭コンジローマ，淋感染症，感染性胃腸炎(病原体がロタウイルスである者にかぎる)，クラミジア肺炎(オウム病を除く)，細菌性髄膜炎(髄膜炎菌，肺炎球菌，インフルエンザ菌を原因として同定された場合を除く)，マイコプラズマ肺炎，無菌性髄膜炎菌，ペニシリン耐性肺炎球菌感染症，メチシリン耐性黄色ブドウ球菌感染症，薬剤耐性緑膿菌感染症	国が感染症発生動向の調査を行い，その結果を国民，医療関係者，医療機関に必要な情報を提供，公開することにより発生および蔓延や伝染を防止する必要がある感染症

病原微生物と免疫　10.2　149

表10.1　感染症の分類（続き）

感染症類型	感染症名	性　格
指定感染症	該当なし	既知の感染症のなかで，1類から3類に準じる対応が必要であると政令で定める感染症
新型インフルエンザ等感染症	該当なし	人から人に伝染すると認められるが一般に国民が免疫を獲得しておらず，全国的かつ急速なまん延により国民の生命および健康に重大な影響を与えるおそれがある感染症

が施行され，感染症を，その原因となる病原微生物の感染力と罹患した際の重篤性から分類している（表10.1）．1類感染症から4類感染症は，感染者がみつかれば，ただちに保健所に届け出る義務がある．5類感染症については，全数把握の必要がある感染症は7日以内（侵襲性髄膜炎菌感染症および麻疹はただちに，風疹はできるだけ早く）に，定点把握の必要がある感染症は毎週または毎月保健所に届け出る義務がある．

10.2　病原微生物と免疫

10.2.1　ウイルスに対する免疫応答

　ウイルスに対する早期の免疫防御システムは，インターフェロン，NK細胞およびマクロファージが重要となる．I型インターフェロン（IFN-α/IFN-β）はウイルスRNAの翻訳を阻害し，感染細胞のアポトーシスを誘導することによりウイルスの複製を直接的に阻害する．また，IFN-α/IFN-βとIFN-γは，抗原提示細胞のMHCクラスI分子およびMHCクラスII分子の発現量を増加させることにより獲得免疫を誘導し，さらにはNK細胞やマクロファージを活性化することにより，それらの抗ウイルス活性を増強させる．

　NK細胞は**パーフォリン**や**グランザイム**を用いて，感染細胞を傷害する．NK細胞は，抑制性の受容体にMHCクラスI分子が結合すると，抑制性のシグナルが伝わり細胞を傷害しない．しかし，MHCクラスI分子の発現が低下した細胞に対しては，抑制のシグナルが入らず，その細胞を傷害する．ウイルス感染細胞にかぎらず，MHCクラスI分子の発現が低下したキラーT細胞が認識できない腫瘍細胞も傷害する．また，抗体分子のFc部を認識する受容体を介して，**抗体依存性細胞性細胞傷害**（antibody-dependent cell-mediated cytotoxicity；ADCC）で感染細胞を傷害する．さらに，NK細胞はIFN-γを産生し，マクロファージを活性化することにより抗ウイルス活性を増強させる．

　マクロファージは広く組織に分布しており，多くの感染症において最前線

で防御している．マクロファージは一酸化窒素や TNF-α，IFN-α を産生することによりウイルスの複製を阻害し，ウイルスを貪食するとともに，ウイルス感染細胞も傷害し，貪食する．

ウイルス感染が持続すると，ウイルス特異的 T 細胞や B 細胞が増殖し，ウイルスの排除に働く．ウイルス特異的キラー T 細胞は MHC クラス I 分子拘束性であり，MHC クラス I 分子上にウイルス由来のペプチドを提示したウイルス感染細胞をパーフォリンやグランザイムを分泌して傷害する，あるいは細胞膜上の **FasL** を介してウイルス感染細胞の **Fas** にシグナルを伝え細胞死を誘導する．

抗体は，遊離ウイルス粒子に結合することにより，細胞への**付着**，侵入あるいは**脱殻**を阻害する（**中和**）．また，**オプソニン化**による食細胞の貪食を促進するとともに，補体の古典経路が活性化することにより，ウイルスのエンベロープを傷害する．ウイルス感染細胞に抗体が結合すると，NK 細胞やマクロファージによる ADCC や補体による溶解を引き起こす．

ヘルパー T 細胞はウイルス特異的キラー T 細胞の誘導やマクロファージの活性化を誘導する．また，ウイルスに対する抗体のクラススイッチや親和性の成熟にも働くなど，重要な役割を担っている．

10.2.2　細菌に対する免疫応答

病原微生物に対する最初の防御機構は，皮膚や上皮細胞などの物理的バリアーであり，体液成分や常在細菌叢などの生理的，化学的バリアーである．これにより多くの微生物は生体内に侵入できない．微生物が組織に侵入すると，病原体が共通して保有している**病原体関連分子パターン**（pathogen associated molecular pattern；**PAMP**）が組織液や血液中に含まれる**パターン認識受容体**（pattern recognition receptor；**PRR**）に認識され，補体が活性化されたり，食細胞に貪食されたりする．

また，食細胞も細胞膜上やファゴソーム上に多くの PRR を発現しており，病原微生物を直接認識し貪食する（9.2 節参照）．食細胞は貪食した細菌を取り囲む小胞（**ファゴソーム**）を形成する．ファゴソームの膜には NADPH オキシダーゼが結合しており，**活性酸素**を産生する．ファゴソームはリソソームと融合し**ファゴリソソーム**となる．

リソソーム内は pH が 3〜5 であり，タンパク質分解酵素や多糖分解酵素，脂質分解酵素，核酸分解酵素などが含まれており，それら酵素を用いて貪食した細菌を殺菌し消化する．細胞内寄生細菌であるレジオネラや結核，サルモネラ，リステリアなどは，これらの経路の一部を阻害することにより殺菌から逃れ，宿主内で増殖することができる．

第二経路やレクチン経路により活性化された補体は，**膜侵襲複合体**により

溶菌するとともに，産生された C5a により好中球を遊走および活性化させ，マスト細胞（肥満細胞）の**脱顆粒**を誘導する．その結果，**ケミカルメディエーター**の作用により血管透過性が亢進し，炎症が引き起こされる．また，感染組織のマクロファージや上皮細胞はさまざまな炎症性サイトカインやケモカインを分泌し，**炎症**を増強させ，細菌の排除を行う（12 章参照）．

細菌感染が持続すると，ウイルス感染と同様に細菌特異的 T 細胞や B 細胞が増殖し，細菌の排除に働く．キラー T 細胞は Fas-FasL の系やパーフォリン，グランザイムの系により細胞内寄生細菌が感染した細胞を傷害する．また，ヘルパー T 細胞が IFN-γ を分泌しマクロファージを活性化することによりマクロファージの細胞内の殺菌力を増強し，ケモカインを分泌することにより炎症を増強させる．

抗体には，オプソニン化による溶菌や貪食の促進だけではなく，細菌毒素に対する特異的な抗体もあり，さまざまな細菌毒素を中和する．また，IgAは細菌が粘膜表面に接着するのを阻害することで，細菌の体内への侵入を阻害している．ヘルパー T 細胞は，マクロファージの活性化を誘導し，細菌特異的な抗体のクラススイッチや親和性の成熟を誘導する．

グラム陰性菌の外膜成分である**リポポリサッカライド**（lipopolysaccharide；**LPS**）は**内毒素**（endotoxin）として働く．LPS は LPS 結合タンパク質（LPS binding protein；LBP）と結合し，マクロファージなどに発現している **TLR4**に認識される（9.2 節参照）．マクロファージは細胞内シグナル伝達が活性化され，炎症性サイトカインやケミカルメディエーターの産生を誘導し，細胞傷害や組織傷害を引き起こす．全身に炎症が広がると，全身性血管内凝固（disseminated intravascular coagulation；DIC）や多臓器不全に陥る．これを**エンドトキシンショック**という．

また，ある種の細菌は**スーパー抗原**とよばれる毒素を産生する．スーパー抗原は TCR β 鎖と MHC クラス II 分子を架橋することにより，抗原非依存的にさまざまな T 細胞を一斉に活性化させることのできる毒素である．その結果，多量の炎症性サイトカインが分泌され，ショック状態に陥ることがある．

スーパー抗原には黄色ブドウ球菌が産生する**中毒性ショック症候群毒素 -1**（toxic shock syndrome toxin-1；TSST-1）や**エンテロトキシン**（staphyloccocal enterotoxin；SE），溶血性連鎖球菌が産生する**エキソトキシン**（streptococcal pyrogenic exotoxin；Spe）などがある．

10.3 ワクチンの種類

現在，日本国内で接種可能なワクチンには，トキソイド，不活化ワクチン，弱毒生ワクチン，成分ワクチン，mRNA ワクチンおよびウイルスベクター

表10.2	日本で接種可能なワクチンの種類（2025年1月現在）
生ワクチン	BCG, 麻しん, 風しん, 水痘, おたふくかぜ, 黄熱, ロタウイルス, インフルエンザウイルス（経鼻）
不活化ワクチン	ポリオ, 日本脳炎, A型肝炎ウイルス, 狂犬病, RSウイルス
トキソイド	ジフテリア, 破傷風
成分ワクチン	百日咳, インフルエンザ菌b型, 肺炎球菌, ヒトパピローマウイルス, インフルエンザウイルス, B型肝炎ウイルス, 髄膜炎菌, 帯状疱疹, 新型コロナ
mRNAワクチン	新型コロナ
ウイルスベクターワクチン	新型コロナ

ワクチンがあり，それぞれ特徴がある（表10.2）．

（1）トキソイド

トキソイド（toxoid）とは，細菌の**外毒素**をホルムアルデヒドやグルタルアルデヒドで処理を行うことやジアゾ化することにより変性させ，免疫原性を保ちながら**無毒化**したものである．破傷風やジフテリアなどの毒素性疾患では，毒素を無毒化することで発症を抑えることができるため，トキソイドをワクチンとして用いることができる．これら成分だけではワクチンとしての効果が低いため，免疫増強剤（アジュバント）を添加して用いられている．

（2）不活化ワクチン

不活化ワクチンは，病原体をホルムアルデヒドや加熱，紫外線処理などをすることにより，**死滅**させたものである．ポリオや日本脳炎などのワクチンとして用いられている．多量の病原体が必要となり，また不純物による望ましくない免疫反応が誘導されることがあるため，十分な精製が必要となり高価になる．

（3）弱毒生ワクチン

弱毒生ワクチンは，毒力は弱いが，感染力をもつ病原体を投与するワクチンである．天然に存在する弱毒株や自然宿主以外の宿主で継代を重ねることにより弱毒変異株を選択し，ワクチンとして用いる．生ワクチンは体内で実際に感染し**増殖**することから，自然感染に近い免疫が得られる．そのため，トキソイドや不活化ワクチンと比べ**長期間効果**が持続し，また細胞性免疫が得られやすい特徴をもっている．しかしながら，自然感染時と似た症状を発現することもあり，なかには弱毒株から強毒株に復帰変異する可能性もあり，副作用の発生率がトキソイドや不活化ワクチンと比べて高くなる．結核や麻しん，風しん，おたふくかぜ，ロタウイルス，インフルエンザウイルス（経鼻）などのワクチンとして用いられている．

免疫原性
B細胞やT細胞を活性化し，抗体産生や細胞性免疫を誘導することのできる抗原を免疫原といい，免疫原として働く性質のことを免疫原性という（3.5節参照）．

アジュバント
投与した抗原に対する免疫応答を量的，質的に増強させる物質や方法．投与経路，投与量，投与時期によって特異的な抗体の産生量およびそのクラス，細胞性免疫の誘導に差が認められる．

（4）成分ワクチン

病原体のなかからワクチンの有効性を担う成分のみを用いるワクチンを**成分ワクチン**（component vaccine）という．百日咳菌の百日咳毒素や線維状血球凝集素，遺伝子組換えにより酵母で産生された B 型肝炎ウイルスの表面抗原，インフルエンザウイルスのヘマグルチニンや肺炎球菌の莢膜多糖などがある．これら成分だけではワクチンとしての効果が低いため，免疫増強剤を添加して用いられている．不活化ワクチンや弱毒生ワクチンと比べ，副作用の発生率が低く抑えられる．

（5）mRNA ワクチン

抗原をコードする mRNA を分解されにくいように改変し，脂質ナノ粒子に組み込ませたものを投与する．投与された mRNA は細胞に取り込まれ，その細胞内で抗原を発現させることにより，体液性免疫だけではなく細胞性免疫も誘導することができる．抗原の配列情報がわかれば素早く合成可能であるため，病原体の変異株にも対応が早くできる．

10.4 ワクチン各論

現在，日本において接種可能な予防接種は，予防接種法における**定期接種**（A 類疾病，B 類疾病），**臨時の予防接種**および**任意の予防接種**がある（表10.3）．定期接種は市町村長が行う．**A 類疾病**はおもに集団予防や重篤な疾患の予防に重点が置かれており，対象者には接種勧奨や予防接種を受けるよう努力義務が課せられている．

B 類疾病はおもに個人予防に重点が置かれており，接種勧奨も努力義務も課せられてはいない．臨時の予防接種はまん延予防上緊急の必要があるときに実施され，都道府県知事または市町村長が行う．予防接種を受ける努力義務を課す臨時接種と，努力義務を課さない臨時接種とがある．任意の予防接種は定期接種を対象年齢以外で接種する場合や，定期接種に指定されていない予防接種を個人の予防目的で，任意に受けることができる予防接種である．

（1）百日咳・ジフテリア・破傷風・不活化ポリオ・インフルエンザ菌 b 型（DPT-IPV-Hib）混合ワクチン（5 種混合ワクチン）

百日咳菌の培養液中から精製しホルムアルデヒドで減毒した**感染防御抗原**画分と，ジフテリア菌および破傷風菌の培養液中から**ジフテリア毒素**および**破傷風毒素**を精製し，ホルムアルデヒドで無毒化したトキソイド，および 1型，2 型，3 型のポリオウイルスの弱毒株をホルムアルデヒドで不活化したウイルス液とを混合し，免疫原性を高めるためにアルミニウム塩に吸着させた．さらに，インフルエンザ菌 b 型の培養液から精製した莢膜多糖に無毒化した破傷風毒素のトキソイド，またはジフテリア菌の変異型ジフテリア毒

表10.3		定期および任意の予防接種一覧（2025年1月現在）
定期接種	A類疾病	百日咳・ジフテリア・破傷風・不活化ポリオ・インフルエンザ菌b型混合ワクチン
		ジフテリア・破傷風混合ワクチン
		麻しん・風しん混合ワクチン
		水痘
		日本脳炎
		インフルエンザ菌b型
		BCG
		小児肺炎球菌（15価, 20価）
		ヒトパピローマウイルス（2価, 4価, 9価）
		B型肝炎*
		ロタウイルス
	B類疾病	季節性インフルエンザ
		高齢者肺炎球菌（23価）
		新型コロナ
任意接種		季節性インフルエンザ
		B型肝炎
		おたふくかぜ
		A型肝炎
		破傷風トキソイド
		髄膜炎菌
		黄熱
		狂犬病
		帯状疱疹
		RSウイルス

* 水平感染予防.

素を共有結合させたものを混合したものである．以前から接種されていた**沈降精製百日咳ジフテリア破傷風ワクチン不活化ポリオワクチン**（DPT-IPV，4種混合ワクチン）に Hib ワクチンを混合したものであり，**DPT-IPV-Hib** または **5種混合ワクチン**とよばれる．

ポリオワクチンは生ワクチンから不活化ワクチンに変更されたことにより，ワクチンによる弛緩性麻痺（vaccine associated paralytic polio；VAPP）が生じることはなくなった．

(2) ジフテリア・破傷風(DT)混合ワクチン

ジフテリア毒素と破傷風毒素を無毒化したトキソイドに免疫増強剤としてアルミニウム塩を添加したトキソイドワクチンである．DPT-IPV の2期接種として11歳以上13歳に達するまでのあいだに1回接種する．

(3) 麻しん・風しん(MR)混合ワクチン

麻しんウイルス（measles virus）の弱毒株および風しんウイルス（rubella virus）の弱毒株を混合し，凍結乾燥した生ワクチンである．

| COLUMN | ポリオワクチンの開発 |

　ポリオウイルスに感染すると発病率は1％未満ではあるが，その感染により急性灰白髄炎などの麻痺を起こし，感染者（その多くが子ども）が亡くなったり身体障害を及ぼしたりする．1952年にアメリカで大流行が起こり，1955年に最初の不活化ポリオワクチンが承認された．しかし，ワクチン導入直後にワクチンを接種した人やその家族間でポリオが大流行した．その原因は，完全に不活化されていない病原性ウイルスがワクチンに含まれていたことであることがわかった．結果的に，約20万人が病原性ウイルスを接種され，そのうち7万人が発病し，200人が半身不随，10人が死亡する事態となった．当時の不活化ワクチンの免疫持続期間がやや短いこと，ポリオウイルスは腸管粘膜に感染するため経口ワクチンのほうが効果的であることから，その後，経口弱毒生ワクチンが開発された．経口弱毒生ワクチンは，予防効果も高く投与も簡単であったため，不活化ワクチンにとって代わった．

　一方，日本でも1960年に北海道を中心に5,600人以上が発病したことから，1961年に経口弱毒生ワクチンが輸入され緊急投与が行われ，1963年からは定期接種が始まった．その成果もあり，1980年を最後に日本国内では野生株由来の患者は現れていない．しかし，この生ワクチンにより100万人あたり3人に麻痺が発症することが明らかとなった．弱毒株は天然の病原性ポリオウイルスと比較し，10個の塩基が置換されているが，その1つでも復帰変異を起こすと病原性を発揮することがわかった．そのようなことから，日本でも2012年以降は新たな不活化ワクチンが開発され，現在は，経口弱毒生ワクチンは使用されていない．

(4) 水痘ワクチン

水痘ウイルス（varicella virus）の弱毒株を凍結乾燥した生ワクチンである．

(5) 日本脳炎ワクチン

日本脳炎ウイルス（Japanese encephalitis virus）をホルムアルデヒドで不活化したものである．以前はサルの脳でウイルスを増殖させていたが，現在は安全性および動物愛護の問題から，培養細胞でウイルスを増殖させている．

(6) Hib（インフルエンザ菌b型）ワクチン

インフルエンザ菌b型（haemophilus influenzae type b）は莢膜を産生する株と産生しない株とがあるが，ヒトに病原性を示すのは莢膜を産生する株であり，そのほとんどの血清型はb型である．莢膜産生株の培養液から精製した莢膜多糖であるポリリボシルリビトールと無毒化した破傷風毒素のトキソイド，またはジフテリア菌の変異型ジフテリア毒素を共有結合させた成分ワクチンである．多糖類はT細胞非依存性抗原であるため，単独では免疫学的記憶を誘導できない．そのため破傷風トキソイドを**キャリアータンパク質**として結合させることにより，免疫学的記憶を誘導する（1.8.1項参照）．

(7) BCGワクチン

ウシ型結核菌（Mycobacterium bovis）を13年間継代培養することにより弱

毒化した菌の通称で，その開発者である Calmette と Guérin の名前をとり
BCG(Bacille Calmette Guérin)とよばれている．これを凍結乾燥した生ワク
チンである．

(8) 小児肺炎球菌ワクチン(15 価，20 価多糖体)

肺炎球菌(*Streptococcus pneumoniae*)は 90 種以上の血清型に分類される
が，そのなかから 15 種または 20 種の血清型の莢膜多糖を抗原として用いる．
Hib ワクチンと同様，肺炎球菌の莢膜にキャリアータンパク質としてジフテ
リア毒素のトキソイドを共有結合させたものに，免疫増強剤としてアルミニ
ウム塩などを添加した成分ワクチンである．

(9) HPV(ヒトパピローマウイルス)ワクチン

ヒトパピローマウイルスは 100 種以上の型が知られているが，そのなかか
ら 2 種(2 価)または 4 種(4 価)または 9 種(9 価)の L1 タンパク質を酵母や
細胞で発現させたものを抗原として用いる(カバー率は 70 % 以上)．免疫増
強剤としてアルミニウム塩などを添加した成分ワクチンである．

(10) B 型肝炎ワクチン

B 型肝炎ウイルスの HBs 抗原を酵母で発現させ，精製した抗原を用いる．
免疫増強剤としてアルミニウム塩などを添加した成分ワクチンである．水平
感染予防は初回接種として生後 2 か月から 27 日以上の間隔をあけて 2 回，
初回終了後 139 日以上あけて 1 歳までに 1 回追加接種する．母子感染予防は
生後 12 時間以内に抗 HBs グロブリンと同時に接種し，初回接種の 1 か月後
および 6 か月後に 2 回接種する．

(11) ロタウイルスワクチン

ロタウイルスの弱毒株を用いた生ワクチンであり，1 価のワクチンと 5 価
のワクチンとがある．

(12) インフルエンザワクチン

インフルエンザウイルスの感染防御抗原である**ヘマグルチニン**(HA)をウ
イルス粒子から精製し，ホルムアルデヒドで不活化した HA を精製したワク
チンである．2015 年から A 型を 2 種，B 型を 2 種混合した 4 価となった．
65 歳以上の高齢者および 60 歳以上で特定の基礎疾患をもつヒトは定期接種
となり，そのほかは任意接種となる．

小児用(2 歳〜19 歳未満)として経鼻弱毒生ワクチン(4 価)がある．小児に
とってワクチンに伴う痛みは重大な懸念事項であり，経鼻摂取による痛みの
軽減には重要な意義がある．また，弱毒生インフルエンザウイルスは鼻咽頭
部で増殖することから，自然感染後に誘導される免疫応答と類似した IgA
を介した局所免疫，および全身における体液性免疫と細胞性免疫を誘導する
ことが期待される．しかし，飛沫または接触によるワクチンウイルスの水平
伝播の可能性があるため，授乳婦，周囲に免疫不全患者がいる場合は注意が

HPV ワクチン
接種後の副反応が発生する可能性が報告されたため，2013 年〜2021 年には，A 類疾病の定期接種ではあるが，適切な情報提供ができるまでのあいだは，積極的な接種勧奨を一時中止していた．

必要である.

(13) 高齢者肺炎球菌ワクチン(23価多糖体)

肺炎球菌は90種以上の血清型に分類されるが,そのなかから23種の血清型の莢膜多糖を抗原として用いる成分ワクチンである.65歳に1回接種する.その後は任意接種となる.

(14) 新型コロナワクチン

SARS-CoV-2のスパイクタンパク質をコードするmRNAを,分解されにくく,翻訳の効率を上げるために一部改変し,脂質ナノ粒子に組み込ませたmRNAワクチンと,アデノウイルスベクターにSARS-CoV-2のスパイクタンパク質をコードするDNAを組み込んだウイルスベクターワクチンがある.また,SARS-CoV-2のスパイクタンパク質にアジュバントを加えた組換えタンパクワクチンや,mRNAレプリコンワクチンも開発された.65歳以上の高齢者および60歳以上で特定の基礎疾患をもつヒトは定期接種となり,そのほかは任意接種となる.

(15) おたふくかぜ(流行性耳下腺炎)ワクチン

ムンプスウイルス(mumpus virus)の弱毒株を凍結乾燥した生ワクチンである.

(16) A型肝炎ワクチン

A型肝炎ウイルスを培養,精製,不活化,凍結乾燥した不活化ワクチンである.

(17) 髄膜炎菌ワクチン

4種の血清型の髄膜炎菌(*Neisseria meningitidis*)の莢膜多糖にキャリアー

COLUMN　　mRNA ワクチンの開発

mRNAワクチンは,抗原となるタンパク質のもととなるmRNAを人工的に合成し,それをヒトの体内に注入するものである.ヒトの細胞内で抗原となるタンパク質に翻訳され,獲得免疫を誘導する.細胞内でタンパク質が合成されることから,体液性免疫のみならず,細胞性免疫も誘導することができる.また,mRNAは抗原の塩基配列情報があれば迅速に合成することが可能なため,短期間で大量に作製することができ,病原体の変異にもすぐに対応が可能となる.

一方,RNAは生体内で素早く分解されるという性質があり,また,自然免疫を強く活性化する

ことがわかっており,ワクチンにする際の大きな障壁となっていた.K. Karikó(カリコ)とD. Weissman(ワイスマン)らはRNAを構成するウラシルを1-メチル-シュードウリジンに置き換えることにより,これら2つの問題を解決し,さらには,体内でつくられるタンパク質量も著しく増えることを発見した.これらの発見がmRNAのワクチンへの使用に大きく貢献し,新型コロナウイルス感染症ではわずか1年という短期間で大量にワクチンが製造され,全世界で接種されて多くのヒトの命を救った.その功績を称え,2人は2023年にノーベル生理学医学賞を受賞した.

タンパク質としてジフテリア毒素のトキソイドを共有結合させた成分ワクチンである.

（18）黄熱ワクチン

黄熱ウイルスの弱毒株を凍結乾燥した生ワクチンである. 接種後10日目から10年間有効である. 一般の医療機関では接種は行えず, 検疫所での接種となる.

（19）狂犬病ワクチン

狂犬病ウイルスを培養, 不活化, 精製, 凍結乾燥した不活化ワクチンである. 暴露前の免疫では, 4週間間隔で2回, 6〜12か月後に1回追加接種する. 暴露後の免疫は, 0, 3, 7, 30, 90日後に計5回接種する.

（20）帯状疱疹ワクチン

糖タンパク質Eをチャイニーズハムスター卵巣(CHO)細胞に産生させ, 精製し, 凍結乾燥した不活化帯状疱疹ワクチンと水痘ワクチンがある.

章末問題

基本問題

1. ウイルス特異的なキラーT細胞はどのようにしてウイルス感染細胞を傷害するのか説明せよ.
2. ウイルスの排除に抗体はどのような役割を担っているか説明せよ.
3. LPSとは何か説明せよ.
4. スーパー抗原とは何か説明せよ.
5. 現在国内で使用されているワクチンの種類とその特徴を列記せよ.
6. 予防接種法における予防接種にはどのようなものがあるか列記せよ.

応用問題

7. 細胞外寄生細菌と細胞内寄生細菌に対する免疫応答の違いを説明せよ.
8. トキソイドワクチンには通常アジュバントが添加されている. その理由を説明せよ.

Part IV 免疫学と病気

11 アレルギー反応

❖ 本章の目標 ❖
- アレルギー発症のしくみに基づく I 型～IV 型の分類について学ぶ．
- アレルギー反応と自己免疫疾患との相違について学ぶ．

　現在，多くの人になんらかのアレルギー反応が認められているといわれている．アレルギー反応にはどのような細胞や分子が働いているかを知ることは，アレルギー性疾患の薬物治療のみならず，医薬品の開発にとっても必要不可欠である．

11.1　I 型，II 型，III 型，IV 型アレルギーのしくみ

　アレルギー（allergy）とは，1906 年 C. von Pirquet（ピルケ）によってギリシャ語で「変わった反応」という意味を語源として提唱されたもので，本来無害な抗原に対する不適切な，あるいは過剰な免疫応答が引き起こす病態をさす（1.5 節参照）．また，アレルギー反応を引き起こす抗原を**アレルゲン**（allergen）という．1963 年，R. R. A. Coombs（クームス）と P. G. H. Gel（ゲル）はアレルギー反応を組織障害の機序により I 型～IV 型に分類した（表 11.1）．このことによって，いろいろなきっかけで，またいろいろな病態を引き起こすアレルギーという現象が整理された．

　このうち I 型～III 型アレルギーは抗体がエフェクター分子として働く体液性免疫によるもので，アレルゲンに接触（暴露）したのち比較的早期に反応が誘発されるので，**即時型アレルギー**（immediate-type allergy）に分類される．一方，IV 型アレルギーは，T 細胞による細胞性免疫が働き，アレルゲンとの接触後 24～48 時間ごろに反応が最も大きくなるので，**遅延型アレルギー**（delayed-type allergy）に分類される．

アレルゲン
アレルギー反応を引き起こす原因となる抗原．

表11.1 Ⅰ型〜Ⅳ型アレルギー

	即時型アレルギー			遅延型アレルギー
	Ⅰ型	Ⅱ型	Ⅲ型	Ⅳ型
免疫応答	IgE	IgG, IgM	IgG, IgM	Th細胞
抗　原	可溶性抗原	細胞や間質の抗原	可溶性抗原	可溶性抗原や細胞
反応までの時間	数分〜30分	1〜2時間	数時間	24〜48時間
エフェクター細胞	マスト細胞	Fc受容体細胞（食細胞，NK細胞など）	Fc受容体細胞（FcγRⅢ）	Th1細胞，マクロファージ
補体の関与	なし	あり	あり	なし
反応誘起物質	ヒスタミン，エイコサノイド，サイトカイン	補体，リソソーム酵素，サイトカイン	補体，リソソーム酵素，サイトカイン	サイトカイン，ケモカイン，リソソーム酵素
疾患例	気管支喘息，蕁麻疹，アレルギー性鼻炎，アトピー性皮膚炎など	血液型不適合輸血	感染後腎炎	接触性皮膚炎，ツベルクリン反応，結核やハンセン病
類似した機序で起こる自己免疫疾患	なし	自己免疫性溶血性貧血，特発性血小板減少性紫斑病など	関節リウマチ，全身性エリテマトーデス，全身性硬化症など	多発性硬化症など

実際の病態形成の場では，必ずしもこれらの型が独立して起こるのではなく複合的に働くが，アレルギーを理解するにはわかりやすい分類である．

11.1.1　Ⅰ型アレルギー

Ⅰ型アレルギー（type Ⅰ allergy）は，IgEと**マスト細胞**（肥満細胞）がおもな働きをする（図11.1）．抗原が抗原提示細胞に取り込まれ，プロセッシングを受けてMHCクラスⅡ分子とともに提示される．そのMHCクラスⅡ分子＋抗原ペプチド複合体を**Th0細胞**がTCR（T細胞抗原受容体）で認識し，自身が産生するIL-4や**NKT細胞**などからのIL-4の作用によりTh2細胞に分化する．

分化したTh2細胞はさらにIL-4やIL-13を産生し，B細胞が産生する抗体をIgMからIgEへとクラススイッチさせる．クラススイッチには，T細胞の**CD40リガンド**（CD40L）（図14.2参照）とB細胞の**CD40**の会合によってB細胞内へ伝達される補助シグナルも重要である．

産生されたIgEは，マスト細胞上の高親和性**IgE受容体**（high-affinity IgE receptor, FcεRI）に結合する．抗原の再進入によりマスト細胞上のIgEが架橋されるとマスト細胞が活性化し，細胞内のカルシウム濃度が上昇する．その結果，マスト細胞内の顆粒が細胞外に放出される．この現象を**脱顆粒**（degranulation）という．この顆粒内には代表的な**血管作動性アミン**

Th0細胞

抗原に応答したあと，機能がまだ定まっていない段階のT細胞のこと．このあと，環境に応じてTh1細胞かTh2細胞，Th17細胞に分化する．

NKT細胞

TCRのαβ鎖とともに，NK細胞の表面マーカー分子であるNK1.1も発現する細胞．活性化により急速，大量にIL-4を産生することから，Th2細胞応答を促進する機能を発現する．

IgE受容体

IgEの受容体にはFcεRIとFcεRⅡとがある．マスト細胞や好塩基球表面に発現するFcεRIはIgEに対して高い親和性をもつ．一方，FcεRⅡはB細胞やT細胞などに発現しているが，IgEに対する親和性は低い．

I型，II型，III型，IV型アレルギーのしくみ　11.1　161

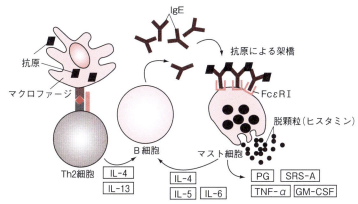

図 11.1 マスト細胞の活性化

ヘルパーT細胞は抗原提示細胞に取り込まれた抗原とMHCクラスII分子を認識し，IL-4を産生するTh2細胞へと分化する．IL-4はB細胞の産生抗体をIgMからIgEへとクラススイッチさせる．マスト細胞上のIgE受容体（FcεRI）に結合したIgE抗体が抗原により架橋されると活性化され，脱顆粒によりヒスタミンが放出される．また，脂質メディエーターの産生も起こる．
PG：プロスタグランジン，SRS-A：I型アレルギーの遅発相反応物質，TNF-α：腫瘍壊死因子α，GM-CSF：顆粒球マクロファージコロニー刺激因子．

(vasoactive amine) である**ヒスタミン** (histamine) やいろいろな酵素が貯蔵されており，血流と血管透過性をすみやかに亢進させる．さらに新たな生理活性物質（エイコサノイド）の生合成と分泌が始まる．

一方，TNF-αの産生および放出により，血管内皮細胞にICAM-1やセレクチンなどの細胞接着分子の発現誘導が起こり，白血球やリンパ球の接着と血管外移動が促進される（2章，12章参照）．また**血小板活性化因子** (platelet activating factor；PAF) やサイトカイン (IL-4, IL-13) も合成，放出され，炎症反応が促進される．

11.1.2　I型アレルギー反応の即発相と遅発相

I型アレルギーは，マスト細胞が活性化されて反応が始まる．反応は，まず抗原暴露直後～30分後でピークとなる**即発相反応**が起こる．即発相では，マスト細胞の顆粒内にすでに貯蔵されていたヒスタミンなどの炎症性の**ケミカルメディエーター** (chemical mediator) が脱顆粒によって放出され，その結果，血管透過性が亢進し，急性の炎症反応が起こる．

放出された生理活性物質の活性がなくなるにつれて，この反応は抗原暴露1～3時間後にいったん消失する．しかしその後，4～6時間後に始まって，8～12時間後にピークに達する**遅発相反応**が現れる．これは，活性化マスト細胞が新たに産生し，放出したプロスタグランジン (PG)，**アナフィラキシー遅反応物質** (slow-reacting substance of anaphylaxis；SRS-A) や血小板活性化因子 (PAF) などのケミカルメディエーターや，IL-4, IL-13などのサ

血小板活性化因子
血小板が標的細胞として最初にみいだされたことから命名された．しかし好中球，単球，平滑筋細胞などにもPAF受容体がみつかっている．

ケミカルメディエーター
免疫・アレルギー学の領域では，アレルギー反応を誘発する低分子の生理活性分子を総称してケミカルメディエーターとよぶ．またそのうちの脂質が主成分の活性物質を脂質メディエーター (lipid mediator) として分類することがある．なおサイトカインやケモカインなどの炎症反応誘発性のペプチド性生理活性物質を含めて，炎症性メディエーターとよぶことがある．

アナフィラキシー遅反応物質
当初，遅発相反応を誘発する正体不明の物質だったのでSRS-Aとよばれたが，のちにロイコトリエンの混合物であることがわかった．

イトカインが作用するためである．すなわち，脂質メディエーターの生合成，放出，作用発現に時間がかかるため，反応が遅れて出現するので遅発相の反応とよぶ．遅発相は，脱顆粒反応で始まる**エイコサノイド**（eicosanoid）の生合成（図11.2）と炎症性細胞浸潤で始まる（12章参照）．ヒスタミンと，エイコサノイドに分類されるプロスタグランジン（PG），トロンボキサン（TX），

エイコサノイド
炭素数20の不飽和脂肪酸から生成されるプロスタグランジン（prostaglandin；PG），トロンボキサン（thromboxane；TX），ロイコトリエン（leukotriene；LT）などの生理活性物質の総称．

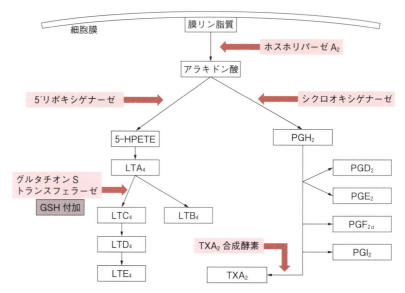

図11.2　エイコサノイドの生合成経路

この経路はアラキドン酸カスケードともよばれる．細胞膜のリン脂質から，ホスホリパーゼA_2（PLA_2）によってアラキドン酸がつくられる．その後，5′リポキシゲナーゼ経路でLTが，シクロオキシゲナーゼ（COX）経路でPGやTXが合成される．LTA_4にGSHが付加（グルタチオンSトランスフェラーゼによる）してLTC_4ができる．したがってLTC_4，LTD_4，LTE_4はシステイニルLTとよばれることもある．
PG：プロスタグランジン，TX：トロンボキサン，LT：ロイコトリエン，5-HPETE：ヒドロペルオキシエイコサテトラエン酸，GSH：グルタチオン．

表11.2　ヒスタミンおよび代表的なエイコサノイドの生理活性

名　称	生理活性
ヒスタミン	血管拡張，血管透過性亢進，気管支平滑筋収縮，胃酸分泌刺激
PGD_2	血小板凝集抑制
PGE_2	抗潰瘍作用（胃酸分泌抑制，粘液分泌促進，胃粘膜血流改善），気管支拡張，血管透過性亢進，血小板凝集抑制，発熱（高温側にリセット）
$PGF_{2\alpha}$	気管支平滑筋収縮
PGI_2	血管拡張，血管透過性亢進，胃酸分泌抑制，血小板凝集抑制
TXA_2	血管収縮，気管支平滑筋収縮，血小板凝集
LTB_4	炎症反応部位への好中球遊走促進
LTC_4	血管透過性亢進，気管支平滑筋収縮
LTD_4	血管透過性亢進，気管支平滑筋収縮
LTE_4	血管透過性亢進，気管支平滑筋収縮

I型, II型, III型, IV型アレルギーのしくみ　11.1　163

表11.3　そのほかの生理活性物質の作用

分　類	名　称	生理活性
酵　素	キマーゼ, トリプターゼ, セリンエステラーゼ	細胞間質タンパク質の分解
サイトカイン	IL-4 IL-3, IL-5, GM-CSF TNF-α	Th 2細胞の増殖 好酸球・好塩基球の活性化 炎症反応の促進, 血管内皮細胞活性化
ケモカイン	MIP-1α	単球, マクロファージ, 好中球の遊走
脂質メディエーター	血小板活性化因子(PAF)	白血球の動員, 好中球・好酸球・血小板の活性化

マスト細胞の顆粒内には, アミンや酵素が貯蔵されている. サイトカイン, ケモカイン, PAF やエイコサノイド類は, 活性化に伴ってつくられる.

ロイコトリエン(LT)の生理活性を表11.2にまとめた. また, そのほかの生理活性物質の作用については表11.3に示す.

　IL-4はTh2細胞への分化を促進し, さらにB細胞をIgE産生へとクラススイッチさせる. 一方, IL-3/IL-5/GM-CSFは好酸球や好塩基球を分化・成熟させ活性化する. これらメディエーターや, サイトカインやケモカインの作用で局所にいろいろな炎症性細胞が浸潤する. 活性化したマスト細胞, 好酸球, 好塩基球が脱顆粒して, さらにケミカルメディエーターを放出することが遅発相の機序と考えられる.

11.1.3　アナフィラキシー反応

　通常, I型アレルギー反応の即発相では, アレルゲン侵入部位周辺に限局したマスト細胞の活性化が起こり, また脱顆粒により放出されるケミカルメディエーターの半減期も短いため, 致命的ではない. また遅発相でも, おもにアレルゲン侵入部位周辺に限局してアレルギー反応が認められる.

　アレルギー反応の臨床症状は, アレルゲンの侵入部位と量, IgE量やIgEで**感作**(sensitization)されたマスト細胞の数が影響を与える. しかし, アレルゲンが血流に入って全身に行きわたったり, 消化管から急速に吸収されたりした場合, **全身性アナフィラキシー**(systemic anaphylaxis)とよばれる重篤な状態を呈する. 全身の血管周囲のマスト細胞が活性化されるために起こるもので, **血管拡張**(vasodilation)による血圧低下, 気道平滑筋の収縮や咽頭浮腫が起こる. この状態を**アナフィラキシーショック**(anaphylactic shock)とよぶ. 代表的な原因に, ハチ毒, 食物アレルギー, 薬剤アレルギーなどがあり, 致命的であることが多い.

　気道確保, アドレナリン(エピネフリン)投与による血圧上昇, 輸液での体

学修事項　D-2-10
(1)花粉症, アナフィラキシー

感作
免疫状態を誘導することをいう. アレルギーでは, アレルゲンに対するIgEがマスト細胞にくっついている状態のこと.

液量の確保，の３つが緊急対応の基本である.

学修事項 D-2-10

(1)花粉症，アナフィラキシー

11.1.4　抗Ⅰ型アレルギー薬の薬理作用および副作用

　一般に抗アレルギー薬とよばれる医薬品は，Ⅰ型アレルギーの予防薬や治療薬のことをさす. これらの医薬品は，その作用機序から，ケミカルメディエーター遊離抑制薬，ヒスタミン H_1 拮抗薬，トロンボキサン A_2(TXA_2)合成阻害薬，トロンボキサン A_2 受容体拮抗薬，ロイコトリエン(LT)拮抗薬，Th2サイトカイン阻害薬に分類される(17章参照). ケミカルメディエーター遊離抑制薬は，マスト細胞の脱顆粒を抑制することで，ヒスタミンやLTなどのケミカルメディエーターの放出を抑える. ヒスタミン受容体には H_1 ～ H_4 の４種類がある. 抗アレルギー薬としては，**ヒスタミン H_1 受容体**とヒスタミンとの結合を抑える化合物が開発されており，抗ヒスタミン薬とよばれる. アレルギー性鼻炎や**アトピー性皮膚炎**(atopic dermatitis)，蕁麻疹などに有効である.

　シクロオキシゲナーゼによる代謝産物 TXA_2 は，強力な平滑筋収縮作用をもつ. したがって，TXA_2 合成阻害薬はとくに気管支喘息に有用であると

ヒスタミン H_1 受容体
ヒスタミンの受容体は H_1 ～ H_4 に分類されている. 即時型反応に働く受容体は H_1 である.

■COLUMN■　Prausnitz-Küstner 反応と石坂公成

　２人の医師, K. Prausnitz と H. Küstner は, Küstner がある種の魚に対してアレルギーをもつのに, Prausnitz は同じ魚を食べても何も起こらないことに興味をもった.

　２人は, Küstner の体のなかには魚に対する免疫反応が誘導されていると考え, Küstner の血清をアレルギーのない(免疫が誘導されていない)Prausnitz の皮内に投与し, その後, 血清を投与した場所に魚の抽出物を注射した. すると, 注射局所に発赤とみみずばれが起こることをみつけた. 魚に対するアレルギーを血清によって受身移入できたことになる(1921年). この反応は２人の頭文字をとって PK 反応とよばれ, のちに石坂が IgE 抗体を発見する重要な手法となった.

　1960年代, 石坂公成・照子夫妻は枯草熱(ブタクサアレルギー)の原因を調べていた. アレルギーの原因となる抗原をブタクサの花粉から精製しつつ, 患者血清から花粉抗原に特異的に反応する抗体の精製を続けた. 石坂らは, 自分自身の皮膚に精製過程の抗体と抗原を接種し, PK 反応を進めた. その結果, 枯草熱の原因抗体は, それまでに知られている抗体とは異なった新しい種類の抗体であることを突き止め, IgE と命名した.

　"E" と名づけた理由は, PK 反応の局所が赤く腫れること(これを紅斑, erythema という), 精製抗原の分画が E 分画であったこと, IgG, IgA, IgM, IgD に続く第５番目(アルファベットの５番目)の抗体であること, といわれている.

　そのころスウェーデンで新種の抗体を産生するミエローマ(3章参照)IgND が発見され, 石坂らとスウェーデンのグループは互いの抗体を交換して調べた. その結果, IgE と IgND は同一の新種のクラスに属する抗体であることがわかり, 石坂が名づけた IgE という名称が正式に使われることになった.

される．また，気管支喘息の発作時に起こる気道の平滑筋収縮や炎症は，LTがその受容体に結合するために引き起こされる．LT拮抗薬は，この受容体に結合することでLTの作用を抑える．Th2サイトカイン阻害薬は，Th2細胞が産生するIL-4，IL-5，IL-6，IL-13の産生を抑制し，B細胞からのIgE産生や好酸球の増加を抑える．

抗アレルギー薬は一般に重篤な副作用が少ない．しかし，発疹や悪心嘔吐などの消化器症状，頻尿，血尿などの膀胱炎様症状，肝機能障害，眠気，鎮静作用などの中枢神経抑制症状などが認められている．とくに抗ヒスタミン作用をもつ薬剤には，眠気などの中枢神経抑制作用や，口渇や胸やけなどの抗コリン作用などの副作用が現れるものがある．そこで，これらの副作用が少ない**抗ヒスタミン薬**(antihistamine)が第二世代抗ヒスタミン薬として開発されている．これら第二世代抗ヒスタミン薬は中枢への移行性が低いものが多く，そのため中枢神経抑制作用が少なく，さらにケミカルメディエーター遊離抑制作用をもつものもある．

11.1.5　II型アレルギー

II型アレルギー(type II allergy)は，細胞表面抗原や組織抗原に抗体が結合することにより起こるアレルギーで，傷害は抗原を発現している細胞や組織に限定される．その傷害機序は次のように進む．

IgM抗体やIgG抗体が抗原と結合すると，補体の活性化が始まる．抗体に補体成分のC1複合体が結合すると(図11.3)，補体の古典経路(3.6節参照)が活性化され，最終的に形成される膜侵襲複合体(C5bC6C7C8C9)が標的細胞膜に挿入され，**細胞溶解**(cytolysis)を起こす．また，補体の活性化により

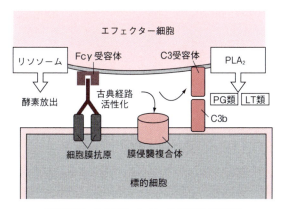

図11.3　II型アレルギーの細胞傷害機構
標的細胞膜抗原に特異的IgG抗体が結合すると，補体が活性化され，アナフィラトキシンの産生や膜侵襲複合体の形成が起こる．C3と免疫複合体は好中球などのエフェクター細胞を遊走，活性化させる．その結果，プロスタグランジン(PG)やロイコトリエン(LT)の生合成，リソソーム酵素の放出などにより，標的細胞を傷害する．

産生されたアナフィラトキシン(C3aとC5a)は，マクロファージや好中球を局所に遊走させて組織障害を起こす．またC3bは標的細胞膜に結合するが，マクロファージ，好中球などのエフェクター細胞はC3b受容体を介して，C3bが結合した標的細胞を捕捉する．さらにエフェクター細胞のFcγ受容体に標的細胞に結合したIgGのFc部が結合することによってエフェクター細胞は活性化され，リソソーム酵素が放出されるとともに，LT，PGが合成され，放出されることにより，強い炎症反応や標的細胞の傷害を起こす．これらの機序によって，組織や細胞が壊れる．代表的なⅡ型アレルギー反応は，血液型不適合輸血である．同じ機序で自己の細胞が破壊される疾患が知られており，それらは自己免疫疾患に分類される．赤血球や血小板が傷害されると発症する，**自己免疫性溶血性貧血**(autoimmune hemolytic anemia)や**特発性血小板減少性紫斑病**(idiopathic thrombocytopenic purpura；ITP)はその例である．

自己免疫性溶血性貧血
赤血球に対する自己抗体によって溶血が起こり，貧血となる．

特発性血小板減少性紫斑病
血小板に対する自己抗体が原因で，血小板が脾臓マクロファージによって急激に除去されることにより起こる．

免疫複合体
抗原と抗体が反応してつくる抗原抗体複合体のこと．

11.1.6　Ⅲ型アレルギー

IgGやIgMが働くが，Ⅱ型アレルギーとは異なり，それらが結合する抗原が可溶性抗原であり，血中に**免疫複合体**(immune complex)をつくる場合は，**Ⅲ型アレルギー**(type Ⅲ allergy)に分類される．この病態形成の機序を

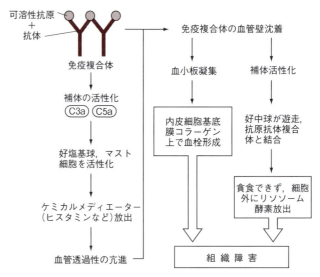

図11.4　Ⅲ型アレルギーの細胞傷害機構
免疫複合体の形成により補体の古典経路が活性化されるとC3aやC5aが産生される．これらは好塩基球，マスト細胞を活性化させ，血管作動性アミンを放出させる．また，免疫複合体は血小板や好塩基球に直接作用して血管作動性アミンの放出を誘導する．放出された血管作動性アミンは血管内皮細胞どうしの接着を緩め，血管透過性を高める．その結果，免疫複合体が血管壁に沈着し，血小板を凝集して血栓を形成させる．また活性化された補体成分により遊走してきた好中球は，免疫複合体と結合するが貪食できないため，外部にリソソーム酵素を放出する．これらにより組織障害が引き起こされる．

図11.4に示した．通常，免疫複合体は食細胞系により効果的に除去される．しかし，軽度の持続感染（マラリアやウイルス性肝炎など）や抗原物質の吸入（農夫肺，鳥飼い肺など）により抗原が持続的に存在するとき，免疫複合体が血管や組織に沈着することがある．

沈着した免疫複合体はFcγRⅢを介してマスト細胞などの白血球を血管壁などに結合させるとともに，補体系を活性化させ，アナフィラトキシンをつくる．アナフィラトキシンはマスト細胞，血小板，好塩基球，あるいは好酸球からヒスタミンなどの血管作動性アミンを放出させる．

血管作動性アミンは血管内皮細胞を収縮させ，血管透過性を亢進する．その結果，免疫複合体がさらに血管壁に沈着するようになり，血小板の凝集とさらなる補体の活性化を引き起こす．またアナフィラトキシンは，好中球の遊走因子としても働き，沈着した免疫複合体とFc受容体を介して結合する．しかし，好中球はその免疫複合体を貪食できないため，細胞外にリソソーム

COLUMN　　馬杉腎炎

馬杉復三は，1933年に世界ではじめて動物に実験的腎炎を発症させるモデルを報告した病理学者である．馬杉はラットの腎臓をすりつぶしてこれをウサギに免疫し，その抗血清をラットに注射した．抗血清を注射されたラットは，数日のうちにタンパク尿を示した．馬杉はタンパク尿の出現の経過を詳細に観察したところ，いったん2〜3日目にピークを示したのち正常に戻りながらも，8〜10日目にもう1度ピークが現れることをみいだした（図①）．馬杉は動物種を変えたり，さらには血清中の抗体や病理組織を詳細に調べたりすることで，二相性のタンパク尿の出現のしくみを明らかにした．

まず，ラットの腎臓をウサギに免疫することで，ウサギに抗ラット腎糸球体基底膜（glomerular basement membrane；GBM）抗体が産生されることがわかった．したがって，第一相目のタンパク尿は抗GBM抗体が直接，糸球体GBMに働いて，GBMを壊すことでタンパク尿が出現すると考えられる．この反応はのちにⅡ型アレルギーに分類されるアレルギー性腎炎のモデルである．

続いて，GBMに結合したウサギ抗体や注射したウサギ血清タンパク質に対してラットが抗体を産生し（ラット抗ウサギ抗体），注射した抗原（ウサギ血清タンパク質）と抗体の複合体（免疫複合体）が血液中にできた．これが糸球体に沈着して免疫複合体型アレルギー（Ⅲ型アレルギーに分類）を引き起こしたわけである．先駆的な馬杉の日本発の研究は，のちの実験病理学に多大な影響を残した．

アレルギーとは本来，外来性の抗原に対して引き起こされる免疫反応であるが，自己成分に対して起こる免疫反応によってもアレルギーと同じしくみで病態が形成される．そういう意味で，自己免疫疾患の病態を理解するためにはアレルギーの病態の理解が大切である．

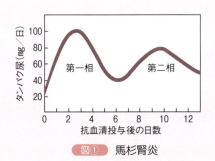

図① 馬杉腎炎

溶連菌感染後急性糸球体腎炎

A群β溶連菌感染後，血中で菌体成分と抗体との免疫複合体ができ，これが糸球体のメサンギウム基質や基底膜に沈着し，Ⅲ型アレルギー反応が引き起こされる．急性期の反応を抑えれば予後は良好とされる．

全身性エリテマトーデス

抗DNA抗体が働く自己免疫疾患で，全身の結合組織にフィブリノーゲンなどのタンパク質沈着を起こす非化膿性炎症性疾患の1種〔13.4.1(b)参照〕．

関節リウマチ

慢性の関節炎を認めるリウマチ性疾患の代表．自己抗体(リウマトイド因子)による免疫複合体や抗CCP抗体が原因の自己免疫疾患で，滑膜組織に特徴的な炎症反応を引き起こす〔13.4.1(a)参照〕．

BWF1 マウス

New Zealand black(NZB)とNew Zealand white(NZW)マウスの雑種第1代マウスのこと．このマウスはさまざまな自己抗体を産生するため，自己免疫疾患研究の発展に貢献した．

酵素を放出して組織障害を引き起こす．Ⅲ型アレルギー反応で引き起こされる代表的な疾患は**溶連菌感染後急性糸球体腎炎**(poststreptococcal acute glomerulonephritis)で，ほかにこれまで示したさまざまな細菌の持続感染などがある．

免疫複合体が引き起こす自己免疫疾患の代表例は**全身性エリテマトーデス**(systemic lupus erythematosus；SLE)や**関節リウマチ**(rheumatoid arthritis)で，ほかの全身性の自己免疫疾患の多くも類似した機序で発症する(13章参照)．

免疫複合体病の実験モデルは1903年に報告されたアルツス反応(Arthus reaction)が最初である(1.5節参照)．その後，馬杉が報告した実験モデル腎炎は，Ⅱ型アレルギーとⅢ型アレルギーの違いを理解するうえで参考になる(p. 167のコラム参照)．

免疫複合体が自発的に産生されるモデル動物として，**BWF1 マウス**モデルがある．このマウスは，抗赤血球抗体，抗核抗体，抗DNA抗体などの**自己抗体**(autoantibody)をつくる．これらの抗体が溶血性貧血をもたらし，また免疫複合体が糸球体に沈着して腎病変を引き起こすので，ヒトのSLE様の症状とよく似ているため多くの研究が進められた．また細菌の持続感染によって現れる現象とよく似た血清病は，可溶性異種タンパク質をウサギなどに静脈内投与することで引き起こすことができる．産生された抗体が過剰抗原により小さな免疫複合体を形成すると，糸球体の基底膜や小血管に沈着する．これが原因となって腎炎や関節炎，発疹といった臨床症状が現れる．

11.1.7　Ⅳ型アレルギー

Ⅰ～Ⅲ型アレルギーのように，抗体が媒介する即時型アレルギー反応と異なり，**Ⅳ型アレルギー**(type Ⅳ allergy)は，ヘルパーT細胞が産生するサイトカインやケモカインによって活性化される食細胞のエフェクター活性により起こる．したがってこのアレルギー反応は，抗原侵入からサイトカイン産生，食細胞のエフェクター作用と多くの段階を経て起こるため，遅延型の反応となる．Ⅳ型アレルギー反応には，**接触性過敏反応**(contact hypersensitivity)，**ツベルクリン型過敏反応**(tuberculin-type hypersensitivity)，**肉芽腫形成過敏反応**(granulomatous hypersensitivity)という3つの亜型が存在する(表11.4)．

(a) 接触性過敏症

接触性過敏症は，アレルゲンや刺激性物質との接触により湿疹様反応を起こすことで特徴づけられる遅延型過敏反応である．ハプテン(3.5節参照)とよばれる免疫学的活性部位をもつ作用物質が表皮を透過して生体タンパク質に結合すると，その周辺に存在する抗原提示細胞の1つであるランゲルハン

表11.4 IV型アレルギー反応の亜型

過敏反応	反応時間	臨床所見	抗原
接触性過敏反応	48〜72時間	湿疹	ニッケル，クロム，ゴム，ペンタデカカテコール
ツベルクリン型過敏反応	48〜72時間	局所の硬結	ツベルクリンなど
肉芽腫形成過敏反応	21〜28日	肉芽腫	細胞内増殖細菌，抗原抗体結合物など

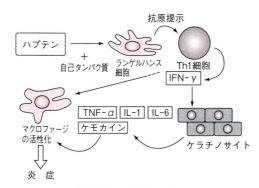

図11.5 接触性過敏反応

ハプテンが自己タンパク質と結合すると，ランゲルハンス細胞により処理される．Th1細胞は，ランゲルハンス細胞より抗原提示されると活性化し，IFN-γを産生する．IFN-γはケラチノサイトを活性化し，TNF-αなどのサイトカインやケモカインを分泌させ，マクロファージを活性化し炎症を起こす．

ス細胞に取り込まれる（図11.5）．ランゲルハンス細胞は，ハプテン化タンパク質を抗原処理し，MHCクラスII分子とともに提示し，近くに存在するリンパ節（所属リンパ節）へ移動する．

リンパ節の傍皮質領域でランゲルハンス細胞から抗原提示されたヘルパーT細胞は活性化したあとに記憶T細胞となる（感作期）．再びこのアレルゲンが侵入すると，ランゲルハンス細胞あるいは真皮樹状細胞が記憶ヘルパーT細胞に抗原を提示する．活性化した記憶ヘルパーT細胞はIFN-γを分泌し，マクロファージやケラチノサイトを活性化させる．これらの細胞からIL-1やIL-6などの炎症性サイトカインが放出され，また，好中球の遊走も起こる．

(b) ツベルクリン型過敏症

結核に罹患した患者にツベルクリン（結核菌由来タンパク質）を皮内注射すると，発赤と**硬結**（induration）を伴う腫脹が認められる．ツベルクリンを取り込み，MHCクラスII分子で抗原提示した抗原提示細胞をTh1細胞が認識し，活性化する．活性化されたTh1細胞は，IFN-γやTNF-β（LT-α）などのサイトカインを放出する．これらのサイトカインがマクロファージを活

硬結
ツベルクリン反応が起こった局所にできる少し硬めの腫れのこと．浸潤した細胞が集まっているので硬くなる．ツベルクリン反応の代表的な兆候の1つである．「浮腫（edema）」とよばれる腫れとは区別している．

性化し，TNF-αやIL-8などを産生させる．TNF-αは線維芽細胞に作用してさらなる炎症性サイトカインの産生を促すとともに，好中球の遊走と活性化をもたらす．

ツベルクリンタンパク質以外の抗原であっても，抗原特異的なT細胞は同様の反応を誘発して，局所に炎症性のアレルギー反応を起こす．

(c) 肉芽腫形成過敏症

ツベルクリン型反応(tuberculin reaction)が一過性の抗原刺激により引き起こされるのと対照的に，肉芽腫形成反応は抗原が長期間残存したときに認められる．そのしくみを図11.6に示す．

マクロファージが細菌由来の抗原で刺激されるとIL-12を分泌し，ヘルパーT細胞を活性化させる．その結果として産生されるIFN-γやTNF-β，GM-CSFがマクロファージを活性化し，細胞内の細菌を殺菌する．しかし，マクロファージが分解できない細胞内増殖細菌やそのほかの抗原粒子が残存すると，サイトカインの慢性的な刺激が続いて，活性化マクロファージは**類上皮細胞**へと分化し，大量のTNF-αを産生するようになる．また，一部の類上皮細胞が融合して**多核巨核細胞**を形成する．これらマクロファージや類上皮細胞，多核巨核細胞が肉芽腫を形成する．

移植片拒絶反応は，Ⅳ型アレルギーやそのほかの機序が複合的に働く代表的な病態例である．類似した機序が働く自己免疫疾患には，1型糖尿病や多

類上皮細胞
活性化マクロファージ由来の巨大細胞．TNF-αを分泌し，炎症を継続させる．

多核巨核細胞
類上皮細胞の融合により形成される．単球/マクロファージ系細胞の終末分化細胞と考えられている．

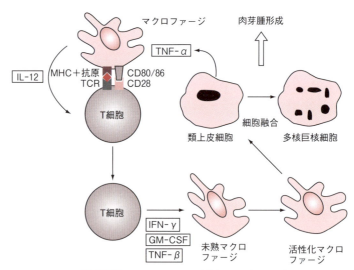

図11.6 マクロファージ分化と肉芽腫形成
細菌産物により刺激されたマクロファージはIL-12を分泌し，ヘルパーT細胞を活性化させる．活性化ヘルパーT細胞はIFN-γやTNF-β，GM-CSFを産生し，マクロファージを活性化する．マクロファージが分解できない細胞内増殖細菌やそのほかの抗原粒子が残存すると，活性化マクロファージは類上皮細胞へと分化するとともに，一部の類上皮細胞が融合して多核巨核細胞となり，肉芽腫を形成する．

発性硬化症があげられるが，必ずしも単一の機序が働いているわけではないことに注意したい．

11.2 アレルギーと自己免疫疾患

アレルギーとは，生体にとって通常無害な外来抗原に対して起こる免疫応答の結果，生体に不都合な状態をもたらす反応である．一方，自己免疫疾患は，免疫系が自己の構成成分（自己抗原）に対して起こる炎症性反応のことである．自己抗原は通常，生体のなかでなんらかの生理的な役割を担っているため，持続的に発現している．したがって，自己抗原に対する不適切な免疫応答が成立すると，免疫系が抗原を完全に排除することは不可能となる．よって，エフェクター細胞の持続的な活性化が引き起こされ，慢性炎症や組織障害が誘発される．さらに自己抗原は正常な生体機能に必須な細胞や分子であるため，それらを免疫系が攻撃すると機能傷害が生じ，さらなる重篤な疾患の発症につながり，生命が脅かされることにもなる．

抗原が外来性であるか自己由来であるかにかかわらず，機能する免疫システムは基本的に同じであるため，IgE 抗体によって引き起こされる I 型アレルギーを除く傷害の機構が自己免疫疾患でも働く．

章末問題

基礎問題

1．花粉症の発症のしくみについて述べよ．
2．環境汚染が I 型アレルギー反応に関係していると考えられているが，どのような機序が推測可能か述べよ．
3．簡単なアレルギー診断法として皮膚テストがある．この皮膚テストからわかる免疫病理学的な項目をあげよ．
4．ニトロクロロベンゼンを皮膚に塗布すると，表皮タンパク質のリシンのアミノ基に結合することが知られている．これによって起こるアレルギー反応を説明せよ．

応用問題

5．薬物アレルギーについて説明せよ．

12 炎症反応

❖ **本章の目標** ❖
- 炎症反応の性状を学ぶ.
- 炎症反応を引き起こす細胞や分子の働きを学ぶ.

12.1 炎症反応とは

　体が傷ついたり，あるいはそこに細菌などが感染したりしたとき，生体は原因の細菌を排除し傷を治すように働く．このとき，傷口や感染部位が赤く腫れ，熱をもつこともよく知られている．この反応が炎症反応であり，傷ついた体を元に戻そうとする生体反応の1つである（9.1節参照）．

　炎症反応は，臨床的には**発赤**（erythema），**腫脹**（swelling），**発熱**（fever），**疼痛**（pain）の症状を指し，これらを炎症の**四大徴候**という．さらに炎症が慢性化して，本来の組織の修復がうまく進行せず不完全な修復の結果，組織の**機能障害**を引き起こすことがある．組織の機能障害を含めて，炎症の**五大徴候**という．気管支喘息が慢性化すると，アレルギー性炎症反応が持続するために，気道狭窄や気道過敏性の亢進を起こし，喘息の難治化を招く．このような機能不全状態を**リモデリング**（remodeling）とよぶ．そのため，できるだけ早期に治療介入することが望ましい．

　炎症が生じると，炎症性サイトカイン（8.3.1項，12.5節参照）が肝臓に働いて，急性期タンパク質（C反応性タンパク質など）の生合成が高まり，また赤血球沈降速度が亢進する．これら指標は，炎症反応を判断するときの臨床検査学的なマーカーとして活用される．

発赤
局所の血管が拡張すると血流量が増し，充血状態を呈するため赤くなること．

腫脹
血管透過性が高まり，体液が組織に漏れだし腫れること．水腫（edema，浮腫ともいう）を呈することもある．

発熱
血流量の増加や発熱物質が働くことで局所あるいは全身が熱をもつこと．

疼痛
発痛物質が働くことで局所が痛むこと．

リモデリング
古い骨が壊され新しい骨に代わっていく過程を，骨代謝でのリモデリングという．炎症反応と骨代謝とで，違った使われ方をしていることに注意．

12.2 炎症反応の原因

炎症反応はさまざまな外的あるいは内的刺激によって引き起こされる．免疫反応は，外的刺激の結果引き起こされる炎症反応の代表例である．外来の抗原物質を排除するときにはさまざまな細胞が活性化され，その結果として好中球やマクロファージなどの炎症性細胞が働き，炎症反応が誘発される．

異物を排除するために起こるアレルギー反応の機序は，外的刺激がきっかけの炎症反応の機序そのものである．一方，物理的および化学的刺激でも局所に炎症反応は起こるが，これは非免疫学的な機序で起こる炎症反応である（表12.1）．内的な刺激でも炎症反応が起こる．その例として，異常代謝産物や細胞のさまざまな構成成分がある．こうした成分がもつ構造はDAMP（damage-associated molecular pattern）とよばれる（9.2節参照）．ダメージを受けた，あるいは死んだ細胞から遊離した生体成分が，マクロファージやマスト細胞のToll様受容体（TLR）などのパターン認識受容体（PRR）に働き，炎症反応を起動させることがある．

表 12.1　炎症反応の分類

	非免疫学的刺激による炎症の例	免疫学的刺激による炎症の例
急性炎症反応	・打撲などの外傷，やけど，紫外線 ・化学物質の短期的な暴露　など	・微生物感染 ・アレルゲン　　など
慢性炎症反応	・異常代謝産物，細胞の機能異常 ・死細胞やさまざまな細胞の構成成分 ・腫瘍 ・化学物質の長期的な暴露　など	・自己免疫疾患 ・微生物などの慢性（持続）感染 ・アレルゲンの長期的な暴露　など

12.3 急性炎症反応と慢性炎症反応

炎症反応は，原因をもとに分類できると同時に，炎症反応の持続性でも分類できる（表12.1）．非免疫学的刺激と免疫学的刺激とに分けて考えると，外傷や打撲，化学物質の短期的な暴露で引き起こされる炎症反応は，刺激がなくなると修復する．また外的な免疫学的刺激であっても，抗原物質がなくなると，免疫・アレルギー性の炎症反応は収まる．したがって，多くのアレルギー反応は**急性炎症反応**の原因となる．

しかし，アレルギー反応が持続的に起こることがある．たとえば，気管支喘息の一部は慢性的なアレルゲンの吸引と考えられ，アレルゲンが**慢性炎症反応**を引き起こす例である．またウイルス性肝炎では，1～3か月で終息する場合を急性肝炎に，6か月以上肝機能障害が続く場合を慢性肝炎に分類する．これらは原因となるウイルスを排除できないために引き起こされる慢性

的なアレルギー性炎症の例である.

　アレルギーとは異なって，自己免疫疾患の原因抗原は生体が恒常的に産生している物質であるため，抗原がなくなることはない．したがって，自己抗原に対する炎症反応は一般に慢性化する．その結果，先に述べた四大徴候に加えて，刺激が繰り返すことで組織に機能障害が現れ，ときとして致死的である(13章参照).

　自己免疫反応以外の自己成分による慢性的な刺激の例として，動脈硬化がある．動脈血管壁に刺激が加わって局所的な炎症反応が起こり，内皮細胞や平滑筋細胞でできた組織のリモデリングの結果，動脈硬化が起こると考えられている.

12.4　炎症反応の経過

12.4.1　血管拡張と血管透過性の亢進

　物理的障害や感染局所では，組織中のマスト細胞が刺激を受ける．その結果，ヒスタミンやブラジキニンなどのメディエーターが放出され，血管を拡張したり透過性を亢進させたりする．また，局所に痛みをもたらす．血管変化は局所に腫脹(浮腫)を起こし，有害な物質の濃度を希釈し，また浸潤細胞の移動を助ける．一方，新たに生合成されるエイコサノイドは，長時間にわたる血管変化をもたらし，また白血球の遊走を助ける．産生されたサイトカインやケモカインは，白血球の遊走と浸潤に働く.

　表12.2に，炎症反応の進行のようすを順にまとめた.

12.4.2　炎症部位への白血球の遊走

　炎症部位への細胞浸潤のようすを図12.1に示した．① 物理的障害や感染局所で放出された炎症性サイトカインは，血管内皮細胞に働いて**セレクチン**(selectin)や**ICAM-1**(intercellular adhesion molecule 1)の発現を誘導する．② 血中を流れていた白血球は，自身が発現する**シアリル Le^x**(sialyl Lewis X; sLe^x)でセレクチンと結合し，血管内皮細胞に弱く接着する．接着と離脱を繰り返すのでこの段階を**ローリング**(rolling)という．③ 白血球はさらに，自身が発現する**LFA-1** や **Mac-1** などの細胞接着分子で血管内皮細胞上の細胞接着分子 ICAM-1 に結合する．この結合は強い結合なので，**接着**(adhesion)という．④ 接着した白血球は，炎症局所のケモカインの濃度の低いほうから高いほうへ血管内皮細胞の隙間から組織中に侵入(invasion)し，⑤ 炎症局所に移動(migration)する.

　⑥ 炎症局所に集まってきた白血球は，それら独自の機能を発揮する．たとえば，好中球はタンパク質分解酵素を分泌し，壊れた組織の修復に働く.

セレクチン
細胞接着分子の1種で，多糖類と結合するレクチン様領域をもつ．L-セレクチン(CD62L)，E-セレクチン(CD62E)，P-セレクチン(CD62P)があり，Lは白血球，Eは血管内皮細胞，Pは血小板が発現するセレクチンのこと．リガンドはシアリル Le^x(sLe^x).

ICAM-1
細胞接着分子の1種でCD54のこと．免疫グロブリンスーパーファミリーの仲間．リガンドはLFA-1やMac-1.

シアリル Le^x
白血球上のPSGL-1(P selectin glycoprotein ligand 1)というタンパク質を修飾している糖鎖．セレクチンと結合する.

LFA-1
細胞接着分子の1種でCD11aとCD18のヘテロ二量体．インテグリンファミリーの仲間．ICAM-1と結合する.

Mac-1
細胞接着分子の1種でCD11bとCD18のヘテロ二量体．インテグリンファミリーの仲間．ICAM-1と結合する.

また侵入した細菌を貪食し，細胞内でリゾチームやペルオキシダーゼ，ディフェンシン，活性酸素などで殺菌するとともに好中球は死ぬ．マクロファー

表12.2 炎症反応の進行のようすと働く分子群

病　態		誘引物質
前期　血管拡張と血管透過性亢進		
血管拡張	・細動脈の拡張	・ヒスタミン
	・充血	・プロスタグランジン　・ロイコトリエン
血管透過性	・血管内皮細胞の活性化	・ブラジキニン
の亢進	・血小板の活性化	・血小板活性化因子(PAF)
	・発痛物質の産生	・サイトカイン　　など
中期　細胞浸潤と活性化		
好中球浸潤	・局所でのケモカイン産生	・ロイコトリエン
	・炎症性細胞の遊走と組織浸潤	・アナフィラトキシン　・ケモカイン　　など
免疫反応	・食細胞(好中球やマクロファージ)による異物処理	・リソソーム酵素(消化酵素)
	・リンパ球による免疫応答の始動	・活性酸素　・抗体や補体
		・サイトカイン　　など
後期　組織の修復と再生		
間質細胞の	・間質細胞(線維芽細胞，内皮細胞など)の増殖によ	・線維芽細胞増殖因子(FGF)
増殖*	る組織の修復	・トランスフォーミング増殖因子(TGF-β)
	・結合組織や肉芽組織の増殖	・血管内皮細胞増殖因子(VEGF)
血管新生	・血管内皮細胞の増殖	
	・微小血管の新生	

*ここでいう間質細胞とは，その組織を構築するおもな細胞(実質細胞)以外の細胞のこと．たとえば，肝臓では肝細胞が実質細胞であり，細網内皮系の細胞や血管を構成する細胞などは間質細胞である．

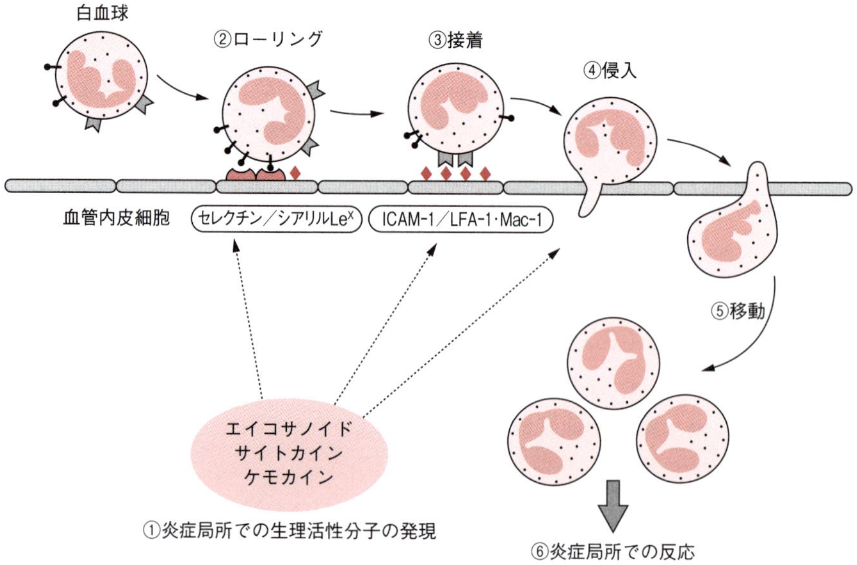

図12.1　白血球の血管内皮細胞への接着と組織浸潤

白血球(好中球，単球やリンパ球)が炎症局所近くの血管内皮細胞に接着し，侵入するようすを示した．説明は本文参照．✔：sLe^x，▬：P-セレクチン，E-セレクチン，◆：ICAM-1，▨：インテグリン(LFA-1，Mac-1)．

炎症のメディエーター　12.5　*177*

ジは死んだ好中球を取り込んで消化し，また外来抗原を取り込んで抗原提示細胞として働く．いったん血管から外（組織中）にでたマクロファージやリンパ球は，末梢組織に開口したリンパ管に入り，リンパ節を循環し，獲得免疫の始動に働く（2.2節参照）．

12.4.3　組織の修復と再生

　壊れた組織はいろいろな食細胞によって処理され，元通りの組織に戻る．しかし刺激が持続すると，炎症反応は慢性化する．すなわち傷を受けた組織が繰り返し再生することにより，隙間を埋めるために線維芽細胞の増殖と血管新生を誘発し，局所にコラーゲンなどの細胞外マトリクスタンパク質が蓄積し，肉芽組織の形成，線維化や瘢痕形成をもたらす．こうした過程は，組織本来の機能を回復させるわけではなく，むしろ機能障害をもたらす．

　アレルゲンや化学物質の持続的な暴露により気管支喘息が慢性化するときは，気道の線毛上皮細胞や線維芽細胞，平滑筋細胞が増殖し，気道狭窄や気道過敏性が亢進する．その結果，本来の修復過程とは異なったリモデリング状態を誘発する．

　このように，炎症反応はさまざまな分子と細胞が連続して働く反応である．

12.5　炎症のメディエーター

　炎症局所に浸潤した好中球やマクロファージ，さらには組織に存在するマスト細胞からは，ヒスタミンやエイコサノイドのケミカルメディエーター，炎症性サイトカイン（IL-1，IL-6，TNF-α），炎症性ケモカイン（IL-8，MCP-1など）など，さまざまな炎症反応誘起物質が産生される．これらを合わせて炎症（性）メディエーターともいう．

　IL-1，IL-6，TNF-αの3つのサイトカインは，機能的には**炎症性サイトカイン**（inflammatory cytokines）に分類される（8.3節参照）．いずれもおもにマクロファージが産生するサイトカインであり，その生理活性に基づいて，さまざまな病態をつくりだす（表12.3）．これら作用のなかでとくに注目すべき点は，炎症性サイトカインは単球，組織のマクロファージや血管内皮細胞などのいろいろな細胞に働いて，**シクロオキシゲナーゼ-2**（cyclooxygenase-2；COX-2）の発現誘導を引き起こすことである．エイコサノイド生合成経路では，細胞内で恒常的に働いている構成酵素であるCOX-1と，炎症性サイトカインが発現誘導するCOX-2の2種類のアイソザイムがある．炎症反応の薬物治療の標的に，このCOX-2活性の抑制がある（17章参照）．

　エイコサノイド産生により引き起こされる炎症反応の1つに，全身性の発熱がある．これは，産生されたIL-1が中枢の血管内皮細胞やグリア細胞に

炎症性サイトカイン
IL-1，IL-6，TNF-αの3つのサイトカインを炎症性サイトカインに分類するが，これらにより産生が誘導され，炎症細胞の遊走に働くIL-8も炎症性サイトカインに含めることがある．

シクロオキシゲナーゼ
エイコサノイド生合成経路（アラキドン酸カスケードともいう）で，アラキドン酸に働いてプロスタグランジンやトロンボキサンの生合成を起こす酵素．略してCOXとよぶ．

表 12.3 炎症性サイトカインの生理作用

生理活性	生理作用
急性期タンパク質誘導	補体を活性化し細菌の排除に働くものもある．診断に重要な血中マーカータンパク質の一群．CRP（C 反応性タンパク質），血清アミロイド，α1-アンチトリプシン，ハプトグロビンなど，炎症に伴って，肝臓で産生され血中に増加する．IL-6 がとくに誘導活性が強い．
発熱作用	IL-1 と TNF-α は発熱作用を示す．視床下部の発熱中枢に働いて PGE_2 産生を誘導し，体温調節中枢のセットポイントを変えることで引き起こされる．
細胞接着分子発現	白血球上の細胞接着分子の発現を誘導し，血管内皮細胞への接着に続いて炎症組織への細胞浸潤を高め，炎症反応を増強する．
サイトカイン産生	それぞれのサイトカインが互いの産生を増強し合う．
ケモカイン産生	IL-8 や MIP-1α などの産生を誘導し，白血球の集積を高める．IL-8 はおもに好中球を，MIP-1α はおもに単球を遊走させる活性が強い．
エイコサノイド産生	炎症性サイトカインは COX-2 を発現誘導し，エイコサノイドの産生を強め，炎症反応を増強する．
免疫機能亢進	IL-1 は T 細胞を増殖させ，IL-6 は B 細胞の増殖分化に働く．TNF-α は T 細胞および B 細胞に働いて増殖分化を促進する．

働いて PGE_2 産生を誘発し，PGE_2 が視床下部の体温調節中枢に作用する．PGE_2 は cAMP を介して体温調節中枢の設定値（セットポイント）を上昇させることで体温上昇をもたらすと考えられている．よって炎症性サイトカインは内因性の発熱物質といえる．

12.6 炎症反応の薬物コントロール

　　炎症反応を抑えるための医薬品は抗炎症薬とよばれる．抗炎症薬には，**副腎皮質ステロイド性抗炎症薬**と，**非ステロイド性抗炎症薬**（non-steroidal anti-inflammatory drugs；NSAID）とに分類される．前者は，炎症性サイトカインや COX-2 をはじめとした，いろいろなタンパク質発現を抑えることで全身性の抗炎症作用を発揮するが，よく知られているように，さまざまな副作用を生じる．一方，後者は，COX に働いてプロスタグランジンやトロンボキサンの生合成を抑える．多くの種類があり有効性もさまざまだが，同時に多彩な副作用が知られている（17 章参照）．

章 末 問 題

1. 炎症反応を前期，中期，後期に分け，それぞれで働くメディエーターと細胞群の機能について簡潔明瞭に説明せよ．

2. 炎症の結果起こる全身性の発熱機序を簡潔明瞭に説明せよ．

Part IV 免疫学と病気

13 自己免疫疾患

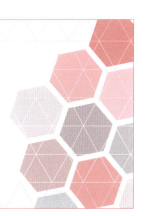

❖ 本章の目標 ❖

- 免疫寛容について学ぶ.
- 自己免疫現象が生じる要因について学ぶ.
- 代表的な自己免疫疾患の病因と病態について学ぶ.

13.1 免疫寛容と自己免疫

免疫寛容とは，抗原特異的な不応答状態のことであり，あらかじめその抗原に暴露されることにより成立する．呼吸器や消化器などの粘膜表面で，空気中や食餌中の抗原に対して反応が起こるのを防ぐ機構と，自己の組織，細胞などの自己抗原に対して反応が起こるのを防ぐ機構とがある．前者の機構が破綻するとアレルギー性疾患を発症し，後者の機構が破綻すると自己免疫疾患に陥る．

自己抗原に対する寛容を意味する自己免疫寛容では，胸腺や骨髄でリンパ球が分化する際に，自己抗原に強く反応するクローン（禁止クローン）がアポトーシスで消滅する「負の選択」が起こる．これを**中枢性免疫寛容**（3.3 節, 7.3 節参照）という．中枢性免疫寛容を逃れた自己反応性リンパ球が末梢リンパ組織に移行しても，抗原との親和性が非常に低いことや，抗原が隔絶されていることにより，何も起こらない（**免疫学的無視**）ことがある．また，抗原提示細胞や**制御性 T 細胞**（Treg 細胞）などさまざまな細胞の影響により，抑制された**アナジー**（不応答状態, anergy）になるか，あるいはアポトーシスにより細胞死を起こす（**クローン消失**）．これらを**末梢性免疫寛容**という（図13.1）．これら自己免疫寛容が破綻すると，自己の組織や細胞などの自己抗原に対する反応が起こる．これが自己免疫であり，自己免疫により発症する疾患を**自己免疫疾患**という．

> 学修事項 C-7-9
> (6) 抗原認識と免疫寛容および自己免疫

> **アナジー**
> 特異的なクローンがあるにもかかわらず，なんらかの抑制機構が働いて，免疫応答が起こらなくなる不応答状態をいう．energy の反対語（a = no, not）で，アネルギーと発音することもある．

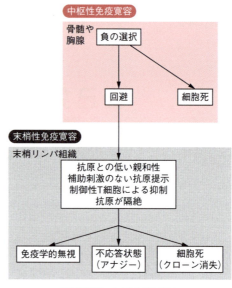

図 13.1　自己免疫寛容

13.2 中枢性免疫寛容と末梢性免疫寛容

　中枢性免疫寛容は，自己反応性リンパ球を排除することにより免疫寛容を維持する，非常に重要なチェックポイントである．しかしながら，このチェックポイントも完全なものではなく，健常人でも中枢性免疫寛容を逃れた自己反応性のリンパ球が末梢リンパ組織に存在する．これは負の選択の際に，すべての自己抗原の発現レベルが骨髄や胸腺内で十分な量に達していないため，中枢性免疫寛容から逃れ，末梢リンパ組織へとリンパ球が出ていくためである．しかし，自己抗原に対する自己反応性リンパ球の反応は末梢リンパ組織では制御されており，その存在自体が，必ず自己免疫疾患を引き起こすわけではない．また，自己反応性 T 細胞のなかには，Treg 細胞として過剰な免疫反応を抑制する働きをもつ細胞も存在する．

13.2.1　中枢性免疫寛容

　骨髄中に存在する自己抗原を認識する自己反応性未熟 B 細胞は禁止クローンであり，負の選択により排除されている．しかしながら，負の選択も完全ではなく，骨髄中に存在しない自己抗原などに対しては選択されず，反応する成熟 B 細胞も末梢リンパ組織にでて行く．

　T 細胞は，胸腺内での負の選択において，胸腺上皮細胞などの抗原提示細胞が発現する MHC 抗原＋自己抗原ペプチドに強く反応するクローンは排除される．胸腺内の抗原提示細胞は，末梢の細胞とは異なり，通常，胸腺内で

は機能していない．たとえばインスリンなどの組織特異的抗原など，個体が発現しうる抗原を網羅的に抗原提示することにより，自己反応性のT細胞を極力排除している(7.3節参照)．これらの発現は，転写因子であるAIRE (autoimmune regulator)によって制御されている．

　*AIRE*遺伝子に異常が生じると，末梢性遺伝子の発現に異常がみられ，それら転写産物に対する負の選択が曖昧になることから自己反応性のT細胞が末梢に数多く現れる．その結果，自己免疫多内分泌障害症候群1型 (autoimmune polyendocrinopathy syndrome type 1；APS-1)やカンジダ感染と外胚葉形成異常を伴う自己免疫性多腺性内分泌不全症(autoimmune polyendocrinopathy-candidiasis-ectodermal dystrophy；APECED)などの自己免疫疾患を発症すると考えられている．

　このように，B細胞に比べT細胞のほうがより厳密に負の選択が行われていることがわかる．通常，B細胞が抗体産生するには，同一抗原を認識するヘルパーT細胞からのシグナルが必要となるため，B細胞の負の選択が完全でなくても問題となることはほとんどない．

13.2.2　末梢性免疫寛容
(a) 抗原提示細胞からの補助刺激

　ナイーブT細胞が分化・増殖するためには，TCRが抗原提示細胞上のMHCに提示された抗原を認識し，T細胞内へシグナルを伝えるだけでは不十分である(7.4節参照)．抗原提示細胞上の共刺激分子CD80またはCD86からT細胞上のCD28分子へのシグナル伝達や，サイトカインによるシグナルが必要となる．TCRからのシグナルのみでは，ナイーブT細胞は細胞死を誘導されるか，あるいはアナジーとなる．自己の死細胞を貪食したり，細胞内の自己タンパク質を提示したりしている抗原提示細胞は免疫応答を誘

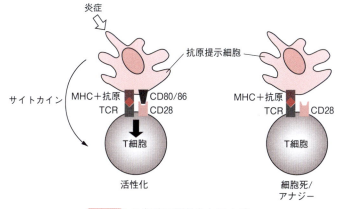

図13.2　T細胞の活性化とアナジー

導しないので，炎症性サイトカインは分泌されない．またそのような抗原提示細胞はCD80やCD86をほとんど発現しないため，それら自己抗原に反応するナイーブT細胞は細胞死かアナジーに陥る（図13.2）．

(b) 制御性T細胞

制御性T細胞（Treg細胞）はIL-10やTGF-βを産生することで，免疫応答を負に調節している（7.5.3項参照）．したがって，この細胞機能が抑制されると，本来抑えられていた自己免疫反応が出現することになる．

自然に生じるTreg細胞は，胸腺で生まれる**CD4$^+$CD25$^+$T細胞**であり，マスター転写因子FoxP3タンパク質を選択的に発現している．FoxP3はTreg細胞の発生に必須であり，*FOXP3*遺伝子に変異が生じると，Treg細胞が発生せず，多腺性内分泌不全症，腸疾患を伴うX連鎖性の劣勢免疫調節異常症候群（immune dysregulation, polyendocrinopathy enteropathy, X-linked syndrome；IPEX）とよばれる1型糖尿病や自己免疫性甲状腺疾患などを呈する自己免疫疾患を発症する．

このようにTreg細胞は，免疫寛容にきわめて重要な役割を担っていることがわかる．

(c) 免疫学的特権部位

脳や眼の前房，精巣および子宮（胎児）などは免疫系から隔絶されており，組織片を移植しても拒絶反応は起こらない．このような部位を**免疫学的特権部位**という．これらは血液脳関門や胎盤などにより隔離されているため，リンパ球が接触できない．またこれらの部位にリンパ球が侵入しても，IL-10やTGF-βなどの抑制性サイトカインが働いたり，FasL（CD178）によりアポトーシスを起こしたりすることで，抗原に対する寛容状態を維持している．しかし，ほかの部位で自己抗原に反応するリンパ球の活性化が起これば，これらの抗原は自己免疫の標的になる．

13.3 末梢性免疫寛容の破綻

末梢には，免疫学的無視状態やアナジー状態のリンパ球が多数存在する．これらのリンパ球は，いろいろな要因により無視状態やアナジー状態が解除され，エフェクターリンパ球になる．しかし，ごく少数のリンパ球が少量の抗原に対して反応するので，通常は問題にはなりにくいが，その抗原が自己のものであるために排除できず，持続的な炎症反応が起こる．その結果，組織傷害の範囲が広がり，通常は隔離されている抗原のさらなる露出，それに伴う新たな自己反応性リンパ球の活性化，慢性的かつ進行性の炎症反応が引き起こされ，自己免疫疾患につながる．

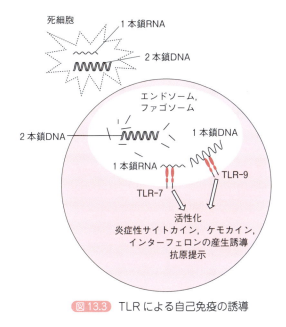

図 13.3 TLR による自己免疫の誘導

13.3.1 パターン認識受容体

　自己抗原に対して親和性が非常に低いリンパ球は，自己抗原を免疫学的に無視している状態にある．このような状態のリンパ球に対し，感染症などの強い刺激が入ると，親和性が低くても活性化することがある．自己反応性リンパ球が認識する抗原がパターン認識受容体 (PRR) のリガンドの場合，とくに多くの細胞の活性化が認められる．パターン認識受容体は，病原体関連分子パターン (PAMP) を認識するが，これらのパターンは必ずしも病原体のみがもっているわけではない (9.2 節参照)．

　TLR-7 や TLR-8 が認識する 1 本鎖 RNA や，TLR-9 が認識する 1 本鎖 DNA 中の非メチル化 CpG は，哺乳動物の細胞にも存在しているが，通常は核膜内や細胞質内に存在するために，B 細胞がそれらと遭遇することはほとんどない．しかし感染などがきっかけで細胞死が起こると，核酸やクロマチンタンパク質などの核酸関連タンパク質が漏れだす．B 細胞や抗原提示細胞はそれらを細胞内に取り込んで TLR で認識することにより活性化し，共刺激分子の発現を高めて，自己反応性 T 細胞に抗原提示する (図 13.3)．その結果，これまで無視状態であった核酸や核酸関連タンパク質を認識する B 細胞が活性化され，抗核抗体を分泌するようになる．

13.3.2 自己抗原の局在・構造変化

　細胞内に局在している抗原は，通常，リンパ球と遭遇することはないが，炎症や組織の傷害によって細胞外に漏れだしてしまうことがある．さらに，

抗原であるタンパク質の高次構造が変化すると，正常なタンパク質では内部に隠れていたエピトープがタンパク質表面に露出することがある．これらの抗原は無視状態にあるリンパ球を活性化する可能性がある．このような状態は，一過性であり長期間続くものではないため，炎症が治まり，漏れだした抗原の処理が終われば終息する．しかしながら，抗原の処理が適切に行わなければ長期間持続し，自己免疫疾患を発症することがある．

13.3.3 分子擬態

病原体のなかにはその病原体成分の一部が自己抗原と相同な構造をもっていることがある．これを**分子擬態**(molecular mimicry)という．この病原体に感染すると，病原体に対する免疫反応が自己抗原にも**交差反応**を起こすことがある．通常，末梢組織では，自己抗原に反応するリンパ球は無視状態やアナジー状態にある．しかし，病原体に感染することにより炎症反応を起こしたり，また多量の抗原が侵入したりすることによって，自己反応性リンパ球が活性化されると考えられている．

コクサッキー B ウイルスの P2-C タンパク質は，膵臓の β 細胞に存在する**グルタミン酸脱炭酸酵素**(後述，p. 188)と相同性をもっているため，それらに対する抗体が分泌されると 1 型糖尿病を発症すると考えられている．A群化膿連鎖球菌の M 5 タンパク質は心筋のミオシンと相同性をもっているため，リウマチ熱といわれるリウマチ性心筋症を発症する．カンピロバクターの糖脂質は神経系の細胞膜上の糖脂質と相同性をもっているため，ギラン・バレー症候群やフィッシャー症候群を発症すると考えられている．

13.3.4 遺伝的要因

自己免疫疾患は，遺伝的感受性に環境的要因が加わって発症すると考えられている．一卵性双生児の一方が自己免疫疾患に罹患した場合，他方が同じ疾患に罹患する頻度は 10 ～ 50 ％ であり，二卵性双生児の 5 ％ と比較すると非常に高い．このことから，自己免疫疾患の発症には遺伝的要因があるとわかる．また，単一の遺伝子により自己免疫疾患が誘発されるような遺伝子もみつかっている．*AIRE* 遺伝子の変異は APECED や APS-1 を発症し(13.2節)，*FOXP3* 遺伝子の変異は IPEX を発症し，*FAS* や *FASL*，カスパーゼ-10 遺伝子の変異によりアポトーシスが正常に行われず，自己免疫性リンパ増殖症候群(autoimmune lymphoproliferative syndrome；ALPS)を発症する．

CTLA-4 は CD80 または CD86 による T 細胞の CD28 への補助刺激を競合的に抑制するが，この CTLA-4 の**一塩基多型**(single-nucleotide polymorphism；SNP)のいくつかは全身性エリテマトーデス，関節リウマチ，1

一塩基多型
個人ごとのゲノム配列の違いを遺伝子多型といい，そのなかで 1 塩基が変異したものを一塩基多型という．その遺伝子産物であるタンパク質は，多型により発現時期や量，機能に違いがみられることがある．

型糖尿病, 重症筋無力症などの自己免疫疾患と相関があると報告されている.

典型的な多型をもつMHC(ヒトの場合HLA)も, 自己免疫疾患の感受性や抵抗性に相関している. T細胞はMHC抗原と挟まったペプチドの複合体を認識するため, MHCによってT細胞の反応性に違いがでることは理解しやすい(6.11節参照).

13.4 自己免疫疾患各論

自己免疫疾患には, ある特定の臓器に病変が限局した**臓器特異的自己免疫疾患**と, 多くの臓器や組織に病変が認められる**全身性自己免疫疾患**(臓器非特異的自己免疫疾患)とに大別される(表13.1). 全身性自己免疫疾患では, いろいろな細胞にも存在するさまざまな分子を自己抗原として認識する場合や, 免疫複合体の沈着が原因となるが, 臓器特異的自己免疫疾患では各臓器に特異的な酵素や受容体など,臓器特異的抗原を認識することが特徴である.

学修事項 **D-2-10**
(2)関節リウマチ,全身性エリテマトーデス,拒絶反応,移植片対宿主病

表13.1 自己免疫疾患一覧

全身性自己免疫疾患	臓器特異的自己免疫疾患
関節リウマチ	1型糖尿病
全身性エリテマトーデス	重症筋無力症
シェーグレン症候群	バセドウ病 (グレーブス病)
全身性強皮症	慢性甲状腺炎 (橋本病)
多発性筋炎	自己免疫性溶血性貧血
	突発性血小板減少性紫斑病
	グッドパスチャー症候群
	多発性硬化症

13.4.1 全身性自己免疫疾患

(a) 関節リウマチ

関節リウマチ(rheumatoid arthritis;RA)は**結合組織疾患**(connective tissue disease, リウマチ性疾患ともいう)の代表的な疾患であり, 日本国内に約70〜100万人の患者がいる. その男女比は1:3程度で, 30歳代〜50歳代にとくに多い疾患である. 症状は左右対称性の多発性関節滑膜炎であり, 初期には疼痛, 腫脹, 朝の関節のこわばり感が起こり, 細胞浸潤による**軟骨破壊**, 滑膜の炎症と表層細胞の増殖による**骨破壊**が進み, その結果, 関節の変形, 脱臼などを伴う関節機能障害へと進行する. また活動性が高い関節リウマチは, **皮下結節**や**間質性肺炎**など関節外の症状も認められるため, 全身性自己免疫疾患に分類される. さらに, 血管炎を併発する場合は悪性関節リウマチとして区別することがある.

結合組織疾患
全身の結合組織を病変の場とする疾患群の名称. 膠原病(collagen disease)ということもあるが,結合組織疾患(結合組織病)が一般的である. 膠原線維(コラーゲン)が蓄積するのでこのようによばれる. 関節リウマチ以外にも, 全身性エリテマトーデス, 全身性強皮症, シェーグレン症候群, ベーチェット病などもこの仲間である.

抗シトルリン化ペプチド抗体

現在臨床的に用いられている抗体は高感度化されており，抗環状シトルリン化ペプチド抗体（抗 CCP 抗体）という．ACPA 陽性の関節リウマチは陰性の関節リウマチに比べ，はるかに重症化した経過をたどるとされ，異なった疾患群と考えることもある．

特異度と感度

臨床検査診断学の用語．特異度とは「陰性と判断すべきものを陰性と判断する比率」のことで，感度とは「陽性と判断すべきものを陽性と判断する比率」をいう．たとえば関節リウマチの診断では，ACPA は特異度も感度も 90 ％を超えているが，リウマトイド因子の感度は 80 ％であるにもかかわらず特異度は 70 ％とやや低い．リウマトイド因子の値はほかの結合組織疾患でも高くなるため，この値が高いからといって必ずしも関節リウマチとは診断できない．

パンヌス

関節リウマチの罹患関節部に認められるもので，関節滑膜の表層細胞が増殖し，絨毛状に広がり，軟骨や骨に浸潤している部分のこと．関節破壊の原因となる．

RANK リガンド

骨芽細胞に発現する破骨細胞誘導因子のことで，破骨細胞やその前駆細胞に発現する RANK に作用して破骨細胞の分化や活性化を誘導する．

マトリックスメタロプロテアーゼ

コラーゲンやプロテオグリカンなどの細胞間基質を分解するタンパク質分解酵素の 1 種で，多くの分子種がある．活性中心に亜鉛などの金属を含む．血液中に漏れだした MMP 3 は関節リウマチの診断項目の 1 つである．

リウマトイド因子（rheumatoid factor；RF）は IgG の Fc 部分に対する IgM クラスの自己抗体であり，多くの患者（陽性率 80 ％程度）から検出され，古くから診断に利用されてきた．また，ある種のタンパク質中のアルギニンは翻訳後修飾によりシトルリンになるが，シトルリン化されたタンパク質に対する**抗シトルリン化ペプチド抗体**（anti-citrullinated peptide antibody；ACPA）が関節リウマチに特異的な自己抗体として検出される（感度約 90 ％）．リウマトイド因子はほかの自己免疫疾患でも検出されることから，近年は**特異度と感度**（specificity, sensitivity）が高い ACPA も診断に利用されている．

関節リウマチは遺伝的要因に加えて環境的要因が加わって発症すると考えられている．遺伝的要因のなかで最も高い相関を示すのが MHC クラス II 分子の 1 つである HLA-DR である．HLA-DR の多型のうち，β 鎖の一部に特徴的な配列（shared epitope；SE）をもったヒトと，ACPA 陽性の関節リウマチとが相関すると報告されている．

関節リウマチの関節では，B 細胞による自己抗体産生のみならず，ヘルパーT 細胞やマクロファージ，好中球の浸潤を伴う滑膜炎が認められる．炎症部位では，マクロファージや線維芽細胞により TNF-α や IL-1，IL-6 などの炎症性サイトカインやケモカインが産生され，滑膜の炎症と表層細胞の増殖により**パンヌス**（pannus）が形成される．パンヌスでは，ヘルパー T 細胞が産生する **RANK リガンド**（receptor activator of NF-κB ligand；RANKL）により単球が**破骨細胞**（osteoclast）に分化誘導され，破骨細胞の活性化による骨破壊が進む．また**軟骨細胞**（chondrocyte）のアポトーシスによる減少と，**マトリックスメタロプロテアーゼ**（matrix metalloprotease；MMP）の分泌により，軟骨破壊も進む．さらに関節破壊が起こると，それ自体が物理的刺激となり，さらなる関節破壊が進行するという悪循環を繰り返す．メトトレキサートなどの抗リウマチ薬や抗 TNF-α 抗体医薬で治療がなされている（17.4 節参照）．

（b）全身性エリテマトーデス

全身性エリテマトーデス（systemic lupus erythematosus；SLE）は結合組織疾患の代表的な疾患であり，日本国内に 6 万人程度の患者がいる．その男女比は 1：9 程度で，20 歳代～40 歳代にとくに多い疾患で，厚生労働省の指定難病である．症状は，**発熱や関節炎**，頬から鼻にわたる**蝶型紅斑**，**腎障害**，**中枢神経障害**，血管炎，消化器炎や胸膜炎など多彩である．症状は治療により軽減されるものの根本的治療法がなく，寛解と再燃を繰り返し，生涯，副腎皮質ステロイド薬や免疫抑制薬による管理が必要となる（17 章参照）．

ほぼすべての患者において**抗核抗体**が検出され，そのなかには**抗 2 本鎖 DNA 抗体**（感度 80 ％程度），抗ヒストン抗体（感度 50 ％程度），抗 RNA-タ

ンパク質複合体抗体(抗 Sm 抗体，抗 SS-A 抗体，抗 SS-B 抗体：感度 30 ％程度)などがある．とくに IgG クラスの抗体の増加が顕著である．これら抗核抗体と自己抗原との免疫複合体が全身の血管や組織に沈着し，補体や食細胞の活性化による組織破壊で，さまざまな病変が現れる．免疫複合体が原因の，Ⅲ型アレルギー反応と同様の機序で病変は進行する．また，家族集積性が認められ，一卵性双生児での**一致率**は 25 〜 60 ％であるため，遺伝的要因に加えて，環境的要因も加わって発症するとものと考えられている．環境的要因としては，紫外線，感染，性ホルモンや薬物などが関係していると考えられている．

一致率
双生児のいずれかが有症者である組数のうち，2 人ともが有症者である割合．

全身性エリテマトーデスの患者の 90 ％程度に関節症状が認められるが，関節リウマチと違って骨破壊を伴わないのが特徴である．全身性エリテマトーデスに合併する腎炎のことを**ループス腎炎**といい，患者の約 50 ％が発症し，その病変では免疫複合体とともに補体成分である C1q の沈着が特徴的である．中枢神経ループスは全身性エリテマトーデス患者の約 20 ％が発症し，頭痛，けいれんや認知障害，幻覚などの精神症状，意識障害が認められる．また，抗リン脂質抗体が認められる場合があり，その場合は習慣性流産や脳梗塞，肺梗塞などの合併症を起こす確率が上昇する．

溶血性貧血やリンパ球減少症，白血球減少症および血小板減少症も認められる場合があり，これらはⅡ型アレルギー反応と同様の機序により起こると考えられている．

(c) シェーグレン症候群

シェーグレン症候群(Sjögren's syndrome；SS)は結合組織疾患の 1 つで，日本国内に 2 万人程度の患者がいる．その男女比は 1：14 程度で，50 歳代にとくに多く，厚生労働省の指定難病である．シェーグレン症候群はほかの結合組織疾患(関節リウマチや全身性エリテマトーデス，全身性強皮症)などに合併する二次性シェーグレン症候群と，これら合併症のない原発性シェーグレン症候群とに大別される．原発性シェーグレン症候群は，**涙腺**や**唾液腺**に生じる**自己免疫性外分泌腺炎**で，**乾燥**や**腫脹**などの症状を示すが，呼吸器，消化器，肝臓，腎臓，神経障害やリンパ球浸潤，自己抗体の産生，高γグロブリン血症など，全身の臓器に病変を伴う場合や，さらには悪性リンパ腫(非ホジキンリンパ腫)や原発性マクログロブリン血症を伴う場合もある．

(d) 全身性強皮症

全身性強皮症(systemic scleroderma；SSc)は結合組織疾患の 1 つで，日本国内に 2 万人以上の患者がいる．その男女比は 1：12 程度で，30 歳代〜50 歳代に多く，厚生労働省の指定難病である．初期症状として，80 ％以上の確率で**レイノー現象**(Raynaud phenomenon)が現れ，**皮膚の硬化**，強皮症

レイノー現象
寒冷や精神的緊張などの刺激により，手足の末梢の小動脈が発作的に収縮し，血液の流れが悪くなり，皮膚の色が蒼白や暗紫になる現象．痺れ感や痛みを伴うことがある．血流が回復すると充血し赤くなる．

腎クリーゼ，逆流性食道炎，肺線維症などが認められる．いずれも線維芽細胞の活性化による硬化ならびに血管障害が原因となる．

全身性強皮症はびまん皮膚硬化型全身性強皮症と比較的軽症型の限局皮膚硬化型全身性強皮症とに大別される．びまん皮膚硬化型全身性強皮症は発症から5年以内に進行することが多く，皮膚だけでなく消化器，呼吸器，腎臓など内臓病変も現れる．また，抗トポイソメラーゼI（Scl-70）抗体や抗RNAポリメラーゼIII抗体が検出されるため，診断に利用されている．軽症型は皮膚のみに限定された病変で，ほとんど進行しないか，あるいは進行しても非常に緩やかであり，抗セントロメア抗体が検出される．

13.4.2 臓器特異的自己免疫疾患

（a）1型糖尿病

1型糖尿病（type 1 diabetes mellitus）は，膵臓のインスリン産生 β 細胞が特異的にキラーT細胞により傷害を受け，インスリンが不足することにより発症すると考えられている．1型糖尿病の発症には，遺伝的要因だけでなく環境的要因も加わっていると考えられている．遺伝的要因のなかで最も高い相関を示すのがHLA-DRとHLA-DQである．また環境的因子として，ある種のウイルス感染が報告されているが，詳細は明らかではない．1型糖尿病では膵臓に関連する抗原に反応する，抗グルタミン酸脱炭酸酵素抗体（anti-glutamic acid decarboxylase antibody，抗GAD抗体）や抗インスリノーマ関連タンパク2抗体（anti-insulinoma-associated protein-2 antibody，抗IA-2抗体）やインスリン自己抗体（insulin autoantibody；IAA）が検出され，診断に利用されるが，病因との関連については不明である．

（b）重症筋無力症

重症筋無力症（myasthenia gravis；MG）は，日本国内に1.5万人程度の患者がおり，その男女比は1：2で，男女ともに5歳未満と，女性は30歳代〜50歳代，男性は50歳代〜60歳代に多く，厚生労働省の指定難病である．重症筋無力症は神経筋接合部のシナプス後膜上の分子に対する自己抗体が産生されることにより神経筋伝達障害が現れ，筋力低下や筋肉が疲労しやすくなる疾患である．眼症状（眼瞼下垂，複視）が初期症状として現れることが多いが，四肢の筋力低下や嚥下障害，呼吸筋障害を起こすこともある．

重症筋無力症患者のうち85％でニコチン性アセチルコリン受容体（acetylcholine receptor；AChR）に対する自己抗体が検出され，筋特異的受容体型チロシンキナーゼ（muscle-specific receptor tyrosine kinase；MuSK）自己抗体が10％の患者で，低密度リポタンパク質（low density lipoprotein；LDL）受容体関連タンパク4（LDL-receptor related protein 4；LRP 4）自己抗体が数％の患者で検出される．これらの自己抗体により，II型アレルギー

反応と同様の機序で，神経筋伝達が障害されることが病因となる．

(c) バセドウ病（グレーブス病）

バセドウ病（Basedow's disease, Graves' disease ともいう）は**甲状腺機能亢進症**であり，その男女比は 1：4 で，20 歳代〜40 歳代に多い疾患である．びまん性甲状腺腫や眼球突出，頻脈が代表的な症状であるが，動悸や手指の振戦，多汗，疲れやすい，体重減少などの症状が現れることもある．**甲状腺刺激ホルモン（TSH）受容体**（thyroid-stimulating hormone receptor；TSHR）に対する自己抗体が，アゴニストとして持続的に作用するため，過剰量の甲状腺ホルモンが分泌されることが病因となる．

(d) 慢性甲状腺炎（橋本病）

慢性甲状腺炎（chronic thyroiditis, Hashimoto's disease ともいう）はびまん性甲状腺腫を伴う**甲状腺機能不全症**であり，その男女比は 1：20 で，20 歳代後半〜40 歳代に多い疾患である．頻脈や脱力感，無気力，顔のむくみ，体重増加などの症状が現れることがある．甲状腺特異的抗原である甲状腺ペルオキシダーゼ（thyroid peroxidase；TPO）やチログロブリン（thyroglobulin）に対する自己抗体が検出され，診断に用いられている．これら自己抗体により，Ⅱ型アレルギー反応と同様な機序で，甲状腺ホルモンを分泌する甲状腺ろ胞上皮細胞が傷害され，炎症が起こるとともに線維化が生じる．

(e) 自己免疫性溶血性貧血

自己免疫性溶血性貧血（autoimmune hemolytic anemia；AIHA）は，日本国内に 3000 人程度の患者がおり，その男女比は 1：2 で，50 歳代に多い疾患で厚生労働省の指定難病である．赤血球膜上の抗原に対する自己抗体が産生され，Ⅱ型アレルギー反応と同様な機序で，溶血を起こして貧血となる．血尿や乏尿，黄疸，発熱，心不全，呼吸困難，意識障害を伴うこともある．遺伝的要因に加えて感染や薬剤投与などの環境的要因が加わって発症すると考えられている．

(f) 特発性血小板減少性紫斑病

特発性血小板減少性紫斑病（idiopathic thrombocytopenic purpura；ITP）は日本国内に 2 万人程度の患者がおり，20 歳代〜40 歳代に多い疾患であるが，近年は 60 歳代〜80 歳代の患者数も増えてきている．厚生労働省の指定難病である．特発性血小板減少性紫斑病は診断 6 か月以内に自然寛解する急性型と，それ以降も血小板減少が持続する慢性型とがある．小児では約80 ％が急性型であり，予防接種やウイルス感染後に発症することが多い．症状はおもに皮下出血（点状出血または紫斑）であり，歯肉出血，鼻出血，下血，血尿，頭蓋内出血なども起こすことがある．血小板膜タンパク質に対する自己抗体が産生され，自己抗体が血小板に結合すると，脾臓における網内系において血小板が破壊され，血小板数が減少することが病因となる．ま

た，自己抗体により巨核球の成熟が障害され，血小板産生も障害される．

章末問題

基礎問題

1. 関節リウマチ患者で検出される自己抗体にはどのようなものがあるか列記せよ．

2. 全身性エリテマトーデス患者で検出される自己抗体にはどのようなものがあるか列記せよ．

3. バセドウ病と慢性甲状腺炎の病因の違いを説明せよ．

応用問題

4. 末梢性免疫寛容とはどのようなものか説明せよ．

5. 制御性T細胞による抑制機構にはどのようなものがあるか説明せよ．

Part Ⅳ　免疫学と病気

14

免疫不全症

❖ 本章の目標 ❖
- 免疫不全症の発症要因について学ぶ.
- 代表的な原発性免疫不全症について, 責任遺伝子の産物と発症の成因を学ぶ.
- HIV と AIDS について学ぶ.

14.1　免疫不全症総論

　免疫不全症は, 1つもしくは複数の免疫担当細胞や免疫関連分子の機能不全によって生じる疾患であり, **原発性免疫不全症**(primary immunodeficiency) と**続発性免疫不全症**(secondary immunodeficiency)とに大別される. 原発性免疫不全症の多くは, 免疫担当細胞の分化や機能調節を行う遺伝子の変異が原因である. それらの多くは常染色体劣性遺伝するために有症率は低いが, まれに常染色体優性遺伝するものや, X 染色体に連鎖するものもある. 原発性免疫不全症患者の多くは乳幼児期から易感染状態となるため, 重症感染症や非病原性微生物, 弱毒性微生物による**日和見感染**を起こしやすい. さらに, 自己免疫疾患の併発や, 腫瘍の発生頻度が高くなることもある.

　続発性免疫不全症は, ある種の薬剤や栄養素の欠乏, ヒト免疫不全ウイルス(human immunodeficiency virus；HIV)の感染などが原因となる.

14.1.1　原発性免疫不全症
　原発性免疫不全症は, その原因により, さまざまな症状が現れる. 多くは, 幼少期からさまざまな微生物に対して反復感染を繰り返すことにより発見され, 疾患によっては致死的状況に陥る. 感染源の種類により, どのような細胞あるいは分子に機能障害が起こっているのかがある程度わかる. 原発性免疫不全症の原因には次のようなものが知られている.

原発性免疫不全症
原発性とは, 遺伝子レベルで決められる生まれつきもっている性質のことで, 先天性ともいう.

続発性免疫不全症
生後さまざまな原因で生じた免疫不全症のこと. 後天性, 二次性, 獲得性ともいう.

(a) B 細胞の不全

B 細胞機能不全の患者では，抗体産生に障害があるために，抗体によるオプソニン化が起こらず，細菌が貪食細胞に排除されにくい．さらに古典経路による補体の活性化も起こらないため，ブドウ球菌や連鎖球菌，肺炎球菌などの化膿性細菌や**細胞融解型ウイルス**であるエンテロウイルスや日本脳炎ウイルス，デングウイルスなどに反復感染し，症状も重篤化しやすい．一方，細胞性免疫機能は維持されているため，サルモネラやレジオネラ，結核菌などの細胞内寄生細菌や真菌，細胞融解型ウイルス以外の多くのウイルスに対しては防御機構が働くため，重篤な感染症は起こらない．

(b) T 細胞の不全

キラー T 細胞の欠損や機能不全は，ウイルス感染細胞を排除できないため，多くのウイルスに対して防御機構が働かない．また，ヘルパー T 細胞の欠損や機能不全は，ヘルパー T 細胞によるマクロファージの活性化がなされないため，細胞内寄生細菌や真菌などの排除が不十分となるだけでなく，B 細胞の機能低下を伴う．したがって，細胞性免疫だけでなく体液性免疫にも障害がでる．そのため，あらゆる病原体に対して感染しやすくなって，反復感染が起こり，症状も重篤化しやすい．

(c) 補体タンパク質の欠損

補体タンパク質のうち，C3 や H 因子，I 因子の欠損や，古典経路の成分の欠損は，細菌のオプソニン化が起こらないため，細胞外病原体であるブドウ球菌や連鎖球菌，肺炎球菌などの化膿性細菌の反復感染を起こす．一方，膜侵襲複合体の構成成分である C5 ～ C9 の欠損は，細胞内寄生菌である髄膜炎菌や淋菌などのナイセリア属細菌に感染しやすくなる．つまり，化膿性細菌の排除には，C3 による細菌のオプソニン化さらには食細胞による貪食が重要な役割を担っていることがわかる．また，細胞内で増殖する細菌の排除には，膜侵襲複合体が重要であることもわかる．

(d) 食細胞の不全

食細胞である好中球や単球・マクロファージの欠損や機能不全は，化膿性細菌や細胞内寄生細菌などの排除が不十分となる．食細胞の機能不全の原因には，次のようなものが知られている．

(1) 食細胞が貪食した微生物を，殺菌・消化するために必要な NADPH オキシダーゼなどの酵素の欠損によるものである．食細胞中で微生物が生存し続ける結果，細胞性免疫応答が誘導され，IV型アレルギー反応を介した炎症反応が起こり，肉芽腫が形成されることがある．

(2) 食細胞膜上の接着分子であるインテグリンやセレクチンなどや，補体でオプソニン化された細菌の貪食に必須の補体受容体などの機能不全によるものである．接着分子は，感染部位への細胞浸潤にも働いているため，これ

細胞融解型ウイルス
宿主細胞内で増殖したウイルスが感染細胞を融解し，細胞外に一斉に飛びだすことにより出芽するウイルス．ウイルスの排除には中和抗体が有用であり，細胞性免疫では排除しきれない．

らの機能不全は，細菌の急速な拡散や増殖を助長する．

（3）IFN-γのシグナルの不足によるものである．マクロファージはIFN-γによって，細胞内寄生細菌に対する殺菌力が増強するため，IFN-γの機能障害および，T細胞にIFN-γ産生を誘導するIL-12のシグナル伝達に障害があると，サルモネラや非病原性のマイコバクテリアなどの細胞内寄生細菌に反復感染する．

14.1.2　続発性免疫不全症

　原発性免疫不全症の発症はまれだが，続発性免疫不全症は比較的頻繁に発症する．その要因として，免疫機能に影響を与える薬剤や，栄養素の不足，感染症があげられる．

（a）免疫機能に影響を与える薬剤

　副腎皮質ステロイド薬は，強い免疫抑制作用をもつ．ステロイド薬投与後に循環リンパ球や単球が減少したり，T細胞の増殖および活性化が抑制されたりする．その結果，B細胞の成熟が抑制されるとともに，さまざまなサイトカイン産生も抑制される．

　シクロホスファミドなどのアルキル化薬や**アザチオプリン**，**ミコフェノール酸モフェチル**などの核酸合成阻害薬は免疫抑制薬に分類され，T細胞やB細胞の増殖を抑制し，さらにその数を減少させるとともに機能を阻害する．

　シクロスポリンや**タクロリムス**は代表的な免疫抑制薬で，T細胞の活性化や増殖を抑制したり，サイトカイン遺伝子の転写を抑制したりする．

（b）栄養素の不足

　栄養不足は免疫能の低下を引き起こし，さまざまな微生物に感染しやすくなる．とくに，経済的に恵まれない国や地域で感染症が多いのは，衛生環境の悪さと栄養不足が原因であるといわれている．栄養不足になると，リンパ組織が傷害を受け，T細胞の数も減少する．また，補体やリゾチームなどの産生量が減少し，自然免疫機構にも障害が現れる．微量金属である亜鉛や鉄の欠乏は，T細胞の機能低下や好中球の殺菌作用の減弱，NK細胞の活性化の抑制などを引き起こす．

（c）HIV感染

　ヒト免疫不全ウイルス（human immunodeficiency virus；**HIV**）は，血液や血液製剤，汚染された注射針を介して侵入するか，感染者の体液を介して粘膜組織から侵入して感染する．**後天性免疫不全症候群**（acquired immune deficiency syndrome；**AIDS**）の原因レトロウイルスである．HIVに感染すると免疫能が徐々に低下し，やがて，本来は病原性のない病原体や日和見感染病原体などに感染する．世界で最も多い免疫不全症の原因はHIV感染である．詳細は14.3節で述べる．

14.2 免疫不全症各論

原発性免疫不全症は遺伝子の欠損や変異を原因とする．原因遺伝子が明らかになっている疾患と，いまだ不明の疾患がある．原発性免疫不全症候群の一覧を表14.1に示す．

表 14.1 原発性免疫不全症候群

疾患分類	疾患名	欠損遺伝子が産生するタンパク質	免疫学的欠損	好発感染症
重症複合免疫不全症	X-SCID	共通γ鎖 JAK 3	T細胞，NK細胞	
		IL-7受容体α鎖	T細胞	
	アデノシンデアミナーゼ(ADA)欠損症	アデノシンデアミナーゼ	T細胞，B細胞，NK細胞	全般
	RAG欠損症	RAG-1 RAG-2		
	Artemis欠損症	Artemis	T細胞，B細胞	
	DNA依存性プロテインキナーゼ触媒ユニット欠損症	DNA-PKcs		
抗体欠乏症	ブルトン型X連鎖無γグロブリン血症	ブルトンチロシンキナーゼ	B細胞	化膿性細菌
	高IgM症候群	CD40リガンド，CD40，NEMO，AID，UNG	クラススイッチ，親和性の成熟	化膿性細菌，ウイルス，真菌，原虫
	選択的IgA欠損症	不明(MHCが関連)	IgA	呼吸器感染症
補体欠損症	補体欠損症	補体成分	補体構成成分	化膿性細菌
食細胞機能異常症	好中球減少症	好中球エラスターゼ，HAX 1	貪食機能不全	化膿性細菌，真菌
	白血球粘着異常症	接着分子		

14.2.1 抗体欠乏症

(a) ブルトン型X連鎖無γグロブリン血症

ブルトン型X連鎖無γグロブリン血症(Bruton's X-linked agamma-globulinemia；XLA)は，1952年にO. Brutonにより報告された抗体産生不全の免疫不全症である．XLAはブルトンチロシンキナーゼ(Bruton's tryrosin kinase；BTK)の機能不全により発症する．BTKはX染色体にコードされており，伴性劣性遺伝するため男児に好発する．BTKはプレB細胞受容体から核内へのシグナル伝達に働き，プレB細胞から未熟B細胞への

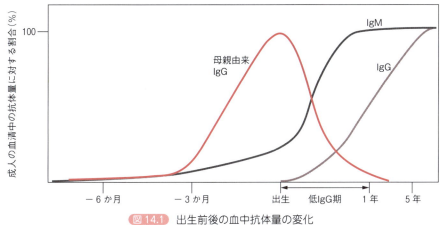

図 14.1　出生前後の血中抗体量の変化

分化を誘導する．

　XLA 患者のプレ BCR の発現は正常であるが，そのシグナルを伝えることができないため，それ以降の分化が起こらない（3.3 節参照）．末梢の成熟 B 細胞数は非常に少なく，すべてのクラスの抗体産生量が極度に低下する．生後 6 か月ころには，胎盤を介して移行した母親由来の IgG の濃度が顕著に低下するため，ブドウ球菌や連鎖球菌，肺炎球菌などの化膿性細菌に感染しやすくなる（図 14.1）．抗菌薬と免疫グロブリンの投与で，これらの感染を防御する．

(b) IgM 増加を伴う免疫グロブリン欠乏症（高 IgM 症候群）

　高 IgM 症候群（hyper IgM syndrome）の患者では T 細胞および B 細胞は正常に発生するが，クラススイッチに障害がある．そのため IgM と IgD は産生できるが，IgG，IgA および IgE は産生できない．それゆえ化膿性細菌に感染しやすくなる．クラススイッチにはヘルパー T 細胞と B 細胞の細胞間相互作用が必要であり，そこに働く分子の欠損や機能不全が高 IgM 症候群の原因となる．つまり，ヘルパー T 細胞または B 細胞のいずれか一方に障害があると，高 IgM 症候群を発症する．高 IgM 症候群の 70 ％ 以上は，X 染色体にコードされている CD 40 リガンド（CD 154）遺伝子の変異が原因の **X 連鎖高 IgM 症候群**（X-linked hyper IgM syndrome；XHIM）である．

　CD 40 リガンド（CD40L）は活性化ヘルパー T 細胞上に発現し，B 細胞上の CD40 と架橋することで B 細胞が活性化され，クラススイッチや親和性の成熟，胚中心の形成を誘導する（図 14.2）．CD40L の異常は，B 細胞が正常であっても，そのシグナルを伝えることができない．また，CD40 は樹状細胞上にも発現しており，そのシグナルは樹状細胞の活性化に重要な役割を担っているため，CD40L の異常は樹状細胞を活性化できない．そのため，T 細胞やマクロファージの活性化にも影響し，細胞性免疫が低下することに

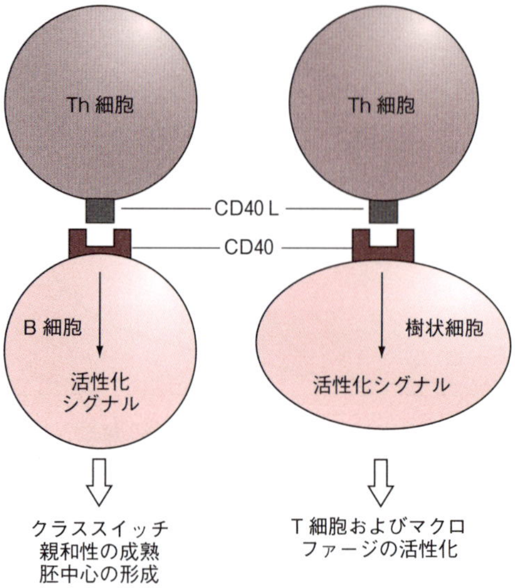

図 14.2 CD40L による B 細胞および樹状細胞の活性化

CD40L 遺伝子の点突然変異によって CD40 を刺激できない場合，B 細胞のクラススイッチが生じない．樹状細胞の活性化にもかかわっているため，樹状細胞からのサイトカインが産生できず，マクロファージや T 細胞の活性化にも欠陥が生じる．

より，化膿性細菌だけでなく，ウイルスや真菌，原虫などにも感染しやすくなる．

IκB キナーゼγ（NF-κB essential modulator；NEMO）の機能不全による無汗性外胚葉形成不全症（hypohydrotic ectodermal dysplasia with immunodeficiency）は，汗腺欠損や毛髪や歯の発達異常および高 IgM 症候群などの症状を示す．

またクラススイッチや抗体の親和性の成熟に働く**活性化誘導型シチジンデアミナーゼ**（activation-induced cytidine deaminase；AID）や**ウラシル DNA グリコシラーゼ**（uracil-DNA glycosylase；UNG）の変異も高 IgM 症候群を起こす．CD40L や CD40 および NEMO の機能不全は，B 細胞と T 細胞の両方の機能障害となるため，細胞性免疫も低下し，より重症化する．そのため免疫グロブリンの投与だけでは十分ではなく，多能性造血幹細胞移植が必要となる．

（c）選択的 IgA 欠損症

選択的 IgA 欠損症は，IgG と IgM は正常でありながら，IgA のみほとんど産生されない疾患である．原因遺伝子は明らかではないが MHC が関連していると考えられている．多くの場合は無症状であるが，粘膜からの感染防御に働く IgA がないため，呼吸器感染症に感染しやすくなる．

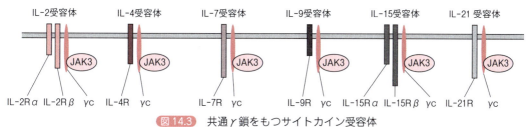

図14.3 共通γ鎖をもつサイトカイン受容体
共通γ鎖(γc)をもつサイトカイン受容体のシグナルはJAK3を介して転写因子(STAT)に伝達される．

14.2.2 重症複合免疫不全症

T細胞の分化に異常があると，すべての病原体に対して感染しやすくなる．細胞性免疫が働かないだけでなく，ヘルパーT細胞の欠損により，B細胞分化に異常がなくても抗体産生が著しく低下するためである．このような病態を**重症複合免疫不全症**(severe combined immunodeficiency；SCID)という．

X連鎖重症複合免疫不全症(X-linked severe combined immunodeficiency；X-SCID)は，T細胞とNK細胞が分化できず，B細胞も数は正常であるが抗体は産生できない．そのため細胞性免疫と体液性免疫のいずれも機能不全となる．生後数か月経つと消化管でウイルスや細菌が感染し難治性の下痢を発症するとともに，常在性真菌である鵞口瘡カンジダも増殖し，ニューモシスチス肺炎(カリニ肺炎)を発症し致死的となる．造血幹細胞移植をしなければ，生後2年以内に死亡する．

X-SCIDはIL-2受容体のγ鎖(**共通γ鎖**)の遺伝子変異が原因となるが，IL-2受容体のほかにも，IL-4，IL-7，IL-9，IL-15およびIL-21の受容体と共通であるため，これらのサイトカイン受容体も機能しない(図14.3)．その結果，T細胞やNK細胞が欠損する．共通γ鎖からのシグナル伝達に必須のタンパク質であるJAK3の遺伝子変異によっても，共通γ鎖欠損のX-SCIDとまったく同一の症状が現れる(8.2節参照)．

IL-7受容体α鎖の遺伝子変異ではT細胞が欠損するが，NK細胞は正常である．B細胞も数は正常であるが，ヘルパーT細胞が欠損するため，抗体産生は著しく低下する．

常染色体にコードされている**アデノシンデアミナーゼ**(adenosine deaminase；ADA)の遺伝子変異によってもSCIDを発症する．ADAはプリン体の分解と再利用に働く酵素の1つで，アデノシンやデオキシアデノシンをイノシンとデオキシイノシンに分解する．ADAの機能不全により細胞内にdATPが蓄積し，これが免疫細胞に細胞毒として働き，T細胞，B細胞およびNK細胞が欠損する．治療法として多能性造血幹細胞移植があるが，ポリエチレングリコール結合ADAによる酵素補完療法や遺伝子治療も試みられている．

COLUMN ADA 欠損症と遺伝子治療法

1990 年にアメリカ NIH で，患者の末梢血中の T 細胞にレトロウイルスベクターを用いて ADA 遺伝子を導入し，それを患者の静脈内に戻す治療が始められた．これが世界初の遺伝子治療の事例である．酵素補充療法との併用であったが，一定の効果が認められた．

日本最初の遺伝子治療は，1995 年に北海道大学で ADA 欠損症の 4 歳の男児に対して行われた．患者の末梢血から T 細胞を取りだし，T 細胞を活性化させ，そこにレトロウイルスベクターを用いて ADA 遺伝子を導入し，IL-2 存在下で培養後患者に点滴投与した．1 年半をかけて計 11 回細胞を移入した．酵素補充療法は併用したものの，投与する酵素量は半分に抑えられ，日常生活を制限なしに送ることが可能となった．これらは末梢血 T 細胞を用いた治療であるため，酵素補充療法を併用する必要があったが，造血幹細胞を用い

た遺伝子治療を行うと，その後，分化する T 細胞はすべて ADA を産生できるため根本的な治療となる可能性が高く，造血幹細胞を用いた遺伝子治療が期待された．

それ以降，がんや HIV 患者を対象に全世界で数千件以上の遺伝子治療が行われ，日本でも数百件の臨床試験が行われている．その間に，1999 年にはアメリカでの遺伝子治療により患者が死亡したり，2002 年には ADA 欠損症患者への造血幹細胞を用いた遺伝子治療で 2 人の患者が白血病を発症したりするなど，深刻な問題となった．

はじめての遺伝子治療から 30 年以上が経ち，これまでの経験から，より安全でより効率的なベクターの開発が行われている．さらに近年では iPS 細胞を用いた遺伝子治療に向けて精力的に研究されており，がんや遺伝性疾患，感染症などさまざまな疾患に対する治療法として期待されている．

TCR や BCR の遺伝子再構成に働く酵素が機能不全になった場合も，SCID を発症する（4.2 節参照）．RAG-1 や RAG-2，Artemis，DNA 依存性プロテインキナーゼ触媒ユニットなどの遺伝子変異によって機能的なタンパク質が産生されないと遺伝子再構成が起こらず，T 細胞や B 細胞が欠損するが，NK 細胞は正常である．

14.2.3 補体欠損症

C1q，C1r，C1s，C4，C2 が欠損すると化膿性細菌全般に感染しやすくなるが，重篤化することはまれである．C3 が欠損すると，3 つの活性化経路すべてに障害が生じるため，多くの化膿性細菌に感染しやすくなる．一方で，膜侵襲複合体（C5 ～ C9）の欠損による症状は限定的で，淋菌や髄膜炎菌のみに感染しやすくなる．補体が免疫複合体の処理に重要な役割を担っているため，補体の欠損症においては全身性エリテマトーデスなどの免疫複合体が原因となる自己免疫疾患を発症することが多い．

14.2.4 食細胞機能異常症

食細胞欠損またはその機能障害は重篤な免疫不全症を引き起こす．先天性

後天性免疫不全症候群（AIDS）　14.3　　　199

の好中球減少症は好中球エラスターゼの変異と **HAX1**〔hematopoietic cell-specific Lyn substrate 1（HCLS1）-associated protein X-1〕の変異がおもな原因で，生後数週間からさまざまな細菌感染を繰り返す．顆粒球コロニー刺激因子（G-CSF）の高用量投与により好中球の増加が認められるが，多能性造血幹細胞移植が根治療法となる．

食細胞が血管内から感染組織へ遊走できなければ，その役割を果たすことができないため重篤な免疫不全が起こる．血管外へ遊走するためのローリング，血管内皮細胞への強固な接着，血管外への遊走の各ステップに関与する接着分子やケモカインの機能不全は食細胞の遊走に障害が起こる原因となる（12.2 節参照）．これらの機能不全により食細胞が遊走できず，**白血球粘着異常症**（leukocyte adhesion deficiency；LAD）を発症する．

14.3　後天性免疫不全症候群（AIDS）

AIDS（acquired immune dificiency syndrome）は HIV 感染により引き起こされる免疫不全症である．HIV は(+)鎖 RNA をゲノムとするレトロウイルスで，**エンベロープ**をもつ球状ウイルスである．ウイルスゲノムには両端に **LTR**（long terminal repeat）が存在し，宿主の DNA に組み込まれる働きをもつ．LTR の間にはウイルスの複製や組み込みに必要な酵素をコードしている遺伝子 *pol* や，コアタンパク質をコードしている *gag*，エンベロープタンパク質をコードしている *env* など，9 個の遺伝子がコードされている．HIV は遺伝学的および血清学的に HIV-1 と HIV-2 とに大別され，世界中のほとんどの AIDS 患者は病原性が高い HIV-1 が原因であるが，近年 HIV-2 も感染が広がっており，注意する必要がある．

なお HIV 粒子は，宿主細胞がもたない HIV 固有の機能を発揮するために，逆転写酵素とインテグラーゼをその粒子内にもったまま宿主細胞に感染するという特徴がある．

14.3.1　HIV の増殖サイクル
（a）宿主細胞への吸着と侵入

HIV は，エンベロープタンパク質 **gp120** と gp41 の複合体を介して細胞内に侵入する（図 14.4）．gp120 は宿主細胞上の CD4 に結合するため，CD4 を発現している CD4$^+$T 細胞や一部のマクロファージ[*1]に結合する．その後，gp120 は構造変化を起こし，**CCR5** や **CXCR4** などのケモカイン受容体に結合するようになる（8.4 節参照）．ケモカイン受容体は HIV の侵入のための**補助受容体**として働く．gp120 が補助受容体に結合すると，gp41 がエンベロープと宿主細胞膜との融合を引き起こし，ヌクレオカプシドが宿主細胞内に侵

*1 マクロファージは少量ながら CD4 分子を発現するので，HIV は感染し，マクロファージの機能低下を引き起こすことが知られている．

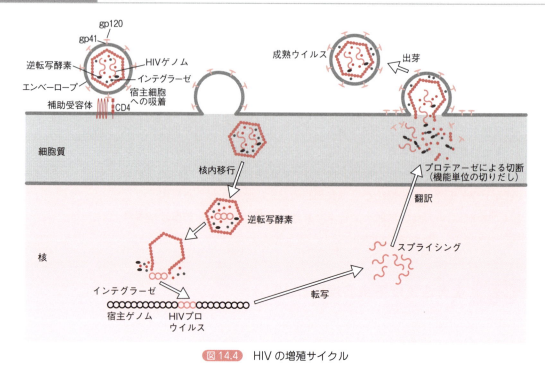

図14.4　HIVの増殖サイクル

入する.

(b) ウイルスの脱殻とウイルス素材の合成

細胞内に侵入したヌクレオカプシド内では，HIVのゲノムであるRNAが，HIVがもち込んだ**逆転写酵素**で相補鎖DNA (cDNA) に逆転写され2本鎖になる．核内に移行し，カプシドが分解されることにより，ウイルスがもち込んだ**インテグラーゼ**がHIVの相補鎖DNAを宿主細胞のゲノムに組み込み，**プロウイルス**となる．宿主細胞が活性化すると，宿主細胞のRNAポリメラーゼIIにより転写され，その一部はそのままウイルスゲノムとして細胞質に移行し，残りの転写産物はさまざまな様式のスプライシングを経て，細胞質で各種ウイルスタンパク質の前駆体として翻訳される．

(c) ウイルスの成熟

ウイルスタンパク質の前駆体が合成されると，それぞれの成分が細胞膜近傍に集積する．さらに，前駆体タンパク質にウイルス遺伝子由来のプロテアーゼが働いて，酵素活性や機能をもつ機能単位に切断し，ウイルスのコア構造を形づくる．宿主細胞膜上に組み込んだgp120などのエンベロープタンパク質に覆われたウイルス粒子が形成され，**出芽**する．ウイルスが細胞内に侵入し，脱殻，素材を合成し出芽するまでの間は，細胞内にウイルスは認められない．この時期を**暗黒期**という．

14.3.2 HIV 感染

一般に AIDS は，感染者の体液に含まれる HIV により感染する．性交為や注射針の使い回し，出産や母乳を介した感染が多い．

HIV に感染すると，**急性期**，**無症候期**，**症候期**，**AIDS 発症期**へと進行する（図 14.5）．感染 2〜3 週間後の急性期ではウイルス量は急激に増加し，発熱や咽頭痛，筋肉痛，リンパ節腫脹などインフルエンザや伝染性単核球症に似た症状が現れる．このころは循環 **CD4 陽性 T 細胞数**の著しい減少が認められるが，キラー T 細胞が活性化され，HIV 感染細胞は傷害を受ける．また HIV に対する抗体も産生され，ウイルス量は減少する．数日〜6 週ほどでウイルス量の減少とともにこれらの症状も自然に軽快する．このころにはウイルス量もある一定のレベルまで減少し，数か月〜数年ほど安定した状態になる．この状態はウイルスの**セットポイント**とよばれ，無症候期となる．

しかし，この期間でも持続的にウイルスは複製されており，CD4 陽性 T 細胞の数は徐々に減少する．この減少の速度には個人差がある．CD4 陽性 T 細胞数が 500 個/μL を下回ると帯状疱疹や結核，カンジダ症を発症する症候期となる．200 個/μL を下回るとニューモシスチス肺炎（カリニ肺炎）やトキソプラズマ脳症など，日和見感染症を発症しやすくなる．さらに 50 個/μL 以下になると，サイトメガロウイルス感染やカポジ肉腫や原発性リンパ腫などの悪性腫瘍（日和見腫瘍）を併発しやすくなる．このような状態が AIDS であり，この時期を AIDS 発症期という．急性期と症候期，AIDS 発症期の長さには比較的個人差が少ないが無症候期の長さには個人差があり，

CD4 陽性 T 細胞数
健常人の CD4 陽性 T 細胞の数は 700〜1500 個/μL である．

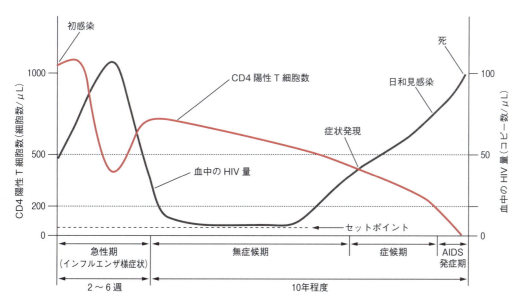

図 14.5　HIV 感染症の典型的な自然経過

この時期をいかにコントロールするかが HIV 感染症の治療には重要である.

14.3.3 抗HIV 治療の開始時期

　現在の抗 HIV 薬の治療では HIV を完全に駆逐することは非常に困難である. また, 治療を途中でやめると HIV は急速に増殖し, 治療前の状態に戻ってしまう. つまり治療を開始すると, 患者は生涯にわたって長期間治療を継続する必要があることから, 治療薬の副作用や HIV の薬剤耐性化, 経済的負担などさまざまな問題が生じる. 治療をどの段階で開始するかによって予後や QOL に違いが現れるため, 全世界で疫学的解析が行われている.

　厚生労働省のガイドライン(2024 年 3 月)では, CD4 陽性 T 細胞数にかかわらず, すべての HIV 感染者に治療を開始することを推奨している.

14.3.4 抗HIV 薬

学修事項 **C-4-5**
(7)感染症の医薬品

　HIV の増殖サイクル(14.3.1 項参照)を阻害する薬剤はすべて抗 HIV 作用をもつが, HIV が増殖する際には宿主細胞の増殖機構を利用している. この機構を阻害する薬剤は正常細胞にも影響がでるため, 治療薬として用いない. 正常細胞に影響がないステップは, (1) ウイルス粒子の細胞膜上の受容体への結合と膜融合, (2) ウイルスゲノムの逆転写, (3) 逆転写された相補鎖 DNA の宿主細胞ゲノムへの組み込み, (4) ウイルスの前駆体タンパク質のプロテアーゼによる切断, (5) カプシドの核への侵入とカプシドの構築である. これらすべての阻害薬はすでに日本で承認されている(表 14.2).

　逆転写酵素阻害薬にはヌクレオシド系と非ヌクレオシド系とがある. **ヌクレオシド系逆転写酵素阻害薬**(nucleoside analogue reverse transcriptase inhibitor;NRTI)は核酸アナログであり, ウイルス RNA から相補鎖 DNA への逆転写の伸長反応の途中で, 正常なヌクレオチドの代わりに取り込まれ, 逆転写を阻害する薬剤である. **非ヌクレオシド系逆転写酵素阻害薬**(non-nucleoside analogue reverse transcriptase inhibitor;NNRTI)は, 逆転写酵素の活性をアロステリックに阻害する薬剤である. これらの薬剤は, 未感染の細胞へのさらなる感染は防ぐことができる. しかし, プロウイルスが形成されると, 新たなウイルスの産生には逆転写酵素を必要としないため, 感染細胞は成熟ウイルスを産生し続けることができる.

　プロテアーゼ阻害薬(protease inhibitor;PI)は, ウイルス由来の前駆体タンパク質を機能的なタンパク質に切断する酵素である. プロテアーゼの活性部位に結合し, その活性を阻害する. このプロテアーゼはウイルスが出芽するとき, あるいは出芽したあとで働くため, プロテアーゼ阻害剤はウイルスの放出を阻害することはできない.

　インテグラーゼ阻害薬(integrase strand transfer inhibitor;INSTI)は逆

後天性免疫不全症候群（AIDS）　14.3　　　203

表14.2　日本で承認されている抗 HIV 治療薬（2025 年 1 月現在）

クラス	一般名	略称
ヌクレオシド系逆転写酵素阻害薬（NRTI）	ジドブジン	AZT
	ラミブジン	3TC
	ジドブジンとラミブジンの合剤	AZT＋3TC（または CBV）
	アバカビル	ABC
	テノホビルジソプロキシルフマル酸塩	TDF
	アバカビルとラミブジンの合剤	ABC＋3TC（または EPZ）
	エムトリシタビン	FTC
	テノホビルジソプロキシルフマル酸塩とエムトリシタビンの合剤	TDF＋FTC（または TVD）
	テノホビルアラフェナミドとエムトリシタビンの合剤	TAF＋FTC（または DVY）
非ヌクレオシド系逆転写酵素阻害薬（NNRTI）	ネビラピン	NVP
	リルピビリン	RPV
	リルポビリンとテノホビルアラフェナミド，エムトリシタビンの合剤	RPV＋TAF＋FTC（または ODF）
プロテアーゼ阻害薬（PI）	リトナビル	RTV
	ロピナビル（少量リトナビル含有）	LPV＋rtv
	ダルナビル	DRV
	ダルナビルとコビスタットの合剤	DRV＋cobi（または PCX）
	ダルナビルとコビシスタット，テノホビルアラフェナミド，エムトリシタビンの合剤	DRV＋cobi＋TAF＋FTC（または SMT）
インテグラーゼ阻害薬（INSTI）	ラルテグラビル	RAL
	エルビテグラビルとコビシスタット，テノホビルジソプロキシフルマル酸塩，エムトリシタビンの合剤	EVG＋cobi＋TDF＋FTC（または STB）
	エルビテグラビル，コビシスタット，テノホビルアラフェナミド，エムトリシタビンの合剤	EVG＋cobi＋TAF＋FTC（または GEN）
	ドルテグラビル	DTG
	ドルテグラビルとアバカビル，ラミブジンの合剤	DTG＋ABC＋3TC（または TRI ）
	ドルテグラビルとリルピビリンの合剤	DTG＋RPV
	ビグテグラビルとテノホビルアラフェナミド，エムトリシタビンの合剤	BIC＋TAF＋FTC（または BVY）
	ドルテグラビルとラミブジンの合剤	DTG＋3TC
	カボテグラビル	
侵入阻害薬	マラビロク	MVC
カプシド阻害剤	レナカパビル	LEN

転写酵素によりできた相補鎖（2 本鎖）DNA を宿主のゲノムに組み込む酵素，インテグラーゼを阻害する薬剤である．プロウイルスができなければ新たなウイルスは産生されないため，新たな感染は阻害されるが，逆転写酵素阻害薬と同様に，感染細胞は成熟ウイルスを産生し続けることができる．

　CCR5 阻害薬（CCR5 inhibitor）は，HIV が細胞に侵入する際の補助受容体 CCR5 と，HIV の gp120 との結合を阻害して，細胞内への侵入を阻害する薬剤である．エンベロープタンパク質の gp120 が CD4 と結合すると，CCR5 または CXCR4 とも結合するようになり，エンベロープと宿主の細胞膜との

融合が始まる．そのため，CCR5 阻害薬は CCR5 指向性の HIV には有用であるが，CXCR4 指向性の HIV には効果がない．また，感染細胞は成熟ウイルスを産生し続けることができる．

カプシド阻害薬は，ヌクレオカプシドが核内に移行するのを阻害するとともに，出芽の際にカプシドの形成を阻害する薬剤である．HIV のライフサイクルの複数の段階で阻害するために，新たなプロウイルスの形成を阻害するとともに，ウイルスの出芽も抑制することができる．

14.3.5 HIV 感染症の薬物治療

現在では，抗 HIV 薬を 3 剤以上組み合わせて併用する**多剤併用療法**(combination antiretroviral therapy；cART)が標準的な治療法であり，AIDS の発症抑制に効果を発揮している．初回治療としては NRTI 2 剤と NNRTI 1 剤，NRTI 2 剤と PI 1 剤，または NRTI 2 剤と INSTI 1 剤の，3 つのうちのいずれかの多剤併用療法が推奨されている．ウイルスが変異を起こし薬剤に耐性を獲得する前に，ウイルス量を減少させることができる．効果が現れると最終的には HIV RNA 量が 50 コピー数 /μL(検出限界)以下に維持される．ウイルス量が減少すると CD4 陽性 T 細胞の数も徐々に回復する．

しかしながら HIV 治療薬は副作用が多く，治療薬をどの組合せにしてもなんらかの副作用が認められる．治療開始直後から現れる消化器系の副作用や，治療開始から 1 〜 2 週間で現れる皮膚症状は，多くの場合は徐々に軽減していく．しかし，開始 1 か月以上経過後に，骨髄抑制や末梢神経障害，高脂血症，体脂肪分布異常，肝障害，乳酸アシドーシスが現れることがある．また，生涯治療を続ける必要があるために，耐性ウイルスが出現することもある．これらの場合は，薬剤の組合せを変える必要がでてくる．抗 HIV 治療は多剤併用のため 1 度に 3 錠や 4 錠の薬を服用する必要があるが，近年は 2 〜 4 剤の配合製剤も承認され，1 日 1 回 1 錠を内服など服薬率の維持へも配慮されている．

多剤併用療法
1997 年から HIV の治療に多剤併用療法が承認され，HAART (highly active antiretroviral therapy)とよばれたが，近年は cART もしくは ART という．

章 末 問 題

基礎問題

1. 抗体欠乏症の患者は生後 6 か月ころから徐々に化膿性細菌に感染しやすくなる．その理由を説明せよ．
2. 続発性免疫不全症の原因を列記せよ．
3. X 連鎖重症複合免疫不全症を引き起こす原因タンパク質を列記せよ．
4. 抗 HIV 薬にはどのような作用機序のものがあるか列記せよ．

応用問題

5. 高 IgM 症候群の病因を説明せよ．

Part IV 免疫学と病気

15 移植免疫学

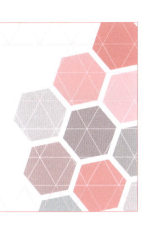

❖ 本章の目標 ❖

- 移植片の拒絶反応に働く組織適合抗原について学ぶ.
- 移植片対宿主反応の成因について学ぶ.
- 血液型不適合輸血と新生児溶血性黄疸について学ぶ.
- 拒絶反応に働く免疫応答について学ぶ.

15.1 移植片拒絶反応のルール

　臓器移植とは,機能が全廃あるいは著しく低下した臓器を他人の健常な臓器に置き換える治療法のことである.臓器提供を受ける側を**受容者**(recipient,**レシピエント**),臓器を提供する側を**供与者**(donor,**ドナー**)とよぶ.ドナーの臓器には,同じ種属(たとえば,ヒトとヒト)であってもレシピエントにはない抗原,すなわち**組織適合抗原**(6章参照)が存在する.そのため,臓器移植を行うとドナーの組織適合抗原に対する免疫応答が起こり,移植臓器は排除(拒絶)される.

　移植片が生着するか排除されるかは,レシピエントとドナーがもつ拒絶反応に働く組織適合抗原の差異により決まる(図15.1).たとえば,互いの皮膚の一部を交換して移植する手術を施すと,2週間程度で移植片を拒絶するような関係の**近交系**(inbred strain)マウスAとマウスBが用意されているとする.これらマウス間での移植は,次のようになる.

① マウスAの移植片を同じ近交系マウスA(遺伝子型 $a:a$)に移植しても移植片は生着する.これを**同系移植**とよぶ〔図15.1(a)〕.

② マウスAの移植片をマウスB(遺伝子型 $b:b$)に移植すると移植片は拒絶される.これを**同種移植**とよぶ.臨床で行われている臓器移植の大部

近交系
兄妹交配を20代以上続けた実験動物の集団のこと.均交系,純系ともいう.遺伝背景が確率的にまったく同じであり,人為的につくりだした一卵性双生児のような状態の系統.

同種移植
同種異系間の移植のこと.この関係を英語で,allogenic(もしくは homologous)という.なお同種同系は syngeneic(もしくは isologous),異種は xenogeneic(もしくは heterologous)という.

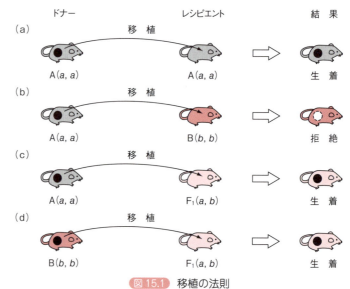

図 15.1 移植の法則
(a) 近交系マウス A(遺伝子型 $a:a$)の移植片を同種同系マウス(遺伝子型 $a:a$)に移植しても移植片は生着する. (b) マウス A の移植片をマウス B(遺伝子 $b:b$)に移植すると移植片は拒絶される. (c, d) マウス A またはマウス B の移植片をマウス A とマウス B の雑種第 1 代(F_1)(遺伝子型 $a:b$)に移植すると移植片は生着する.

分は,この同種移植にあたる〔図 15.1(b)〕.

③ 近交系マウス A またはマウス B の移植片をマウス A とマウス B の雑種第 1 代(F_1)(遺伝子型 $a:b$)に移植すると移植片は生着する〔図 15.1(c, d)〕. これを半同系移植とよぶ. 半同系移植が成立するのは,F_1 に移植片由来の遺伝子(a または b)が含まれているためである.

なお移植片を自己の別の場所に移植することを自家移植とよぶが,このとき免疫学的機序は働かないので,本章では扱わない.

拒絶反応に働く免疫反応は,体液性免疫より細胞性免疫がおもな反応であることがわかっている(p. 207 のコラム参照). しかし,後述する超急性拒絶反応や慢性拒絶反応では,体液性免疫も働いていると考えられている.

15.2 自己と非自己の識別と移植

臓器移植の試みは古くからあったが,成功例はほとんどなく,治療法としては定着しなかった. 1900 年初頭に Landsteiner(1.7 節参照)が **ABO 式血液型**を発見し,輸血の成否に関するルールが導入された. 1960 年代からはヒト白血球抗原系(human leukocyte antigen;HLA)の解明が進み,拒絶反応に働く抗原の同定とその役割が明らかになった(6 章参照).

組織適合抗原のうち,最も強い拒絶反応を示すものを**主要組織適合抗原**と

COLUMN　拒絶反応と細胞性免疫

拒絶反応にT細胞とB細胞のいずれが働いているかについて，下図のような実験がある．(a) マウスAの移植片をマウスBに移植し，(b) 拒絶反応を起こさせる．(c) マウスBのT細胞と抗体を取りだし，(d) このT細胞あるいは抗体を，あらかじめ放射線照射によって免疫能を全廃させた別のマウスB'に移入する．(e) このような前処置を行ったマウスB'にマウスAの移植片を移植する．T細胞を移入されたマウスでは拒絶反応が現れるが，抗体を移入されたマウスでは現れない．

このように，拒絶反応には体液性免疫より細胞性免疫の働きが大きいと考えられている．

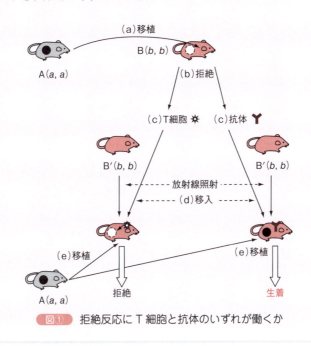

図① 拒絶反応にT細胞と抗体のいずれが働くか

よび，その遺伝子を**主要組織適合遺伝子複合体**(major histocompatibility gene complex；**MHC**)とよぶ．ヒトのMHC抗原はHLAである．ドナーとレシピエントの理想的な組合せは，MHC抗原が完全に一致している組合せである．たとえば，一卵性双生児間の移植がこれにあたる．しかし，このような組合せはあまり現実的ではない．同胞間でもHLAが完全に一致する確率は4分の1となる(図6.4参照)．すなわちHLAは，HLA-A，-B，-C，-DP，-DQ，-DRが1つのセット(**ハプロタイプ**，haplotype)として親から子へ受け継がれる．子は父から1セット，母から1セットの遺伝子を受け継ぎ，それらは共優性で発現するためである．一般集団の場合では，対立遺伝子の種類から推定して，HLAが一致するドナーがみつかる確率はきわめて低い．しかし対立遺伝子にも人種ごとの偏りがあるため，移植の成功率が高

ハプロタイプ
同一染色体上で，密に連鎖した遺伝子座で決まる対立遺伝子の組合せのこと．ハプロとは「半分」の意味で，両親の一方から由来したどちらかの遺伝子の組合せをいう．

い組合せの頻度は，日本人間では数万分の1といわれる．

　HLAが一致したドナーがみつからない場合には，できるだけ近いドナーが選ばれる．その場合，一般にHLAクラスⅡの一致を優先している．ABO式血液型の一致もドナー選びの原則となる．すなわちABO型抗原は，赤血球だけでなくほかの組織も発現しているため，ABO型不一致のドナーの臓器は拒絶されやすい．このように，HLAやABO式血液型のタイピングを行い，レシピエントに近いHLAをもつドナーを選べば，臓器移植の成功率は向上する．

15.3　宿主対移植片反応（HVGR）と移植片対宿主反応（GVHR）

学修事項 **D-2-10**
(2)関節リウマチ，全身性エリテマトーデス，拒絶反応，移植片対宿主病

　移植した臓器がレシピエントの免疫応答により排除されることを**宿主対移植片反応**（host-versus graft reaction；**HVGR**）とよぶ．いわゆる肝臓や腎臓移植時の拒絶反応である．一方，輸血や骨髄移植などによってドナーのリンパ球がレシピエントに移入された場合，通常はレシピエントがドナー細胞を認識し，これを排除する．しかし，レシピエントの免疫能が低下しているときは，ドナーのリンパ球が排除されず，レシピエントの組織に傷害を与えてしまう場合がある．これを**移植片対宿主反応**（graft-versus host reaction；**GVHR**）という．

　GVHRでは，レシピエントのHLAクラスⅡ分子を認識したヘルパーT細胞が，レシピエントのHLAクラスⅠ分子を認識したキラーT細胞を補助する．また，ヘルパーT細胞はTNF-αやIFN-γによってマクロファージを活性化する．マクロファージはTNF-αやIL-1などの炎症性サイトカインを産生する．このようにして，レシピエントの組織は傷害される．

　キラーT細胞によるアポトーシス誘導機構には，パーフォリンとグランザイムが働く系と，FasとFasリガンドが働く系とがある．肝細胞ではFasを介した細胞死が起こりやすいため，ドナーのリンパ球の移入の約1週間後から肝障害による黄疸が起こる．さらに消化管も傷害され，下痢や下血が起こり，発症者の90％以上が死亡する．

　GVHRが起こるためには，ドナーのリンパ球がレシピエント内で生き残る必要がある．たとえば，レシピエントの免疫機能が低下している状況（抗がん薬や免疫抑制薬の使用，あるいは重症免疫不全症患者）での輸血などが問題となる．また，近親者間の輸血も危険である．すなわち，近親者ではHLAが近く，移入されたドナーのリンパ球が排除されないためと考えられている．

　1981～1986年に日本輸血学会と日本胸部外科学会が調査した輸血後における**GVH病**（graft-versus host disease；**GVHD**，GVHRの結果として起こ

る病態のこと)の発生頻度は，63,257例中96例(約660分の1)であった．親子間の輸血では頻度はさらに高くなり，50分の1程度となる．その後，輸血によるGVHDの原因が赤血球製剤に混入しているリンパ球であることがわかり，1996年から放射線照射などによってリンパ球を死滅させた赤血球製剤が用いられるようになった．これにより，GVHDの発生頻度は格段に減少した．

15.4 輸血と血液型不適合妊娠

15.4.1 輸　血

　赤血球の表面には抗原(型物質)が存在し，多くの分類系(ABO式，MN式，Rh式，ルイス式など)と多様な抗原が知られている．輸血の際，とくに問題となるのは **ABO式** と **Rh式** である(表15.1)．

　ABO型抗原は糖鎖であり，先端部分の糖の差異によってA型，B型，O型，AB型に分けられる(図15.2)．A型のヒトはB型抗原に対する抗体(抗B抗体)をもっており，B型のヒトはA型抗原に対する抗体(抗A抗体)をもっている．また，O型のヒトは両方の抗体をもっている．これらは，**自然抗体**(natural antibody)とよばれる．抗体のクラスはおもにIgMである．たとえばA型のヒトにB型の赤血球を輸血すると，輸血された赤血球に抗B抗体が結合し，補体が活性化されて溶血する(血液型不適合輸血)．

　Rh抗原はタンパク質であり，C，c，D，E，eの5種類が知られている．Rh抗原による血液型不適合輸血が問題となるのはD抗原陰性〔Rh(−)〕のヒトに対するD抗原陽性〔Rh(+)〕赤血球の2回目以降の輸血である．1回目の輸血でD抗原に対する抗体が産生される．ABO式の場合と比べ，抗D抗体は免疫(輸血)によってできた抗体である．2回目の輸血で，この抗体が輸血された赤血球上のD抗原に結合して，赤血球は破壊される．溶血によって遊離したD抗原は抗体と免疫複合体を形成し，III型アレルギー反応を引き起こす．なお，Rh(−)の頻度には人種差があり，白人が15%であるのに対して日本人は0.5%と低い．

自然抗体
免疫操作を施さなくても個体が生まれつきもっている抗体のこと．抗A抗体と抗B抗体は，B細胞が分化する過程で自然に産生された抗体である．しかしA型のヒトは多量のA型物質があるため，抗A抗体産生細胞が免疫寛容となって，抗B抗体だけが残っている状態になる．抗B抗体でも同じ．

表15.1 日本人の血液型の頻度

	血液型	頻度(%)
ABO式	A	40
	B	20
	AB	10
	O	30
Rh式	Rh陽性	99.5
	Rh陰性	0.5

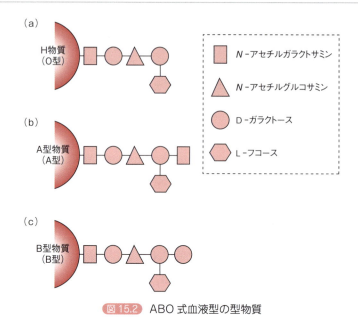

図15.2 ABO式血液型の型物質

15.4.2 血液型不適合妊娠

Rh(−)の母親がRh(+)の児(第1子)を出産すると，母体に抗D抗体が産生される．この抗体のクラスはIgGである．同じ母親が再びRh(+)の児(第2子)を妊娠すると，抗D抗体が胎盤を通過して胎児の血中に移行して溶血を起こす(図15.3)．その結果，出生児に黄疸が起こる．これを**新生児溶血性黄疸**という．これを防ぐために，第1子を出生した直後に，母親に抗D抗体を投与して出産時に混入した児の赤血球を除去する．この方法によって第2子を安全に出産することができる．

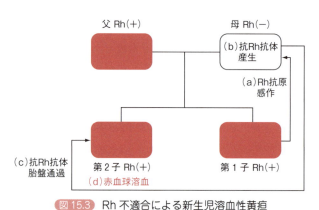

図15.3 Rh不適合による新生児溶血性黄疸
(a) Rh(−)の母親がRh(+)の児(第1子)を出産するとき，子の血液で母親が感作され，(b) 母親が抗Rh抗体を産生する．この抗体のクラスはIgGである．再びRh(+)の児(第2子)を妊娠すると，(c) 抗Rh抗体が胎盤を通過して胎児の血中に移行し，(d) 溶血を起こす．これを新生児溶血性黄疸という．

ABO型物質に対する抗体の多くはIgMクラスであり，Rh型不適合のような問題は起こりにくい．しかし，母親がIgGクラスの抗体をもっている場合には，胎盤を通過して胎児の血中に移行して新生児溶血性黄疸を起こす．

15.5 拒絶反応

15.5.1 超急性拒絶反応

移植して数分〜数時間で起こる拒絶反応を**超急性拒絶反応**とよぶ（図15.4）．この反応は，移植前からレシピエント中に，ドナー移植片に対する抗体（ABO血液型抗体や抗HLA抗体など）が存在する場合に起こる．抗HLA抗体は，輸血，多数回妊娠，移植臓器拒絶の既往などで産生される．抗HLA抗体が移植片の血管内皮に結合し，II型アレルギー反応が起こり，血管内皮細胞が傷害される．続いて，血液凝固系が活性化されて血栓が形成される．これによって，移植片への血液供給が途絶え，移植片が壊死する．この反応を予防するために，レシピエント中のドナー移植片に対する抗体，ドナーのHLAなどを事前に検査することが重要である．

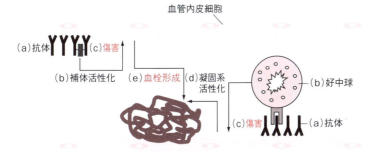

図15.4　超急性拒絶反応
移植前からレシピエントに移植片に対する抗体が存在する場合，(a) この抗体が移植片の血管内皮に結合し，(b) 補体が活性化されたり好中球（右）が結合したりして，(c) 血管内皮細胞が傷害される．(d) 血管内皮細胞からは血液凝固を促進する因子が放出され，(e) フィブリンが析出して血栓が形成される．これによって，移植片への血液供給が途絶え，移植片が壊死する．

15.5.2 早期急性拒絶反応（促進型拒絶反応）

早期急性拒絶はT細胞の二次免疫応答によって起こる拒絶反応であり，移植後10日ぐらいまでに起こる．すなわち，移植片の血管周辺にT細胞とマクロファージの浸潤がみられ，T細胞による細胞傷害やT細胞からのサイトカイン放出によるIV型アレルギー反応が働いていると考えられている（図15.5）．

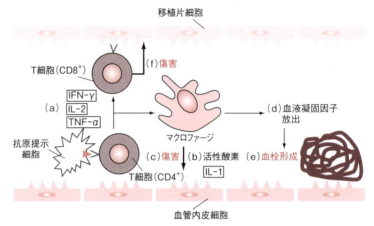

図 15.5 早期急性拒絶反応

抗原提示細胞によってヘルパー T 細胞（CD4⁺）が活性化され，(a) サイトカイン（IFN-γ，IL-2，TNF-α など）が放出され，マクロファージが活性化される．(b) マクロファージは活性酸素や IL-1 などを放出し，(c) 血管壁を傷害する．(d) マクロファージから血液凝固を促進する因子が放出され，(e) フィブリンが析出して血栓が形成される．これによって，移植片への血液供給が途絶え，移植片が壊死する．(f) 同様にキラー T 細胞（CD8⁺）も活性化され，移植片細胞が傷害される．

15.5.3 急性拒絶反応

急性拒絶反応は T 細胞の一次免疫応答によって起こる拒絶反応であり，移植後数日〜数週間後に起こる．一般に臨床で問題となる拒絶反応は，この急性拒絶反応をさす．T 細胞は成熟の過程で，自己 HLA ＋自己ペプチド複合体に弱く反応する T 細胞クローンのみが生き残る（正の選択，7.3 節参照）．急性拒絶反応の原因となる同種異系 HLA を認識する T 細胞が，免疫操作がなくても自然に存在する理由は，正の選択で生き残った「自己 HLA ＋自己ペプチド複合体と弱い反応性をもつ T 細胞クローン」が，自己 HLA と少し構造が違った HLA，すなわち同種異系の HLA に対して強い反応性をもつためであろうと考えられている．免疫抑制薬の進歩に伴い，急性拒絶反応の発生率は格段に低下した．移植時に用いる代表的な免疫抑制薬の作用点を図 15.6 に示した．

15.5.4 慢性拒絶反応

慢性拒絶反応は，移植後，数か月〜数年かけてゆっくりと進行する拒絶反応である．慢性拒絶反応の主要な所見は，血管壁の肥厚による血流障害と移植片の間質の線維化である．この過程が免疫学的機序で引き起こされているか否かは明確ではないが，移植片から遊離した抗原に対する抗体が働いている可能性が示唆されている（図 15.7）．

抗体や抗原抗体複合体が血管内皮に沈着し，血管内皮細胞を傷害するとと

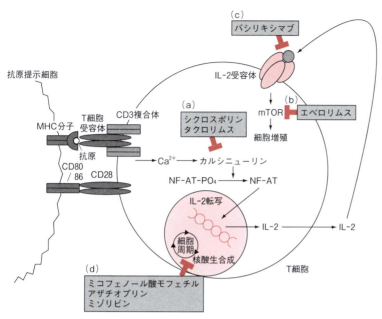

図 15.6 移植時に用いる代表的な免疫抑制薬の作用点
(a) シクロスポリンとタクロリムスは，カルシニューリンを阻害し，T 細胞受容体刺激を介した IL-2 産生を抑制する．(b) エベロリムスは，IL-2 により活性化されたラパマイシン標的タンパク質(mechanistic target of rapamycin；mTOR)を不活化して細胞増殖を抑制する．(c) バシリキシマブは，CD25(IL-2 受容体 α 鎖)に対する抗体製剤で IL-2 受容体への IL-2 の結合を抑制する．(d) ミコフェノール酸モフェチル，アザチオプリン，およびミゾリビンは，核酸の生合成を阻害し，細胞分裂，増殖を抑制する．

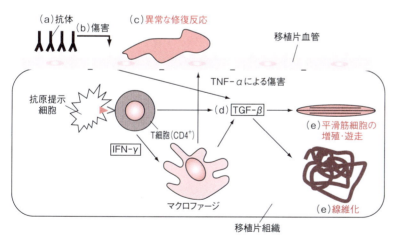

図 15.7 慢性拒絶反応
(a) 移植片から遊離した抗原に対する抗体や抗原抗体複合体が血管内皮に沈着し，(b) 血管内皮細胞を傷害する．(c) 血管壁に異常な修復反応が起き，血管壁が肥厚して血管内腔が閉塞する．(d) 傷害を受けた内皮細胞，マクロファージ，T 細胞($CD4^+$)が産生した $TGF-\beta$ によって，(e) 平滑筋細胞の増殖と遊走が促進されるとともに，移植片の線維化が起こる．

もに異常な修復反応が起こり，血管壁が肥厚して血管内腔が閉塞する．また，活性化された内膜細胞が産生した TGF-β によって移植片の線維化が起こる．このような経過で移植片は拒絶されると考えられている．この反応は炎症の五大徴候の１つ，機能障害に相当する（12 章参照）．

15.6 臓器移植

日本で行われているおもな臓器移植の成績を表 15.2 に示した．

表 15.2 臓器移植後の生着率

	生着率(%)		
	1 年	3 年	5 年
腎臓	90.3	85.1	79.6
肝臓	88.7	86.2	83.5
心臓	96.4	94.4	92.9
肺	91.1	82.0	71.9

「臓器移植の実施状況等に関する報告書（厚生労働省，令和 6 年 6 月 11 日）」から抜粋．平成 9 年 10 月 16 日（臓器移植法の施行の日）以降実施された移植の集計．

15.6.1 腎臓移植

腎臓移植は，末期腎不全の患者らを対象に広く実施されている．脳死あるいは心停止個体からの献腎移植と生体から片方の腎臓の提供を受ける生体腎移植がある．日本では，献腎移植に比べて生体腎移植が圧倒的に多い．腎臓移植では，HLA-A，B および DR の適合性が重視されており，一致率が高いほど生着率がよいとされるが，現在では，免疫抑制薬の進歩により HLA 不一致数が多い場合でも十分に高い生着率が得られるようになった．また，ABO 式血液型が異なる場合でも移植前にレシピエント側のドナーに対する

COLUMN **カルシニューリン阻害薬**

臓器移植には免疫抑制薬，とくにカルシニューリン阻害薬（17 章参照）の使用が不可欠である．生体腎移植を例にとると，シクロスポリンが登場する前の 10 年生着率は 42% であったのに対し，シクロスポリンの登場で 56% に，タクロリムス水和物の登場で 70% にまで向上した．献腎移植でも，それぞれ，18%，43%，54% である．このように，カルシニューリン阻害薬なしでは移植医療は語れない．

ABO式血液型抗体を除去する処置を行うことで腎移植は可能となっている.

15.6.2　肝臓移植

　肝臓移植は，急性肝不全，代謝性肝疾患，慢性疾患の進行による非代償性肝不全，肝細胞がんなどが適応となる．脳死個体からの脳死肝移植と生体から肝臓の一部の提供を受ける生体肝移植がある．日本においては，脳死肝移植も少しずつ増加してきているが，いまだ生体肝移植が多く占めている．肝臓移植では拒絶反応は比較的起こりにくく，ドナーの細胞に対する抗体が存在していても超急性拒絶は起こりにくい．それは，ⅰ）肝臓は大きな臓器であり免疫寛容が誘導されやすいこと，ⅱ）移植された肝臓から可溶性のHLAが遊離してレシピエントの抗体やリンパ球を中和すること，ⅲ）肝臓は再生能が高い臓器であることなどに基づくと考えられている.

15.6.3　心臓移植

　心臓移植は，**拡張型心筋症**など末期心不全の患者らの最終的治療手段である．脳死個体からの移植が行われる．ABO式血液型が一致あるいは適合していること，ドナーのT細胞に対する抗体をもっていないことなどがレシピエントの適応条件である.

15.6.4　肺移植

　肺移植は，ほかの治療に抵抗性を示す慢性進行性肺疾患で，肺移植のほかに有効な治療法がない場合や，なんらかの理由で生命の危険が迫っているなどの場合に実施される．脳死個体からの脳死肺移植と生体（多くの場合2人）から肺の一部の提供を受ける生体肺移植がある．日本では，生体肺移植よりも脳死肺移植のほうが多く実施されている．脳死ドナー肺は，ABO式血液型が一致あるいは適合しており，肺の大きさが条件を満たしている待機者に提供される.

15.6.5　骨髄移植

　骨髄移植は，**原発性免疫不全症**，**再生不良性貧血**，白血病などが対象となる．造血幹細胞移植には，造血幹細胞の由来によって，**骨髄移植**，**末梢血幹細胞移植**，**臍帯血移植**がある．骨髄移植は，ドナーの造血幹細胞をレシピエントに移入して，赤血球，血小板，白血球に分化させることによってドナー由来の血液細胞でレシピエントの血液系を再構築する方法である．骨髄移植では，ドナーのリンパ球でレシピエントの免疫系が置き換えられるため，HLAの組合せが大きく異なると，移入したドナーのリンパ球によって

先天性胆道閉塞症

肝外胆道が閉鎖するために閉塞性黄疸が出現し，未治療では1歳頃までに肝不全で死亡する．肝門部空腸吻合術で約7割に黄疸の軽快化がみられるが，再発により肝硬変，門脈圧亢進症，肝肺症候群など重大な合併症が進行する.

原発性胆汁性肝硬変症

血中に抗ミトコンドリア抗体が高頻度に検出されるため，自己免疫反応が働いていると考えられている．病変の進行とともに肝硬変へと移行する．掻痒感と黄疸を伴う症例の予後は悪く，5年生存率は54％である.

拡張型心筋症

心室中隔の非対称性肥大を伴う左室ないし右室，あるいは両者の肥大をきたす心筋疾患で，心筋収縮関連タンパク質（β-ミオシン重鎖，トロポニンTまたはI，ミオシン結合タンパク質Cなど約10種類のタンパク質）の遺伝子異常がおもな病因と考えられている.

原発性免疫不全症

ウィスコット-オルドリッチ（Wiskott-Aldrich）症候群，アデノシンデアミナーゼ欠損症，先天性好中球減少症，慢性肉芽腫症，チェディアク-ヒガシ（Chediak-Higashi）症候群などがある.

再生不良性貧血

白血球，赤血球，血小板のすべてが減少する汎血球減少症．多くの場合，骨髄が脂肪に置き換わっている（骨髄低形成）．貧血症状，感染による発熱，出血傾向増大などがみられる重篤な血液疾患である.

GVHR が起こり，レシピエントの組織が傷害される．したがって，ドナー骨髄細胞に混入する成熟 T 細胞を完全に除去する必要がある．HLA の差異がごく一部のとき，移入された造血幹細胞によって正常に免疫系が構築される．

骨髄移植を行う場合，重症複合免疫不全症の場合を除いて，まずレシピエントの造血機能を全廃する必要がある．そのため，移植数日前から全身放射線照射あるいは全身リンパ組織放射線照射に加え，シクロホスファミドの大量投与を行う（骨髄破壊的前処置）．続いて，HLA の比較的近いドナーから採取した骨髄細胞を静脈内注射で移入する．移植後，1〜2 か月で血液細胞の再構築は完了する．

15.6.6 角膜移植

角膜異栄養症や角膜炎などが適応となる．角膜には血管がなく，リンパ球の接触を受けないため，組織適合性を厳密に配慮する必要はない．

章末問題

1．移植片対宿主反応の成因について説明せよ．
2．新生児溶血性黄疸の成因について説明せよ．
3．超急性拒絶，早期急性拒絶，急性拒絶および慢性拒絶の成因について説明せよ．

4．骨髄移植では，あらかじめレシピエントの造血機能を全廃するが，それが必要な理由を説明せよ．

Part IV 免疫学と病気

16 腫瘍に対する免疫反応

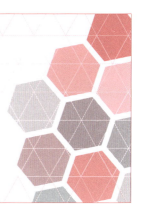

❖ 本章の目標 ❖

- 免疫学的監視機構について学ぶ．
- 腫瘍排除に働くエフェクター細胞について学ぶ．
- 腫瘍に対する免疫反応の新しい考え方を学ぶ．

16.1 免疫学的監視機構

　健常人であっても，1日あたり数千個の腫瘍細胞が出現していると推定され，体内に出現した腫瘍細胞をただちにみつけ，排除するしくみが存在していると考えられている．このしくみを**免疫学的監視機構**(immunological surveillance)とよぶ．免疫学的監視機構のおかげで，がんの発症を防いでいる可能性を示唆する研究成績がある．ⅰ）免疫学的になんらかの障害があるヒトでは，腫瘍の発生頻度が健常人に比べて格段に高い．ⅱ）腫瘍組織にリンパ球の浸潤がみられ，浸潤リンパ球数が多いほど腫瘍の進行は遅い．ⅲ）HLAクラスⅠ分子の発現が低下，あるいは消失しているがん患者の余命は有意に短い．

　さらに，次のような動物実験の結果(図16.1)から，免疫学的監視機構には自然免疫だけでなく獲得免疫も働いていることが示されている．(a) 死滅させた腫瘍細胞(腫瘍1)で実験動物(個体1)をあらかじめ免疫しておくと，生きた腫瘍1を移植しても生着しない．(b) しかし，個体1に，由来が異なった別の生腫瘍細胞(腫瘍2)を移植すると生着する．(c) 未処置の個体(個体2)に腫瘍1を移植すると生着する．(d) 個体1から取りだしたリンパ球を個体2に投与しておくと，個体2に腫瘍1を移植しても生着しない．

　このように，実験的な腫瘍細胞の排除には，免疫学的記憶を伴う腫瘍特異的な免疫反応が働いていると考えられる．

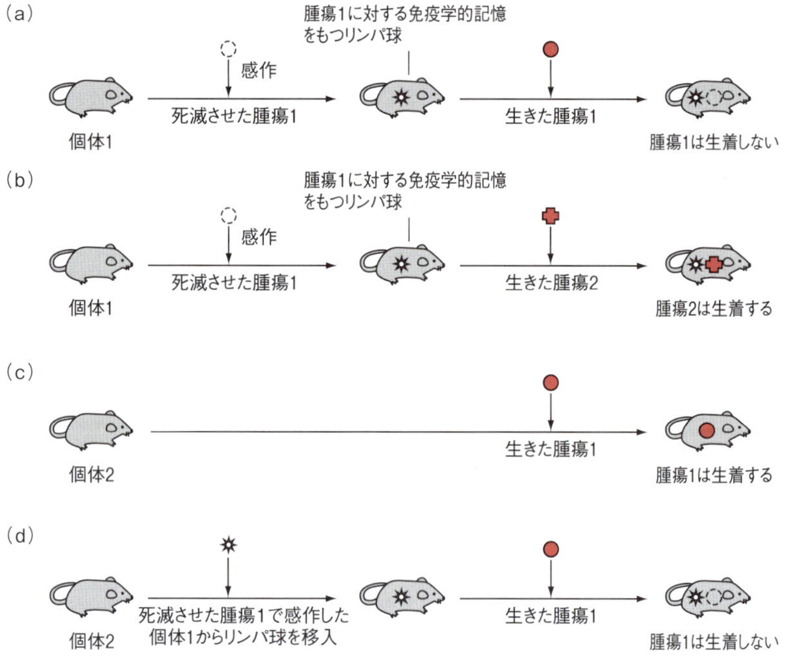

16章　腫瘍に対する免疫反応

（a）

感作
死滅させた腫瘍1

腫瘍1に対する免疫学的記憶
をもつリンパ球

生きた腫瘍1

腫瘍1は生着しない

個体1

（b）

感作
死滅させた腫瘍1

腫瘍1に対する免疫学的記憶
をもつリンパ球

生きた腫瘍2

腫瘍2は生着する

個体1

（c）

生きた腫瘍1

腫瘍1は生着する

個体2

（d）

死滅させた腫瘍1で感作した
個体1からリンパ球を移入

生きた腫瘍1

腫瘍1は生着しない

個体2

図 16.1　獲得免疫による免疫学的監視機構の証明

16.2　腫瘍免疫各論

学修事項　C-7-9
(3)自然免疫と獲得免疫

　腫瘍の排除には，NK 細胞，NKT 細胞，樹状細胞などの**自然免疫**系の機構と，それに続く T 細胞や活性化マクロファージによる**獲得免疫**系の機構が働く．一方で，腫瘍はそれらの免疫学的監視機構から，制御性 T 細胞や骨髄由来免疫抑制細胞(myeloid derived suppressor cells；MDSC)の働きによって逃れている．また，腫瘍細胞自身による抑制性サイトカイン(IL-10, TGF-β など)の分泌や免疫応答にブレーキをかける分子である PD-1 (programmed cell death-1) に対するリガンドの PD-L1(PD-ligand 1), PD-L2 の発現も逃避に関与している．

16.2.1　NK 細胞

　NK 細胞は，腫瘍を排除する初期防衛に重要な役割を果たす．NK 細胞には，自身の機能を活性化させる受容体と，抑制する受容体とがあり，細胞傷害活性の強弱は，両者のバランスに基づく．活性化受容体には，NKG 2 D (natural killer group 2 D；CD314) や NCR (natural cytotoxicity receptor) がある．NKG 2 D のリガンドは，感染時やがん化時に細胞表面での発現量が増加する MIC (MHC class I chain-related gene) や ULBP (UL 16 binding protein) である．IFN-γ を産生して細胞性免疫の強化にも働く(2.1 節参照)．

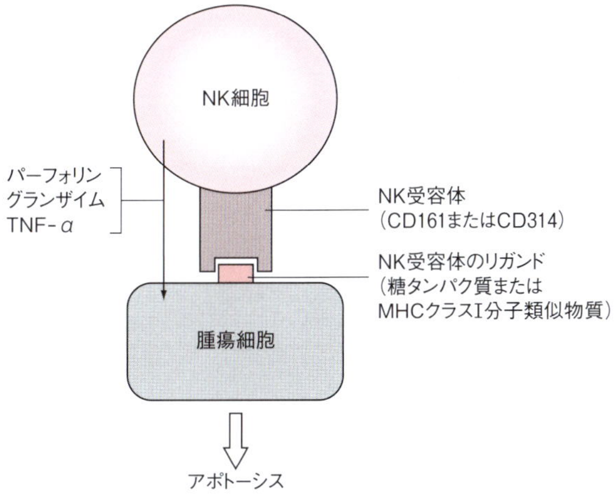

図 16.2 NK 細胞による腫瘍細胞の排除

NK 細胞は，腫瘍細胞に発現している糖タンパク質や MHC クラス
I 分子類似物質と結合する受容体をもち，この受容体を介して NK
細胞が腫瘍細胞と結合すると，パーフォリン，グランザイム，
TNF-α などを放出して腫瘍細胞にアポトーシスを誘導する．

また，NK 細胞は Fcγ III 受容体をもち，腫瘍細胞上の腫瘍関連抗原と抗
体の複合体に結合し，抗体依存性細胞性細胞傷害(antibody-dependent cell-
mediated cytotoxicity；ADCC)作用によって抗腫瘍活性を示す．この場合，
抑制性受容体(killer cell immunogloblin-like receptor；KIR や natural killer
group 2 A；NKG 2 A)による抑制を凌駕して傷害活性を示す(2.1 節参照)．

NK 細胞が標的細胞と結合すると，**パーフォリン，グランザイム，TNF-
α** などを放出して腫瘍細胞にアポトーシスを誘導する(図 16.2)．TNF-α は，
直接的な抗腫瘍活性だけでなく，腫瘍に栄養を供給している新生血管の内皮
細胞にも働き，血栓を形成させることによって腫瘍を壊死させる．

16.2.2　NKT 細胞

NKT 細胞は，T 細胞，B 細胞，NK 細胞とは異なるリンパ球として同定
された細胞で，NK 受容体に加えて，1 種類の(多様性のない)T 細胞抗原受
容体(ヒトでは *Vα24 / Jα15* 遺伝子で規定される)をもつ．糖脂質(**α ガラク
トシルセラミド**)やマクロファージが産生する IL-12 によって活性化され，
パーフォリン，グランザイム，Fas リガンドによって腫瘍細胞にアポトーシ
スを誘導する．さらに，IFN-γ を大量に産生して，キラー T 細胞や NK 細
胞を非特異的に活性化することで，間接的にも腫瘍細胞を傷害する．

16.2.3　マクロファージ

マクロファージは，T 細胞が産生する IFN-γ などによって活性化され，

抑制性受容体

NK 細胞の抑制性受容体には
KIR (killer cell immuno-
globulin-like receptor)と NKG
2A (natural killer group 2A)
とがある．これらのリガンド
は MHC クラス I 分子である．
KIR のリガンドは，MHC ク
ラス I 分子の HLA-A，B，
C(これらを古典的クラス I
分子という)や，HLA-G(非
古典的クラス I 分子という)
であり，また NKG2A のリガ
ンドは HLA-E(これも非古
典的クラス I 分子)である．

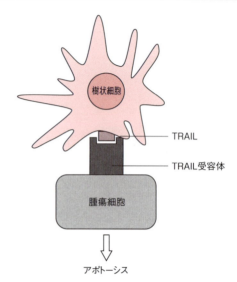

図 16.3 樹状細胞による腫瘍細胞の排除
活性化された樹状細胞は TRAIL を発現する．TRAIL は腫瘍細胞表面の TRAIL 受容体と結合し，腫瘍細胞にアポトーシスを誘導する．

TNF-α や活性酸素，リソソーム酵素などで抗腫瘍活性を示す．

16.2.4 樹状細胞

樹状細胞は，IFN などで活性化されると TRAIL(TNF-related apoptosis inducing ligand)を表出する．TRAIL は腫瘍細胞表面の **TRAIL 受容体**と結合し，腫瘍細胞にアポトーシスを誘導する(図 16.3)．さらに，強力な抗原提示細胞としても働く．すなわち，腫瘍細胞を取り込んだ樹状細胞は所属リンパ節に移動し，**腫瘍関連抗原**(tumor associated antigen；TAA)を T 細胞に提示して細胞性免疫を誘導する．

16.2.5 キラー T 細胞

キラー T 細胞は，免疫学的監視機構のうち，獲得免疫での中心的役割を果たしている．すなわち，ⅰ)樹状細胞上の MHC クラス I 分子と腫瘍関連抗原との複合体にナイーブキラー T 細胞が結合し，キラー T 細胞が活性化する．ⅱ)このキラー T 細胞はヘルパー T 細胞が産生する IL-2，IFN-γ などによって増殖し活性化される．ⅲ)活性化されたキラー T 細胞は，パーフォリンやグランザイムを放出して腫瘍細胞にアポトーシスを誘導する．ⅳ)腫瘍細胞が Fas を発現している場合には，活性化 T 細胞上の Fas リガンドによって，腫瘍細胞にアポトーシスを誘導する．

腫瘍関連抗原
腫瘍細胞に存在し，それに対する免疫反応が生じる抗原のこと．腫瘍関連抗原のなかで，腫瘍細胞のみが産生し，正常細胞には存在しないものを腫瘍特異抗原とよぶ．

16.2.6 CD4陽性T細胞

　腫瘍がMHCクラスⅡ分子を発現している場合，CD4陽性T細胞（おもにヘルパーT細胞）は腫瘍を傷害するが，そのような腫瘍は少ない．通常，キラーT細胞へのヘルパー機能により抗腫瘍作用を示す．すなわちTh1サイトカイン（IL-2やIFN-γ）を産生してキラーT細胞の増殖や活性化を誘導するとともに，NK細胞やマクロファージを活性化して間接的に抗腫瘍活性を示す．

16.2.7 抗　体

　腫瘍関連抗原に対する抗体が抗腫瘍活性を示すことがある．一部ではあるが，腫瘍関連抗原に対する抗体医薬が治療薬として用いられている．抗体の抗腫瘍活性は，抗体依存性細胞性細胞傷害作用（ADCC）機構に基づくと考えられている．すなわち，NK細胞，マクロファージなど抗体のFc部分を認識する受容体をもつ細胞が，腫瘍関連抗原と結合している抗体を介して抗腫瘍活性を示す（図16.4）．18章に，現在用いられている抗体医薬について説明しているので，参照されたい．

16.2.8 制御性T細胞

　がん微小環境では，活性化して免疫抑制機能が高まった制御性T細胞（regulatory T cell；Treg細胞）の浸潤が認められ，腫瘍排除にかかわる免疫応答を抑制している．Treg細胞は，ⅰ）CD25（IL-2受容体α鎖）発現に

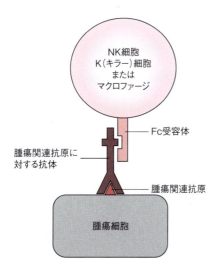

図16.4　腫瘍関連抗原に対する抗体による抗体依存性細胞性細胞傷害作用
腫瘍関連抗原に対するモノクローナル抗体の抗腫瘍活性は，抗体依存性細胞性細胞傷害作用に基づく．NK細胞，マクロファージなど抗体のFc部分を認識する受容体をもつ細胞が，腫瘍関連抗原に結合した抗体を介して抗腫瘍活性を示す．

よるほかの T 細胞の増殖などで必要な IL-2 の消費，ⅱ）CTLA-4 発現による抗原提示細胞の共刺激シグナルの抑制，ⅲ）IL-10，TGF-β の産生などを介して免疫応答を負に制御する（7.5.3 項参照）．この Treg 細胞の存在が，患者の予後不良の要因となっている．

16.2.9　骨髄由来免疫抑制細胞

骨髄由来免疫抑制細胞（MDSC）は，がん局所などで出現が認められる未熟な骨髄細胞で，単球系 MDSC（monocytic MDSC）と顆粒球系 MDSC（polymorphonuclear MDSC）に分類される．IL-10，TGF-β，arginase-1 などの産生を介して NK 細胞，CD4 陽性 T 細胞，CD8 陽性 T 細胞などの免疫担当細胞の活性を抑制する，かつ Treg 細胞の誘導にもかかわり，腫瘍の免疫学的監視機構からの逃避に寄与している．

16.3　がん免疫療法

学修事項 C-4-5
(1)抗悪性腫瘍薬

がん免疫療法は，免疫の力を活用して腫瘍細胞を排除する治療方法で，抗体療法，エフェクター T 細胞療法，サイトカイン療法，がんワクチン療法などがある．

保険診療で受けることができるがん免疫療法
日本で保険診療として受けることができるのは（2024 年 10 月現在），免疫チェックポイント阻害薬を用いた治療（16.3.1 項），CAR-T 細胞療法（16.3.2 項），サイトカインを用いた治療（16.3.3 項），ウシ型弱毒結核菌（BCG），OK-432（16.3.4 項）などがある．

16.3.1　抗体療法

T 細胞は，抗原提示細胞上の MHC 抗原＋抗原ペプチドと T 細胞上の T 細胞受容体（TCR）との結合を介した一次シグナルと，抗原提示細胞上の CD 80/86 と T 細胞上の共刺激分子である CD28 との結合を介した二次シグナルによって活性化される．一方で，生体には，T 細胞の過剰な免疫応答による自己組織の損傷を防ぐために，共抑制分子を介した T 細胞の活性化抑制機構が存在する（7 章参照）．この共抑制分子は，免疫チェックポイントとして機能し，PD-1，CTLA-4 などがある．これら免疫チェックポイント分

▌▌COLUMN▌▌　　　　　がん幹細胞

一部のがん組織では，腫瘍をつくりだす「源」の細胞，すなわち「がん幹細胞」が存在することがわかってきた．この細胞は，造血幹細胞のように自己増殖しつつ分化して，がん細胞になる．幹細胞という性質からも，増殖しても分化しない細胞が一部残っており，これらは細胞分裂の静止期にあると考えられ，したがって，細胞増殖を抑える抗がん薬は奏功しないと思われる．だから，たとえ治療が奏功して，がんが消滅しても，がん幹細胞が残っていれば，再燃することになる．このような考え方をもとに，世界中の研究者ががん根治療法の確立に立ち向かっている．

子やそのリガンドに作用して，T 細胞の活性化抑制を解除することで腫瘍細胞への免疫応答を高める治療薬を**免疫チェックポイント阻害薬**という．

CTLA-4 は，T 細胞上に発現する共刺激分子の CD28 と比較して抗原提示細胞上の CD 80/86 への親和性が高いため，CD80/86 と CD28 の結合を競合阻害することで T 細胞の活性化を抑制する．抗 CTLA-4 抗体薬（イピリムマブ，トレメリムマブ）は，CTLA-4 と CD80/86 との結合を阻害し，T 細胞の活性化に対する抑制的調節を遮断して抗腫瘍効果を発揮する．また，CTLA-4 を高発現する Treg 細胞を抗体依存性細胞性細胞傷害作用（ADCC）の機構で除去することで，抗腫瘍免疫応答を高める．

PD-1 は，T 細胞上に発現し，リガンドの PD-L1 や PD-L2 が結合すると T 細胞の機能不全およびアポトーシスが誘導される．PD-L1 や PD-L2 は，免疫担当細胞だけでなくさまざまな腫瘍細胞にも発現しており，T 細胞による排除からの逃避に寄与している．抗 PD-1 抗体薬（ニボルマブ，ペムブロリズマブ，セミプリマブ）や抗 PD-L1 抗体薬（アテゾリズマブ，ディルバルマブ，アベルマブ）は，PD-1 とそのリガンドとの結合を阻害し，T 細胞の増殖，活性化を介して抗腫瘍効果を発揮する．

免疫チェックポイント阻害薬を用いた治療では，高い治療効果を得るために，異なる免疫チェックポイント阻害薬を併用する（抗 CTLA-4 抗体薬と抗 PD-1 抗体薬）場合や免疫チェックポイント阻害薬と細胞傷害性抗がん薬を併用する場合がある．

16.3.2 エフェクターT 細胞療法

1980 年代に入ってから，LAK（lymphokine-activated killer）療法，NK 細胞療法などが開発された．これらは，腫瘍細胞を傷害するリンパ球を試験管内で活性化し，患者に戻す治療法で養子細胞免疫療法という．しかし，残念ながら腫瘍を縮小するなどといった顕著な効果は得られていない．

養子細胞免疫療法のなかでもがん細胞を直接的に攻撃する作用をもつ T 細胞を活用した**エフェクター T 細胞療法**が注目されている．その 1 つが TIL（tumor infiltrating lymphocyte）療法で，腫瘍細胞に浸潤したリンパ球（TIL）を体外で増殖，活性化させたあと，患者の体内に輸注する．TIL は，腫瘍抗原に対して特異性の高いキラー T 細胞を多く含むリンパ球であるため高い効果が期待されている．また，**キメラ抗原受容体（CAR）-T 細胞療法**が実用化されている．CAR-T 細胞とは，腫瘍抗原を直接認識することができるモノクローナル抗体の可変領域と T 細胞の活性化に必要な細胞内分子（CD3ζ 鎖，CD28，CD137 など）が融合された CAR を発現できるよう遺伝子を改変された T 細胞である．特定の腫瘍抗原に対する CAR 遺伝子をがん患者由来の T 細胞にウイルスベクターなどで導入して，体外で CAR-T 細

胞を作製し，増殖させてがん患者に輸注する．CAR-T細胞療法では，CD19（チサゲンレクルユーセル，リソカブタゲン マラルユーセル，アキシカブタゲン シロルユーセル）やB細胞成熟抗原（B-cell maturation antigen；BCMA）（イデカブタゲン ビクルユーセル，シルタカブタゲン オートルユーセル）を標的としたヒト体細胞加工製品が用いられ，急性リンパ性白血病，悪性リンパ腫，多発性骨髄腫を含む再発または難治性のB細胞系造血器悪性腫瘍に対して優れた治療効果をあげている．現CAR-T細胞療法は，細胞の製造には長期間および高額な費用を要するため，それらの難点を解消するべく健康なドナー由来のiPS細胞にCAR遺伝子を導入させたiCAR-T細胞療法の開発も進められている．

16.3.3 サイトカイン療法

サイトカイン療法とは，免疫応答の調節に働くサイトカインを投与する治療法である．インターロイキン（interleukin；IL）-2，インターフェロン（interferon；IFN）-α，IFN-β，IFN-γなどが用いられる．IL-2は，T細胞やNK細胞の活性化により，抗腫瘍効果を発揮する．また，I型IFNのIFN-α，IFN-βおよびII型IFNのIFN-γは，腫瘍細胞に対して直接的，あるいはT細胞やNK細胞の活性化を介して間接的に働く．

16.3.4 がんワクチン療法

がんワクチン療法とは，ワクチンを用いて腫瘍の排除にかかわる免疫担当細胞を活性化して，抗腫瘍活性を高める治療法である．

古くから非特異的な免疫賦活剤として，ウシ型弱毒結核菌（BCG）の生菌，溶血性連鎖球菌の菌体成分であるOK-432などを用いた治療が試みられてきた．これらは生体応答修飾物質（biological response modifier；BRM）とよばれ，明確な作用機序は明らかとされていないが，おもにNK細胞，マクロファージ，樹状細胞の活性化を介して抗腫瘍活性を示すと考えられている．

がんに対する特異的な免疫応答を誘導するがんワクチン療法として，がんペプチドワクチン療法がある．腫瘍抗原由来ペプチドを，免疫応答を増強させるアジュバントとともに投与する治療法で，特異的な抗腫瘍効果が期待される．1991年，MHCクラスI分子に提示され，キラーT細胞の標的となる**悪性黒色腫**細胞関連抗原（melanoma-associated antigen；MAGE）の遺伝子（***MAGE*遺伝子**）が同定され，悪性黒色腫を対象としたMAGEタンパク質の部分ペプチドをがんワクチンとして用いる研究が進められ，腫瘍縮小効果が観察された．この報告を機に，多くの腫瘍関連抗原が同定され，特異的免疫応答を誘導するがんワクチンの開発が進められた．そのほか，不活化（死滅）処理した腫瘍細胞，免疫応答を活性化するサイトカイン遺伝子を導入した腫

悪性黒色腫
（malignant melanoma）
皮膚がんの1種で，日本人では足の裏や手のひらにできることが多い．メラニン色素を産生する細胞（色素細胞，メラノサイト）ががん化したもの．

瘍細胞，腫瘍抗原をコードした核酸(DNA および RNA)，体外で腫瘍抗原を添加あるいは発現させた樹状細胞などを用いたがんワクチン療法もある．しかし，それら治療方法の多くが標準治療に至っていないのが実情であり，免疫チェックポイント阻害薬との併用などワクチンとしての効果を高めるための改良が進められている．また，正常細胞では発現せず，腫瘍細胞特異的な遺伝子変異に由来して発現する抗原(ネオアンチゲン)を標的とした治療方法の開発も進められている．ネオアンチゲンは患者固有であるため，患者個々に遺伝子検査が実施され，その情報をもとにペプチドを合成し，個別化医療として提供される．

章 末 問 題

1．免疫学的監視機構について説明せよ．
2．NK 細胞および樹状細胞が腫瘍を排除する機序を説明せよ．

3．がんワクチンがうまく効かない場合がある．その理由について説明せよ．

Part V　免疫学と医薬品

17

免疫学的疾患に用いられる医薬品

❖ 本章の目標 ❖

• 免疫学的疾患に用いられる医薬品の薬理作用を学ぶ.

　免疫反応が原因で生じる疾患は，アレルギー性疾患，関節リウマチのような自己免疫疾患などの炎症性疾患が枚挙にいとまがないほど多くあり，重篤なものも多い．本章では，免疫学的疾患に用いられる医薬品について，薬理作用を中心に解説する.

学修事項　D-2-10
(3)おもな治療薬

17.1　抗アレルギー薬

　アレルギーはⅠ型～Ⅳ型に分類され(11章参照)，そのなかで最も患者数が多いのがⅠ型アレルギーである．気管支喘息，蕁麻疹，アレルギー性鼻炎，アトピー性皮膚炎などはⅠ型アレルギーに分類され，古くから対症療法としての薬物治療が進んでおり，さまざまな種類の薬物が開発されている．抗アレルギー薬という呼称は，狭義にはⅠ型アレルギーの予防・治療薬のことをさす．この節では抗アレルギー薬について解説する.

学修事項　C-4-5
(6)免疫・炎症・アレルギー系疾患の医薬品

学修事項　D-2-10
(1)花粉症，アナフィラキシー

17.1.1　抗アレルギー薬の作用点

　Ⅰ型アレルギー反応は，マスト細胞(肥満細胞)が中心的な働きをする．抗原(アレルゲン)特異的なIgEがマスト細胞上のFcε受容体(FcεRⅠ)に結合し，さらにそこにアレルゲンが結合することでマスト細胞は脱顆粒し，ヒスタミン放出が起こる．このヒスタミンがⅠ型アレルギーの即発相において中心的な働きをするため，多くの抗アレルギー薬は，この産生経路をターゲットとしている．また遅発相では，ロイコトリエン(LT)や，プロスタグランジン(PG)，トロンボキサン(TX)などのエイコサノイドが主体となって働く

17章 免疫学的疾患に用いられる医薬品

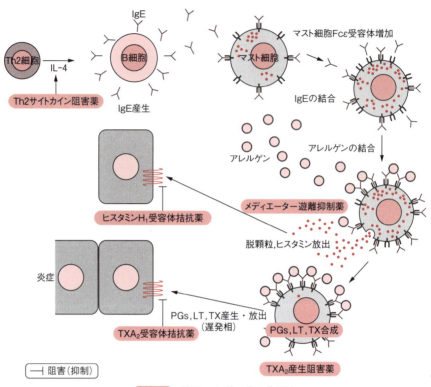

図17.1 抗アレルギー薬の作用点

Th2：2型ヘルパーT細胞，IL-4：インターロイキン-4，PGs：プロスタグランジン類，LT：ロイコトリエン，TX：トロンボキサン，TXA_2：トロンボキサン A_2．

表17.1 抗アレルギー薬の分類

分類			抗アレルギー薬
メディエーター遊離抑制薬			クロモグリク酸ナトリウム，トラニラストなど
受容体拮抗薬 メディエーター 合成阻害薬	抗ヒスタミン薬 （ヒスタミンH_1受容体拮抗薬）	第一世代	ジフェンヒドラミン塩酸塩，クロルフェニラミンマレイン酸など
		第二世代	メキタジン，ケトチフェンフマル酸塩，アゼラスチン塩酸塩，オキサトミドなど
	トロンボキサンA_2阻害薬	合成阻害薬	オザグレル塩酸塩
		受容体拮抗薬	セラトロダスト，ラマトロバン
	抗ロイコトリエン薬 （ロイコトリエン受容体拮抗薬）		プランルカスト水和物，ザフィルルカスト，モンテルカストなど
Th2サイトカイン阻害薬			スプラタストトシル酸塩
抗IgE抗体医薬			オマリズマブ

抗アレルギー薬　17.1　　229

ため，ステロイド性抗炎症薬や非ステロイド性抗炎症薬（non-steroidal anti-inflammatory drugs；NSAID）などがこれらの産生経路を抑制することで，抗アレルギー薬として働く（図17.1，表11.2参照）．抗アレルギー薬を作用様式で分類した（表17.1）．

17.1.2　メディエーター遊離抑制薬

　細胞間のコミュニケーションを媒介する物質のことをメディエーター（mediator）とよぶ．炎症反応では，インターロイキンなどのサイトカインや脂質由来のエイコサノイドだけでなく，ヒスタミンもこのなかに含まれる．とくにヒスタミンやロイコトリエンの遊離は，Ⅰ型アレルギー反応において最も重要な経路である．このグループの医薬品としては，クロモグリク酸ナトリウム（インタール®），トラニラスト（リザベン®）などがあり，いずれも作用点はマスト細胞の膜安定化によるメディエーター遊離の抑制である．それぞれⅠ型アレルギー反応の即発相，遅発相で働くヒスタミン，ロイコトリエンの放出が抑制されるため，即発相，遅発相の反応全体が抑えられる．

> **メディエーター**
> 免疫・炎症系で働く低分子のメディエーターを，ケミカルメディエーター（chemical mediator）とよぶが，ここでは単にメディエーターと表記する．

クロモグリク酸　　　　　トラニラスト

　このためメディエーター遊離抑制薬は，Ⅰ型アレルギー反応で起こる気管支喘息，アレルギー性鼻炎，アレルギー性結膜炎，花粉症の治療や予防に有効であるが，すでに放出されたヒスタミンやロイコトリエンには働かないので，喘息発作が起こったあとでは効果は期待できない．

17.1.3　ヒスタミンH₁受容体拮抗薬

　ヒスタミン受容体は，細胞膜に存在するGタンパク質共役型受容体で，H₁〜H₄の4つのサブタイプが存在する．アレルギー反応の主役はH₁受容体なので，H₁受容体に拮抗的に結合することで，アレルギー反応の即発相を抑える．

　抗ヒスタミン薬は，第一世代と第二世代に分類されるが，ジフェンヒドラミン（レスタミン®）やクロルフェニラミン（ポララミン®）などの古くから用いられてきた第一世代は脂溶性が高く，中枢への移行性が高いため，中枢神経抑制作用や鎮静作用があり，強い眠気を引き起こす．なお，古典的なヒスタミンH₁受容体拮抗薬であるジフェンヒドラミンの眠気を催す作用を利用した睡眠改善薬（ドリエル®）が，OTC医薬品として使われるようになった．

ジフェンヒドラミン

クロルフェニラミン

表 17.2 抗ヒスタミン薬の副作用

抗アレルギー薬のおもな副作用	副作用のしくみ
眠気・鎮静作用・めまいなど中枢への作用	血液脳関門を通過し，中枢の H_1 受容体に働く
口渇・粘膜乾燥感・視調節障害・尿閉など	抗コリン作用による
悪心・嘔吐・下痢など	消化器系の H_1 受容体に働く

副作用だった性質を薬として用いるユニークな例である．

また，第一世代の抗ヒスタミン薬の多くはアセチルコリン受容体に対しても親和性があり，抗コリン作用を発揮するために，緑内障や前立腺肥大の患者への投与は禁忌である．表 17.2 に抗ヒスタミン薬にみられる代表的な副作用をまとめた．

これらの副作用を抑えるために，脂溶性を下げる構造にしたものが，第二世代の抗ヒスタミン薬である．親水性のカルボキシ基やアミノ基を導入して脂溶性を下げ，血液脳関門を通過しにくくした．したがって，中枢神経抑制作用や抗コリン作用などの副作用は減弱されているが，アゼラスチン（アゼプチン®），オキサトミド（セルテクト®）などは眠気を引き起こす中枢作用を残しているため，注意が必要である．またメキタジン（ゼスラン®）は抗コリン作用をもつので，緑内障や前立腺肥大の患者への投与は禁忌である．一方，ケトチフェン（ザジテン®）は，メディエーター遊離抑制作用ももっているように，それぞれ特色がある．

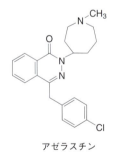

アゼラスチン　　　オキサトミド　　　メキタジン　　　ケトチフェン

17.1.4 トロンボキサン A_2 阻害薬

アラキドン酸代謝経路は，細胞膜リン脂質を出発材料として，ホスホリパーゼ A_2（PLA_2），シクロオキシゲナーゼ（COX），リポキシゲナーゼなどの酵素によって，プロスタグランジン，ロイコトリエン，トロンボキサンなどの不飽和脂肪酸由来の強力な生理活性物質であるエイコサノイドが産生される（エイコサノイドの生合成，図 11.2 参照）．

これらは，炎症反応やアレルギー反応の，ケミカルメディエーターとして重要な働きをしている．したがって，エイコサノイドの産生の抑制や受容体

抗アレルギー薬　17.1　231

への結合の抑制で，炎症やアレルギーを抑えることができる．トロンボキサン A$_2$(TXA$_2$)はプロスタグランジン H$_2$(PGH$_2$)から生合成され，TXA$_2$ 受容体を介して，血管収縮，気道収縮に働く．TXA$_2$ 阻害薬には，TXA$_2$ 合成阻害薬としてオザグレル(ドメナン®，ベガ®)が，TXA$_2$ 受容体拮抗薬としてセラトロダスト(ブロニカ®)やラマトロバン(バイナス®)がある．これらは，気管支喘息やアレルギー性鼻炎などに用いられる．

オザグレル　　　　　　　　　　セラトロダスト　　　　　　　　　　ラマトロバン

17.1.5　ロイコトリエン受容体拮抗薬

　ロイコトリエン受容体拮抗薬には，プランルカスト(オノン®)，ザフィルルカスト(アコレート®)などがあり，気管支喘息に用いられる．

プランルカスト　　　　　　　　　　　　　　H$_3$C　　ザフィルルカスト

17.1.6　Th2 サイトカイン阻害薬

　IgE により引き起こされる I 型アレルギーは，ヘルパー T(Th)細胞のうち Th2 細胞が産生するサイトカインが働くことで誘導される(11.1 節参照)．そのため，Th2 細胞のサイトカイン産生を抑制することで，IgE の産生を抑制することができる．Th2 サイトカイン阻害薬スプラタスト(アイピーディ®)は，Th2 細胞からの IL-4 と IL-5 の産生を阻害し，B 細胞による IgE の産生の抑制と好酸球の浸潤の抑制に機能を発揮する．気管支喘息やアトピー性皮膚炎に用いられる．

スプラタスト

17.2 ステロイド性抗炎症薬

学修事項 C-4-5
(6)免疫・炎症・アレルギー
系疾患の医薬品

抗炎症薬のなかでも最も強力で，よく用いられるのが**ステロイド性抗炎症薬**(steroidal anti-inflammatory drug)である．副腎皮質からは多種類のステロイドホルモンが分泌される．これらのホルモンは副腎皮質ホルモンとよばれ，その機能から3つに分類されている．1つ目は，体内での糖代謝を制御する糖質コルチコイド(グルココルチコイド)，2つ目は電解質バランスを調節する鉱質コルチコイド(ミネラルコルチコイド)，そして，3つ目は生殖機能をコントロールするアンドロゲンなどの性ホルモンである．

ステロイド性抗炎症薬として用いられるのはグルココルチコイドで，おもな生理作用を次に列記する．

ステロイド性抗炎症薬
グルココルチコイド作用をもつ抗炎症薬をいう．単にステロイド薬とよぶこともある．

① 糖代謝：肝グリコーゲンを分解し，血糖値を上げる
② タンパク質代謝：タンパク質を分解してアミノ酸から糖新生を促進
③ 脂質代謝：脂質分解を促進
④ 抗炎症作用：抗炎症タンパク質の産生や抗炎症分子の産生を促進
⑤ 免疫抑制作用：免疫細胞の機能障害
⑥ 骨代謝：骨芽細胞の機能抑制と腸管からのカルシウム吸収の抑制
⑦ Na^+ 貯留による水分貯留の増大(鉱質コルチコイド様作用)

これらの作用から考えて，グルココルチコイドの抗炎症作用を目的としてステロイド性抗炎症薬を投与したとき，必ず糖代謝や骨代謝などに関連したさまざまな副作用が引き起こされることを理解しておきたい．

17.2.1 ステロイド性抗炎症薬の作用機序

グルココルチコイドの作用機序は，大きく2つあると考えられている．1つは，グルココルチコイドが結合して活性化したグルココルチコイド受容体(グルココルチコイド–受容体複合体)が，直接標的となる遺伝子のプロモーター領域に結合し，IL-1βなどの炎症性サイトカインの発現を抑制したりするしくみである．もう1つは，活性化したグルココルチコイド受容体がNF-κBやAP-1などの炎症性タンパク質を制御する転写調節因子と相互作用することで，サイトカインや接着分子などの発現を抑えるしくみである．いずれも炎症反応の上流を抑制するため，ステロイド性抗炎症薬は炎症反応の下流に位置するケミカルメディエーターや酵素を抑制する抗炎症薬より，抗炎症作用は強力である．

グルココルチコイドはステロイド骨格をもつため，細胞膜を通過し，細胞質内に存在するグルココルチコイド受容体に結合する．グルココルチコイド受容体はHSP90によって不活性化されているが，グルココルチコイドと結

合することで，HSP90 は解離し，活性化する．活性化したグルココルチコイド-受容体複合体は核内に移行して，抗炎症性分子や炎症性分子のプロモーター領域に結合することで転写調節因子として働く．炎症性サイトカインの1つである IL-1β や，IL-2 のプロモーター領域に結合し，転写を抑制することで IL-1β や IL-2 の発現を抑制する．

また，抗炎症性タンパク質であるリポコルチンの転写を亢進することで発現を促進し，抗炎症作用をもたらす．さらに，活性化したグルココルチコイド-受容体複合体と炎症性タンパク質の転写調節因子である NF-κB や AP-1 が結合することで，炎症性タンパク質の発現を抑制する（図 17.2）．

ステロイド性抗炎症薬は強力な抗炎症薬として頻用されるが，その反面，副作用も強力であるため，使用の際は常に注意を払わなければならない．たとえば，感染症によって引き起こされた炎症に対して，ステロイド性抗炎症薬を投与すると炎症を抑制するが，サイトカインの産生を抑制するため，免疫系も抑制してしまう．すると，細菌などの排除機構が低下してしまうので，感染症が悪化することがある．

また自己免疫疾患では，長期でかつ大量投与が行われる．この場合，副作用として骨粗鬆症，糖尿病などを引き起こすことがある．グルココルチコイドを連用している患者は副腎の副腎皮質ステロイド産生能が低下しているために，投与を急に中止すると，ステロイド離脱症候群とよばれる症状（倦怠感，吐き気，頭痛，血圧低下など）が現れる．したがって，ステロイド性抗炎症

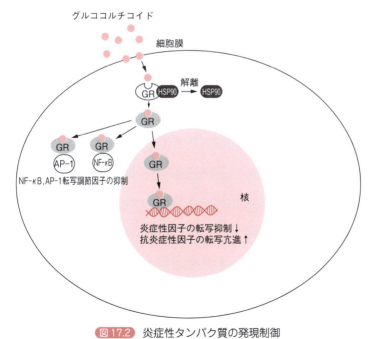

図 17.2　炎症性タンパク質の発現制御
●：グルココルチコイド，GR：グルココルチコイド受容体

薬の投与は，中止する際も慎重に行わなければならない．

　ステロイド性抗炎症薬は，関節リウマチ，全身性エリテマトーデス(SLE)，薬物アレルギー，ネフローゼ，潰瘍性大腸炎，気管支喘息など多くの炎症を伴う疾患に用いられている．

17.2.2　ステロイド性抗炎症薬の種類

　生体内に存在する副腎皮質ステロイドホルモンであるコルチゾールは，グルココルチコイドとしての抗炎症作用や免疫抑制作用と，鉱質コルチコイドとしての電解質代謝作用の両方をもち合わせている．医薬品として用いられるステロイド性抗炎症薬は，母体のコルチゾールを化学的修飾して，グルココルチコイド作用の増強や鉱質コルチコイド作用の減弱を目指してつくられた．また化学修飾によって，デキサメタゾンやベタメタゾンのように，半減期が長く，受容体への結合も強くしたステロイド性抗炎症薬もある．表17.3に示すように，臨床的によく用いられるプレドニゾロンは，グルココル

表 17.3 ステロイド性抗炎症薬の特徴

	グルココルチコイド作用 （抗炎症作用）	鉱質コルチコイド作用 （Na 貯留作用）	血漿半減期 （hr）
コルチゾール[a]	1	1	1.2〜1.5
コルチゾン	0.8	0.8	1.2〜1.5
プレドニゾロン	4	0.8	2.5〜3.3
トリアムシノロン	5	0	2.5〜3.3
ベタメタゾン	25	0	3.3〜5.0
デキサメタゾン	25	0	3.5〜5.0
アルドステロン[b]	0.3	3,000	0.5

表中の(a)コルチゾールと(b)アルドステロンは，生体でつくられる天然物であり，そのほかは合成品である．コルチゾールの生理活性を 1 として，グルココルチコイド作用と鉱質コルチコイド作用を比較した．

チコイド作用はコルチゾールの4倍，鉱質コルチコイド作用は0.8倍に弱められており，半減期も2倍になっているため，作用が持続する．

近年では，ステロイド性抗炎症薬の局所投与や**アンテドラッグ**（antedrug）の開発によって，副作用はかなり抑えることができるようになっている．たとえば，喘息治療におけるステロイド性抗炎症薬噴霧剤は気道局所で強力に作用するが，体内に吸収された後は不活性化されるため，全身性の副作用は抑えられている．アンテドラッグが有効に使用されている好例である．

アンテドラッグ
ソフトドラッグともいう．投与局所で作用を発揮し，速やかに代謝されて不活性な物質になり，体内に移行しても薬効を示さないような性質をもった医薬品をいう．

17.2.3　ステロイド性抗炎症薬の適用

ステロイド性抗炎症薬の炎症性疾患への適用は非常に幅が広い．それは，ステロイド性抗炎症薬がオータコイドやサイトカインなどの炎症性メディエーターを強く抑制するためである．ステロイド性抗炎症薬はSLEや関節リウマチなどの自己免疫疾患，潰瘍性大腸炎やクローン病などの炎症性疾患，ネフローゼ症候群にも，経口投与や注射によって用いられるが，さまざまな全身性の副作用が生じる．一方，気管支喘息や皮膚疾患には，吸入薬や軟膏薬として局所投与で用いられるため，全身性の副作用は軽減される．しかしその場合でも，局所的な副作用には留意が必要である．たとえば，吸入ステロイドは有効な気管支喘息治療薬であるが，真菌に対しての抵抗力も下げるため，真菌症に罹患するリスクも生じる．表17.4にステロイド性抗炎症薬の代表的な副作用をまとめた．

ステロイド性抗炎症薬は抗炎症薬としてはたいへん優れた薬物であるが，多くの場合，炎症にかかわる免疫反応を抑制しているにすぎないため，炎症を引き起こしている病気の根本治療ではないことに注意しなくてはならない．

表 17.4　ステロイド性抗炎症薬の副作用

重症副作用	軽症副作用
感染症の誘発	異常脂肪沈着
消化性潰瘍	皮膚萎縮，皮膚線条，多毛，皮下出血の増大
糖尿病の増悪	浮腫，高血圧，不整脈
骨粗鬆症，骨折	月経異常
副腎不全，ステロイド離脱症候群	白血球増多
動脈硬化の増悪	白内障・緑内障
精神障害	

17.3　非ステロイド性抗炎症薬（NSAID）

非ステロイド性抗炎症薬（non-steroidal anti-inflammatory drugs；NSAID）はステロイド性抗炎症薬以外の抗炎症薬のことで，多くはプロスタグランジ

236 17章 免疫学的疾患に用いられる医薬品

学修事項 C-4-5
(6)免疫・炎症・アレルギー系疾患の医薬品

ンを産生するシクロオキシゲナーゼ(COX)を阻害する. 抗炎症作用と解熱鎮痛作用をもち, アスピリンのように古くから利用されている薬も多いため, よく用いられる.

17.3.1 NSAIDの作用機構

炎症は, 免疫・炎症系の細胞が炎症部位に集まってきて, 炎症性サイトカインやプロスタグランジン, ロイコトリエンなどの炎症性メディエーターを産生することにより, 炎症巣周辺の細胞が傷害される. エイコサノイドの代表的な生理活性を表17.5にまとめた.

表17.5 エイコサノイドの代表的な生理活性

種 類	生理活性
PGD_2	血小板凝集抑制
PGE_2	抗潰瘍作用, 気管支拡張, 血管透過性亢進, 血小板凝集抑制, 発熱
$PGF_{2\alpha}$	気管支平滑筋収縮
PGI_2	血管拡張, 血管透過性亢進, 胃酸分泌抑制, 血小板凝集抑制
TXA_2	血管収縮, 気管支平滑筋収縮, 血小板凝集
LTB_4	炎症部位への好中球遊走促進
LTC_4	血管透過性亢進, 気管支平滑筋収縮
LTD_4	血管透過性亢進, 気管支平滑筋収縮

NSAIDはCOXを抑制することでプロスタグランジン産生を抑制し, 炎症を抑える(エイコサノイドの生合成, 図11.2参照). ステロイド性抗炎症薬と比べると, COX経路だけを抑制するために, 抗炎症作用は弱い. ただし副作用は, ステロイド性抗炎症薬よりは弱い.

COXには, 構成的(恒常的)に発現しているCOX-1と, 炎症性メディエーターにより誘導的に発現するCOX-2の2種類のアイソザイムが知られており, NSAIDの多くはCOX-1とCOX-2の両方に対して阻害活性をもつ. このためNSAIDを服用すると, 胃粘膜のCOX-1産生を阻害することで, 胃腸障害を引き起こすことが多い. この副作用をできるだけ軽減するために, ロキソプロフェン(ロキソニン®)はプロドラッグ(代謝されるまで活性をもたない)化されており, 胃粘膜で吸収されるまでは作用を発揮しないので, 胃腸障害を起こしにくい. また, COX-2を選択的に抑制するCOX-2阻害薬として, 消化管障害が少ないセレコキシブ(セレコックス®)も開発されたが, 心血管系の障害リスクを高める可能性が指摘され, 汎用されるに至っていない.

アスピリンは最も古典的なサリチル酸系のNSAIDだが, 血小板のCOX-1を阻害(アセチル化)することで, 血小板凝集を起こすトロンボキサ

ン A_2 の合成を阻害し，血液凝固を抑制する．そのため，低用量を長期投与することで，脳梗塞や心筋梗塞の予防薬としても用いられている．

17.3.2　NSAID の種類と特徴

　NSAID を構造に基づいて分類したものを表 17.6 に示した．アスピリンは世界ではじめて化学合成された医薬品で，現在用いられる NSAID の大半はアスピリンの構造を修飾することから開発されている．

表 17.6　代表的な NSAID の分類

酸性	サリチル酸系		アスピリン，サリチル酸
	アントラニル酸系		メフェナム酸，フルフェナム酸
	アリール酢酸系	フェニル酢酸系	ジクロフェナク，アンフェナク
		インドール酢酸系	インドメタシン，スリンダク
		イソキサザール酢酸系	モフェゾラク
		ピラノ酢酸系	エトドラク
		ナフタレン系	ナブメトン
	プロピオン酸系		イブプロフェン，ロキソプロフェン，ナプロキセン
	オキシカム系		アンピロキシカム，ピロキシカム，メロキシカム
中性	コキシブ系		セレコキシブ
塩基性			エピリゾール，チアラミド，エモルファゾン

アスピリン　　メフェナム酸　　ジクロフェナク　　インドメタシン　　イブプロフェン

ロキソプロフェン　　ピロキシカム　　メロキシカム　　セレコキシブ

　また NSAID は COX を抑制するため，胃粘膜防御因子としての PGE_2 産生が抑制され，胃粘膜の障害による消化性潰瘍が引き起こされたり，TXA_2

COLUMN　　　　昔の人の知恵から現代の薬へ

　洋の東西を問わず，古くから植物成分は薬として利用されていた．ヤナギの樹皮に鎮痛効果があることは，紀元前のギリシャ時代から知られていたらしく，19世紀初頭に，ヤナギの樹皮からサリチル酸が分離された．サリチル酸にはたしかに解熱鎮痛効果があったが，強い胃腸障害を引き起こす副作用があった．そこで1897年，ドイツのバイエル社がサリチル酸をアセチル化することで，副作用を減弱した薬，アスピリンが開発された．これがもとになって多くのNSAIDが開発さ

れている．またセリから抽出されたケリン（Khellin）は，平滑筋弛緩作用をもつことが知られており，エジプトでは古くから民間薬として用いられてきた．この構造をもとにクロモグリク酸ナトリウムがつくられ，現在抗アレルギー薬として用いられている．またナンテンの実には，中国では咳止めの作用があるとされてきたが，この成分から抗アレルギー作用のあるリザベンが開発された．改めて昔の人の知恵の恩恵を受けていると感じることができる．

表17.7　代表的な NSAID の副作用

おもな副作用	副作用のしくみ
消化管障害	胃粘膜保護作用をもつ PGE_2 の産生が抑制される
アスピリン喘息	LT 産生系が亢進し，気管支平滑筋が収縮する
出血傾向	TXA_2 産生が阻害され，血液凝固が抑制される
肝・腎障害，皮膚障害	薬物独自の肝・腎障害，スティーブンスジョンソン症候群

の産生抑制によって血液凝固が抑制されたりする．代表的な NSAID の有害作用を表 17.7 にまとめた．

17.4　抗リウマチ薬

学修事項　D-2-10
(2)関節リウマチ，全身性エリテマトーデス，拒絶反応，移植片対宿主病

　関節リウマチ（rheumatoid arthritis；RA）は，代表的な自己免疫性の慢性炎症性疾患である（13章参照）．関節リウマチの発症機序についてはよくわからないことが多いが，自己免疫反応に伴って産生される IL-1，IL-6，TNF-α などの炎症性サイトカインが関節の滑膜細胞に炎症を引き起こし，滑膜細胞が異常増殖し，さらに関節に浸潤することで軟骨や骨を破壊する病気である．進行すると，激しい痛みや関節の変形を引き起こし，日常生活も困難になる．そのため，医薬品による関節リウマチ治療のターゲットは，おもに免疫系の抑制・調節である．

　抗リウマチ薬の主体は，疾患修飾抗リウマチ薬（disease modified antirheumatic drugs；DMARD）とよばれる．DMARD は，免疫調節薬，免疫抑制薬に分類される．関節リウマチの薬物治療は従来，NSAID や一部の DMARD が主体であったが，2014 年に日本でも関節リウマチ診療ガイドラ

メトトレキサート

表 17.8 代表的な抗リウマチ薬

分　類		一般名	薬効など
DMARD	免疫調節薬	ブシラミン サラゾスルファピリジン イグラチモド	リンパ球増殖抑制（SH 基薬） 炎症性サイトカイン産生抑制 炎症性サイトカイン産生抑制
	免疫抑制薬	メトトレキサート レフルノミド タクロリムス トファシチニブ	核酸塩基デノボ合成阻害 核酸塩基デノボ合成阻害 カルシニューリン阻害 サイトカイン受容体シグナル伝達阻害
生物学的製剤		インフリキシマブ エタネルセプト アダリムマブ ゴリムマブ トシリズマブ アバタセプト	抗 TNF-α 抗体（キメラ型） TNF-α 受容体（おとり型） 抗 TNF-α 抗体（ヒト型） 抗 TNF-α 抗体（ヒト型） 抗 IL-6 受容体抗体（ヒト化型） CTLA4（おとり型）

インが改定され，強力な抗リウマチ薬であるメトトレキサート（MTX）（リウマトレックス®）や生物学的製剤が推奨されるようになった（表 17.8）．これらの抗リウマチ薬の登場で，従来は治療困難な病気であった関節リウマチが，コントロール可能な病気になっている．

17.4.1　抗リウマチ薬の分類と薬理

抗リウマチ薬には，DMARD としての免疫調節薬と免疫抑制薬，そして生物学的製剤がある（表 17.8）．いずれの薬も，作用機序は関節リウマチの炎症過程の抑制，もしくは患部における免疫系の抑制である．2014 年に日本でも関節リウマチ診療ガイドラインが改定され，メトトレキサート，サラゾスルファピリジン（アザルフィジン EN®），生物学的製剤が推奨された．と

サラゾスルファピリジン

くにメトトレキサートは関節リウマチ治療における標準薬であり，生物学的製剤や他の関節リウマチ治療薬との併用効果もあるため，関節リウマチ治療の「アンカードラッグ」とよばれる．

17.4.2 免疫調節薬

免疫調節薬には金コロイド製剤やペニシラミンやSH基薬などがある．これらはメトトレキサートが登場するまでは抗リウマチ薬として使われていたが，現在ではほとんど使われなくなっている．免疫調節薬のうち，サラゾスルファピリジンは関節リウマチ診療ガイドラインにおいても推奨されており，有用性は高いと考えられる．サラゾスルファピリジンの作用機序は，T細胞やマクロファージからのIL-1，IL-2，IL-6などのサイトカインを抑制することで，滑膜細胞の活性化と炎症性細胞の浸潤を抑えるとされている．

17.4.3 免疫抑制薬

免疫抑制薬は免疫調節薬よりも作用が強く，免疫系の機能を抑制する．メトトレキサート（MTX）は葉酸代謝拮抗薬であり，抗がん薬として開発された．葉酸は核酸塩基のデノボ経路での炭素供給源である．葉酸と類似構造をもつMTXは，葉酸を代謝する酵素，ジヒドロ葉酸レダクターゼと結合して，その活性を阻害する（図17.3）．また，レフルノミド（アラバ®）はジヒドロオロト酸脱水素酵素を阻害して，ピリミジンのデノボ経路を阻害する．

関節リウマチで活発に増殖する免疫系の細胞や滑膜細胞はMTXによって

レフルノミド

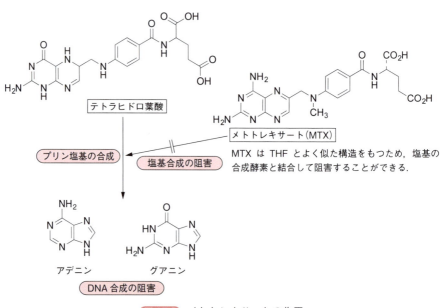

図17.3　メトトレキサートの作用

増殖を阻害されるため、関節リウマチの進行を抑制することができる。前述したように、MTX は関節リウマチ治療のアンカードラッグ、すなわち標準薬(治療の中心となる薬)とされている。MTX の投与方法が確立されたことで、関節リウマチは治療困難な病気から治療可能な病気となり、寛解に近い症例も増加した。ただし、核酸塩基のデノボ合成阻害という作用は免疫系を強く抑制するため、感染症にかかりやすくなる。間質性肺炎、骨髄抑制、肝障害などの重篤な副作用を引き起こすことがあるため、投与には十分注意しなければならない。

ほかの免疫抑制薬については次項で紹介する。

17.4.4 生物学的製剤

メトトレキサート(MTX)が細胞そのものをターゲットとするのに対して、生物学的製剤は細胞間の情報伝達に働くサイトカインや情報伝達経路を標的としている。その多くはターゲット分子やその受容体に対する抗体であり、遺伝子組換えや細胞培養などの生物学的手法を用いて製造されたものを医薬品として用いるために、生物学的製剤とよばれる。

TNF-α や IL-6 などの炎症性サイトカインは、ヘルパー T 細胞の活性化、滑膜細胞とマクロファージの増殖、関節への浸潤など、関節リウマチの病態進行にかかわるほとんどすべてのプロセスにおいて働く。これらのサイトカインを選択的に抑制するために、キメラ型抗 TNF-α 抗体医薬のインフリキシマブが開発された。インフリキシマブは、TNF-α と結合する部分(可変部)がマウス由来で、定常部がヒト由来であるため、キメラ抗体とよばれる。マウス由来のタンパク質部分があるために、連続投与によって抗マウス抗体ができやすく、アレルギー反応が起こりやすくなる。そのため、免疫反応を抑制する目的で MTX との併用が必須である。その点を改良したのがアダリムマブとゴリムマブで、これらはヒト型抗 TNF-α 抗体である。

また、トシリズマブは IL-6 受容体を標的としてつくられたヒト化モノクローナル抗体で、受容体に IL-6 が結合するのを阻害する。エタネルセプトは、ヒト TNF-α 受容体分子とヒト IgG の Fc 部分を融合してつくられたタンパク質で、TNF-α 分子をトラップ(捕捉)することでその作用を減弱する。本来の TNF-α 受容体に対してニセ物の受容体なので、デコイ(おとり)受容体分子とよばれる。これらの生物学的製剤は MTX との併用が可能で、MTX だけでは関節リウマチが抑えられないとき、併用によって進行をより強力に抑制することができる。

抗体医薬については 18 章を参照されたい。

242 17章 免疫学的疾患に用いられる医薬品

17.5 免疫抑制薬

学修事項 D-2-10
(2)関節リウマチ,全身性エリテマトーデス,拒絶反応,移植片対宿主病

　現代の医療では,臓器移植は臓器の機能不全治療の最終手段である.しかし,ほとんどの移植臓器は臓器提供者(ドナー)から得られるため,主要組織適合抗原(MHC 抗原)が一致していない臓器に対しては,宿主の免疫系が強い拒絶反応を起こす.急性拒絶反応は,移植後数日～数週間後に細胞性免疫によって起こる(15 章参照).

　一方,自己免疫疾患は,自己抗原に対する免疫寛容のしくみが破綻することによって起こる疾患である.自己抗原に対する自己抗体が産生される体液性免疫が働く場合と,細胞性免疫が働く場合があり,いずれの場合でもヘルパー T 細胞が主役となって,B 細胞やキラー T 細胞を活性化する.

　免疫抑制薬は,おもにリンパ球の働きを抑制する作用をもち,臓器移植における拒絶反応の抑制や自己免疫疾患の治療に用いられる(表 17.9).免疫抑制薬の標的をみると T 細胞の増殖抑制や IL-2 産生を阻害する薬物が多いが,グルココルチコイドのように広い範囲の免疫系を抑制する薬物もある.

　当初,免疫抑制薬は臓器移植における拒絶反応の抑制という目的で使われていた.しかし最近では,関節リウマチ,全身性エリテマトーデス(SLE),重症筋無力症,ベーチェット病,ネフローゼ症候群,潰瘍性大腸炎,クローン病など,自己免疫疾患や炎症性疾患に含まれる重篤な病気に用いられる.

表 17.9 免疫抑制薬

分　類		作用機序	医薬品
カルシニューリン阻害薬		イムノフィリンとの複合体がカルシニューリン活性を抑える	シクロスポリン,タクロリムス
ステロイド性抗炎症薬		免疫系を広範囲に抑制	プレドニゾロン,メチルプレドニゾロン
アルキル化薬		DNA をアルキル化することで複製阻害	シクロホスファミド
代謝拮抗薬	プリン合成阻害	塩基と拮抗してプリン合成阻害	アザチオプリン,ミゾリビン
	デノボ合成阻害	プリンやピリミジンのデノボ合成阻害	メトトレキサート,レフルノミド,ミコフェノール酸モフェチル
分子標的薬	抗 IL-2 受容体抗体	IL-2 受容体 α 鎖に結合して IL-2 作用を阻害	バシリキシマブ
	デコイ受容体	CD 80/86 に結合して CD28 シグナルを阻害	アバタセプト

17.5.1 カルシニューリン阻害薬

　臓器移植における拒絶反応は,同種 MHC(非自己 MHC)抗原をもった移植片細胞に対して,T 細胞が攻撃することによって引き起こされる.急性拒絶反応を防ぐためには,IL-2 によるキラー T 細胞の増殖を阻害することが

免疫抑制薬　17.5　　243

ポイントになる。活性化したヘルパー T 細胞による IL-2 産生のしくみは，次のとおりである。移植片の非自己抗原がヘルパー T 細胞の受容体を刺激し，カルシウムイオンが細胞外から流入する。細胞内 Ca^{2+} 濃度が上昇することで，Ca^{2+} 依存性ホスファターゼであるカルシニューリンが活性化され，T 細胞活性化因子であるリン酸化 NF-AT（不活性型）を脱リン酸化して活性化する。NF-AT は核内に移行し，転写調節因子として IL-2 の転写を促進することにより IL-2 が産生され，キラー T 細胞を増殖・活性化させて，移植片が攻撃される。

シクロスポリン（サンディミュン®）やタクロリムス（プログラフ®）は，そ

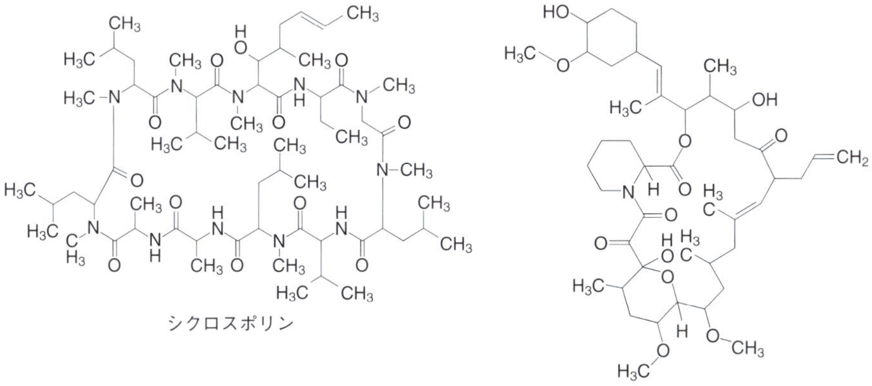

シクロスポリン

タクロリムス

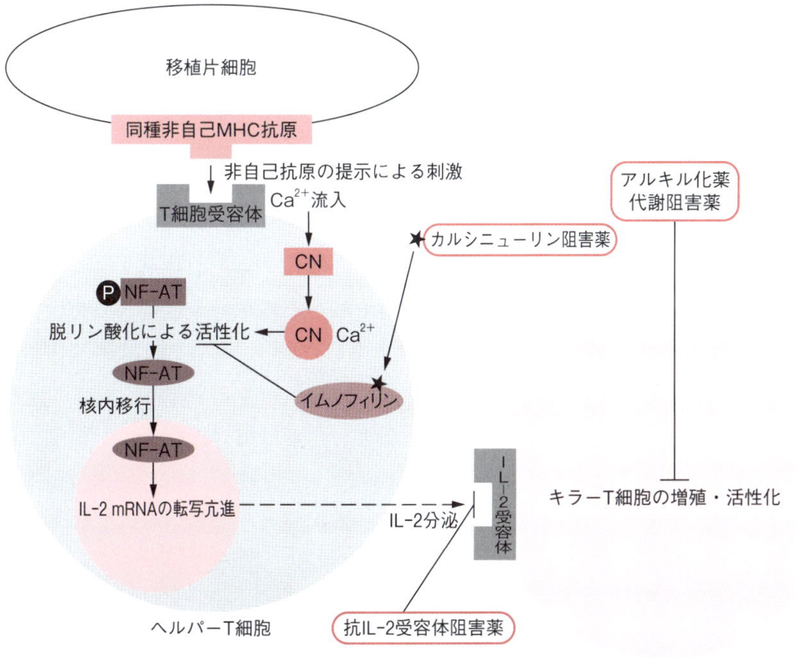

図 17.4　免疫抑制薬の作用点

れぞれイムノフィリンの1種であるシクロフィリンやFKBP12とよばれるタンパク質と複合体を形成し, カルシニューリンの脱リン酸化を阻害する(図17.4). したがって, これらカルシニューリン阻害薬は直接阻害ではなく, イムノフィリンを介した間接的な阻害薬である. また, 無関係なT細胞ではなく抗原で活性化されたT細胞を標的としているところが, カルシニューリン阻害薬の作用点の特徴である. タクロリムスは藤沢薬品工業株式会社(現アステラス製薬株式会社)が1984年に土壌中の細菌から単離した, 日本発の免疫抑制薬である.

17.5.2 ステロイド性抗炎症薬

17.2.1項で述べたように, グルココルチコイドはグルココルチコイド受容体と結合し, 核内に移行してから標的となる遺伝子のプロモーター領域に結合し, 炎症性タンパク質, IL-1βなどの発現を抑制する. また活性化したグルココルチコイド受容体が, NF-κBやAP-1などの炎症性タンパク質を制御する転写調節因子と相互作用することで, IL-2を含めたサイトカインや接着分子などの発現を抑制する. カルシニューリン阻害薬に比べて非特異的であるが, 免疫抑制作用をもち, 臓器移植, 自己免疫疾患に用いられる.

17.5.3 アルキル化薬

免疫系の細胞は, 感染などの異物, 移植片や自己抗原などの抗原刺激を受けると活発に増殖する. 細胞増殖の際, シクロホスファミドはDNAをアルキル化することで複製を阻害するプロドラッグで, 肝臓で代謝されてから活性をもつようになる. 臓器移植だけでなく, 全身性エリテマトーデスや全身性血管炎などの自己免疫疾患にも用いられる.

17.5.4 代謝拮抗薬

リンパ球やがん細胞が活発に増殖する際には, デオキシリボヌクレオチドをデノボ経路(新生経路)で合成して利用する. そのため, 塩基合成を阻害するとリンパ球の増殖を阻害できる. メトトレキサート(MTX)は葉酸代謝拮抗薬で, 葉酸と類似構造をもつMTXは葉酸を代謝する酵素, ジヒドロ葉酸レダクターゼと結合して, その活性を阻害し, 葉酸依存性のチミジル酸やプリンヌクレオチドの合成を阻害する(図17.3). 骨髄移植での移植片対宿主反応を抑制するほか, 関節リウマチでは第一選択薬として用いられている.

デノボ合成阻害薬には, MTX以外にレフルノミドやミコフェノール酸モフェチル(セルセプト®)がある. ミコフェノール酸モフェチルは, イノシン一リン酸脱水素酵素を阻害してイノシン酸からグアニル酸の合成を抑える.

アザチオプリン(イムラン®)はプロドラッグであり, 体内で代謝されるこ

免疫抑制薬　17.5　　245

ミコフェノール酸モフェチル　　　　アザチオプリン　　　　ミゾリビン

とで 6-メルカプトプリンとなり，DNA 合成に必要なプリン代謝を阻害することで細胞増殖を阻害する．ミゾリビン（ブレディニン®）も，プリン合成の阻害によって細胞増殖を阻害する．

17.5.5　分子標的薬

　分子標的薬は，細胞表面に存在する受容体や細胞表面抗原を標的として，免疫細胞の排除や増殖阻止を目的としたものである．バシリキシマブ（シムレクト®）はヒト IL-2 受容体 α 鎖（CD25）に対するヒト/マウスキメラ型モノクローナル抗体で，IL-2 受容体に結合することで免疫抑制作用を発揮する．腎移植をする際の急性拒絶反応を抑制するために用いられる．

　アバタセプト（オレンシア®）は，T 細胞上の膜タンパク質 CTLA-4（CD152）の膜外領域とヒト IgG の Fc 領域を融合したデコイ受容体分子である．T 細胞が抗原受容体を介して活性化されるとき，同時に T 細胞上の共刺激分子 CD28 が抗原提示細胞上の共刺激分子 CD80/86 による刺激を受ける．T 細胞上の CTLA-4 は CD80/86 に対する親和性をもつが，CTLA-4 からのシグナルは T 細胞の活性化を遮断する．アバタセプトは CTLA-4 に抗体の Fc 領域を融合したデコイ受容体分子で，強い免疫抑制作用を発揮する．既存の治療に抵抗性の関節リウマチに用いられる．

　免疫抑制薬のおもな副作用を表 17.10 にまとめた．とくに感染症は免疫抑制薬の宿命的な副作用で，結核は既感染者による再燃が多い．また，代謝拮抗薬やアルキル化薬は，リンパ球だけでなく，増殖活性の強い細胞に非特異的に作用するため，しばしば骨髄抑制を引き起こす．使用にあたっては，注意しなければならない．

　ステロイドや既存薬によって，コントロールできない免疫疾患に対して，

表 17.10　免疫抑制薬のおもな副作用

おもな副作用	副作用のしくみ
感染症	免疫系の抑制による結核の再燃，肺炎や B 型肝炎の再活性化
骨髄抑制	代謝拮抗薬，アルキル化薬による非特異的細胞毒性
肝・腎障害，高血圧，高血糖	カルシニューリン阻害薬にみられるが，多くは機序不明

いくつかの分子標的薬が登場している. 喘息に対して, 抗 IgE 抗体である
オマズリマブ(ゾレア®), 吸入ステロイド薬によってコントロールできない
重症喘息に対して抗 IL-5 抗体であるメポリズマブ(ヌーカラ®), ベンラリズ
マブ(ファンセラ®)が用いられる. また, インターロイキン受容体シグナル
伝達機構(8.2.2 項、図 8.2 参照)の JAK 阻害薬であるトファシチニブ(ゼルヤ
ンツ®)、バリシチニブ(オルミエント®)は治療抵抗性の関節リウマチに用い
られ, ステロイド外用薬で効果が不十分なアトピー性皮膚炎に対しては
JAK 阻害薬であるバリシチニブ, ウパダシチニブ(リンヴォック®), アプロ
シチニブ(サイバインコ®)が用いられる. JAK 阻害薬はインターロイキン受
容体シグナル伝達を阻害するために, 結核などの感染症の増悪に注意しなけ
ればならない.

章末問題

1. 抗ヒスタミン薬は, 第一世代, 第二世代に分類
され, 第一世代に属するジフェンヒドラミンは
強い眠気を催すことが知られている. なぜ眠気
を催すか, 化学構造をもとに考えよ.
2. グルココルチコイドは強力な抗炎症作用をも
ち, 多くの炎症性サイトカインの発現を抑制す
る. どのようなしくみで発現を抑制するか, 考
えよ.
3. 多くの NSAID は副作用として, 胃腸障害を引
き起こす. なぜ, このような副作用を引き起こ
すか考えよ. また, ロキソプロフェンはこの副

作用が軽減されているが, どのような工夫がさ
れているか考えよ.
4. 現在, 関節リウマチの第一選択薬は, メトトレ
キサート(MTX)である. MTX はどのような
作用機序で関節リウマチの進行を抑制するか.
また, もともと抗がん剤であった MTX がなぜ
関節リウマチに効果があるのか考えよ.
5. ステロイド性抗炎症薬は強力に炎症を抑制する
が, 感染症に対しては推奨されないことが多い.
この理由について考えよ. また, やむを得ず使
用する場合は, どのようにしたらよいか考えよ.

Part V 免疫学と医薬品

18 抗体医薬

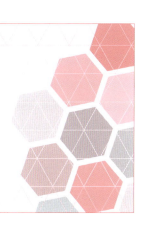

❖ **本章の目標** ❖
- 抗体医薬の基礎を学ぶ.
- モノクローナル抗体の抗体医薬への応用を学ぶ.

18.1 血清療法と生物学的製剤

18.1.1 血清療法の発展

　北里柴三郎とEhrlichは19世紀の終わりごろ, 破傷風やジフテリアに特異的な抗血清が顕著な予防効果をもつことを発見した. この方法を血清療法とよぶ. 効果の本体が抗体分子そのものであることはすでに述べた(1.4節参照). 血清療法は100年以上も前の過去の治療法, というと決してそうではない. 近年でも血液製剤とよばれる医薬品がさまざまな場面で用いられている.

　たとえば, 無ガンマグロブリン血症や重症感染症(14章参照)では, ヒト免疫グロブリン製剤が用いられるし, ほかにも, 抗HBsヒト免疫グロブリン製剤や抗破傷風ヒト免疫グロブリン製剤など, それぞれ特定の抗原に向けられた製剤が, 抗体の機能を期待した血液製剤として用いられている. これらはすべて, 北里とBehringが発見した血清療法, すなわち抗毒素抗体を用いた治療法が発展したものである.

　ABO式血液型の不適合妊娠がさほどの障害を示さない一方, Rh式血液型不適合妊娠は胎児に致命的な場合が多い(15.4節参照). これはABO式抗原が糖鎖抗原であり, できる抗体がIgMであるのに対し, Rh式抗原(D抗原)はタンパク質で, できる抗体がIgGであることによる. すなわちIgMは胎盤通過性をもたないので母親の抗体は胎児に影響しないが, Rh抗原に向けられたIgG抗体は胎盤を通過するため, 胎児の赤血球を傷害するという問

血液製剤
ヒトの血液成分そのままを材料にした医薬品のことで, 生物学的製剤の一部である. 抗体以外に, 赤血球, 血小板といった細胞成分や, アルブミン, ハプトグロビン, フィブリノゲンなどが血液製剤として活用されている.

題がある.

現在, 乾燥抗 D(Rho)ヒト免疫グロブリン製剤が, 母親に侵入した Rh 抗原陽性の赤血球を排除することで抗 Rh 抗体産生を防ぐ目的で用いられており, 血液製剤の有用性がよくわかる.

18.1.2 抗体医薬への道

一般には, 低分子化合物が医薬品として使用されている. しかしその治療標的分子に対する特異性の甘さや, その結果としての副作用の問題, さらには治療標的分子が明らかになったとしても低分子化合物での制御が困難な場合が多くあり, こうした問題を克服する医薬品の開発が期待されてきた. 抗毒素抗体のような, 特異的な抗体を自由自在につくることができれば, 治療標的特異性の問題も解決できる.

1970 年代に, 細胞融合法によるマウスモノクローナル抗体の作製技術が確立され, 抗原に対して高い特異性と親和性をもつ抗体を, 人工的に, かつ安定して純度よく製造することが可能となった. これによりモノクローナル抗体を抗体医薬(antibody drug)として応用する研究が始まった. その後, マウスモノクローナル抗体の臨床応用において問題となる免疫原性や血中濃度の維持を克服するための分子生物学や遺伝子工学の技術, **ヒトゲノム計画**(human genome project)に基づく治療標的分子の同定などの急速な科学の進歩により, 今日では多くの抗体医薬品が臨床応用されている.

> **ヒトゲノム計画**
> ヒトゲノムの塩基配列すべてを解読することにより, ヒトの遺伝情報を明らかにし, 医学薬学分野に応用することを目的とした国際プロジェクト.

18.2 抗体医薬の特徴

18.2.1 抗体医薬と低分子医薬の特色

抗体医薬と低分子医薬の相違点として, まず分子量があげられる. 低分子医薬は, 有機合成で作製される分子量が約 500 以下の低分子化合物がおもである. 一方, 抗体医薬は, 分子量が 150,000 以上の高分子量のタンパク質で, 構造的には低分子医薬より複雑である.

また低分子医薬の多くは経口投与が可能であるが, 抗体医薬はタンパク質であるため注射用製剤としてつくられる. 低分子医薬は細胞内に入りやすく, したがって細胞内分子の機能制御が可能であるが, 抗体医薬は細胞内には入らない. しかし血中での安定性は高く, また標的分子に対する特異性という点から, 目的とする薬効が得られやすいという特徴がある.

また低分子医薬と比べ毒性や副作用が少ないことも期待できる. 低分子化合物は構造変換や大量合成などが比較的容易であるが, 抗体医薬はおもに哺乳類細胞を用いて製造されるため低分子化合物に比べ生産性や経済性に劣り, 生産コストや薬価が大きく膨らむという問題がある(コラム参照).

| COLUMN | 抗体医薬のコスト |

自己免疫疾患，がんやアルツハイマー病などの疾患は，既存の医療や治療薬での治療では満たされない医療ニーズ（アンメットメディカルニーズ）となっており，製薬会社はこれらの難治性疾患に対し抗体医薬の開発を進めている．しかしその開発では，培養細胞で生産するため大規模な培養装置が必要となる．また培養液からの精製工程も含めて抗体医薬の製造は低分子医薬と比べて複雑であるため，生産コストがかかり，高額な薬価となっている．

たとえば関節リウマチの治療では，メトトレキサートに比べ抗体医薬は 40～60 倍，トラツズマブを乳がん治療に用いると，従来の化学療法薬に比べ 5 ～ 6 倍の費用がかかるといわれている．

18.2.2　抗体医薬の構造

　モノクローナル抗体については 5 章で述べた．モノクローナル抗体の利点は，厳密な特異性と高い親和性をもつ抗体を安定的に取得できることである．特異性の高い抗体を得るには異種性の高い動物に抗体をつくらせることが大切であるが，現在ではマウスやラットでつくるのが最も安定で効率がよい．

　しかしマウスやラットでつくったモノクローナル抗体を抗体医薬としてヒトに投与すると，そのモノクローナル抗体に対する抗体が産生される．したがって，抗体活性の阻害やアレルギーの誘発，さらには連続投与によるアナフィラキシー反応（11.1 節参照）を起こす危険性がある．この問題を解決するために，可変部をマウスモノクローナル抗体のままにして，ヒト IgG の定常部をつないだ**キメラ抗体**（chimera antibody，ヒト由来部分は約 70%）が作製されている．しかしそれでも可変部領域に対する抗体ができるため，抗原認識部位である相補性決定領域（CDR）遺伝子以外を，ヒト IgG の遺伝子と置き換えた**ヒト化抗体**（humanized antibody，ヒト由来部分は約 90%）を作製する技術が進み，アレルギーや抗キメラ抗体の出現が抑えられるようになった（図 18.1）．

　さらに，**ファージディスプレイライブラリー**（phage display library）法を用いて，完全ヒトモノクローナル抗体（human monoclonal antibody）を作製する技術も開発されている．

　ただし抗体といえども，その CDR 領域は単一の構造をもったタンパク質であるため，CDR 部分に対する抗体（これを抗イディオタイプ抗体という）ができる可能性があり，ヒト化抗体や完全ヒト抗体（ヒト型抗体）でも連続投与には注意が必要である．

キメラ
ギリシア神話に登場する生物の「キマイラ」に由来する．ここでは人工的にマウスとヒトの抗体遺伝子から作製された 1 つの抗体をさす．

ファージディスプレイライブラリー
バクテリオファージの表面にランダムなポリペプチドやタンパク質を提示させたもの．たとえば，ヒト Fab 抗体を提示させたファージを用いて，抗原に結合するヒト抗体を得ることが可能となる．

イディオタイプ
抗体の可変部（CDR 部分）がもつ固有の構造のこと．抗イディオタイプ抗体応答は，イディオタイプに対し抑制的あるいは促進的に働くことがある．イディオタイプを介した免疫調節機構として，イディオタイプネットワーク説が提唱されている．

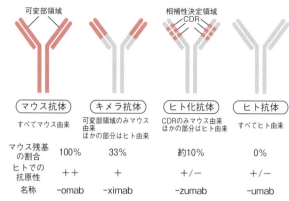

図 18.1 キメラ抗体，ヒト化抗体とヒト型抗体

マウス抗体の可変部をヒト抗体の定常部に結合させたものをキメラ抗体，マウス抗体の CDR をヒト抗体の可変部に組み込んだものをヒト化抗体という．ヒト抗体作製には，ヒト免疫細胞を移植した免疫不全マウスやファージディスプレイライブラリーのスクリーニング法が用いられている．

18.2.3 抗体医薬の作用機序

　抗体医薬は標的分子を特異的に認識することにより薬効を発揮するが，その作用発現様式はいくつかに分類することができる．まず，リガンドや受容体に対して抗体が結合することによる機能阻害がある．これにより，細胞内への情報伝達が遮断されて薬効が発揮される．たとえば，サイトカインや増殖因子，あるいはそれらの受容体に結合することによりシグナル伝達を阻害することをおもな作用機序とする抗体医薬がある．また，抗がん薬や放射性同位体を結合させた抗体医薬は，抗原抗体反応により結合した標的細胞を，抗がん薬や放射線の作用により効果的に傷害する．この作用機構は，標的で働くという意味でミサイル療法ともよばれている．一方，抗体が受容体に結合すると，リガンド結合のない状態でも活性化シグナルが伝達されるといったアゴニスト活性を発現する場合もある．たとえば，アポトーシスなどにより細胞死を誘導させるといった作用機序がある．

　次に，Fc 領域を介して抗体の機能が発現される場合がある．標的細胞上の抗原と結合した抗体医薬(IgG クラス)の Fc 領域に，NK 細胞などがもつ Fcγ 受容体(FcγRⅢ)が結合すると，エフェクター活性として細胞傷害作用が発現する．これを抗体依存性細胞性細胞傷害(antibody dependent cellular cytotoxicity；ADCC)活性とよぶ．抗腫瘍作用を発揮する抗体医薬では，ADCC 活性が薬効の発現につながるものがある．また抗原に結合した抗体医薬に補体が結合し，補体の活性化を介して標的細胞を傷害することがある．この活性を補体依存性細胞傷害(complement dependent cytotoxicity；CDC)とよぶ．細菌やウイルスに結合する抗体も，これら病原体の細胞への結合や侵入を阻害するためこの作用機序に含まれる．

アゴニスト活性
受容体に結合し，その受容体のリガンドと同様に細胞内情報伝達をもたらす薬物の作用．

18.2.4 抗体医薬の一般名称

抗体医薬品の一般名称には，共通して語尾にモノクローナル抗体(monoclonal antibody)の略号である「mab(マブ)」がつけられている．またそのモノクローナル抗体の主構造を示すために，マウス抗体であればomab(オマブ)，キメラ抗体ならximab(キシマブ)，ヒト化抗体はzumab(ズマブ)，完全ヒト抗体はumab(ウマブ)と表記されてきた．さらにこれらの表記の直前には，抗体医薬の標的や疾患を意味する表記がある[*1]．たとえば抗がん薬として用いられるベバシズマブ(bevacizumab)は，がん細胞に働くのではなく，がん組織への血管新生を抑えるVEGF(血管内皮増殖因子)に対するヒト化抗体なので，一般名に -ci- と -zu- が用いられている．

一方，遺伝子改変技術の進歩により多様な特性をもつ抗体医薬が多く開発されてきたことから，既存薬と差別化した「mab」をつけた名称をつくることは難しくなってきた．そこで2021年，WHOは，新たに創出される抗体医薬に対して「mab」の使用を禁止し，Fc部に変異を含まない完全長抗体(total unmodified immunoglobulins)に由来する「tug」，Fc部に人工的な変異をもつ全長抗体(antibody artificial)に由来する「bart」，二重特異性または多重特異性抗体(multi-immunoglobulin)に由来する「mig」，Fc部分をもたない単一特異的免疫グロブリン由来分子(fragment)に由来する「ment」をつける新しいルールを定めた．今後このような表記がなされた特徴的な構造，作用をもつ抗体医薬の創出が期待される．

*1 抗体の基本構造を表し，一般名から構造を類推できる．
-o-(-omab) 完全マウス抗体
-xi-(-ximab) キメラ抗体(V領域はマウス，C領域はヒト)
-zu-(-zumab) ヒト化抗体(CDRのみマウス)
-u-(-umab) ヒト抗体
また，上記の表記の直前の文字から機能を類推できる．
-t(u)- 腫瘍
-l(i)- 免疫調節
-k(i)- インターロイキン
-c(i)- 循環器疾患
-s(o)- 骨疾患
-v(i)- ウイルス疾患

18.2.5 抗体医薬の副作用

抗体医薬の使用にあたって最も注意すべき点は，標的分子の本来の機能を抑制することが原因で起こる副作用である．たとえば，インフリキシマブはTNF-αの活性を抑えるので，本来炎症反応が起こることで抑えていた結核

■COLUMN■ バイオ後続品(バイオシミラー)

低分子医薬品において特許期間が満了したあとに別の製薬会社が開発した医薬品を後発医薬品(ジェネリック医薬品)とよぶ．同様に，抗体医薬を含めたバイオ医薬品も特許切れにより後発品が登場する．しかしバイオ医薬品は化学合成される低分子医薬品と異なり，有効成分を同一にすることは困難である．よって，遺伝子配列は同じでも，遺伝子組換体や宿主細胞や生産方法などが異なる

バイオ医薬品の後発品は，ジェネリック医薬品と区別され，バイオ後発品(バイオシミラー)とよばれている．

ジェネリック医薬品と比べれば生産プロセスの確立や臨床試験の必要性から大きな開発費はかかるが，高価なバイオ医薬品先発品から薬価が引き下げられて設定されるので，医療経済の面からも社会的期待は大きい．

252　18章　抗体医薬

COLUMN　抗体医薬品臨床試験の悲劇

悲劇は 2006 年 3 月 13 日，イギリスで行われた T 細胞の抗原 CD28 に対するモノクローナル抗体 TGN1413 の第Ⅰ相臨床試験で起こった．抗体の投与を受けた被験者 6 人全員が，直後から苦しみはじめ，ショック状態に陥り，多臓器不全のために ICU に入院し，2 人が重体となり，死の苦しみを味わった．1 人は頭が 3 倍にも膨れあがった．

「スーパー抗原」による刺激と同じように，T 細胞が過剰に活性化され，大量のサイトカインが産生されたためと推定された．この抗体は単独で CD28 を活性化でき，IL-10 の産生を介して制御性 T 細胞を活性化し，免疫反応を抑制し，慢性リウマチの治療に有効なはずであった．

サルでの最大無毒性量(no observed adverse effect level；NOAEL)の 500 分の 1 という少量でこのようなことが起こったのは衝撃的であった．その理由として，サルで発現している免疫反応抑制分子が，ヒトでは発現が弱いためであると推定されている．医薬品開発において，サルで安全だからヒトでも安全だ，とはいい切れないことを肝に命じるべきである．

やさまざまな感染症の悪化が現れることがある．

もう 1 つの重大な副作用は，抗体医薬の投与中または投与開始後 24 時間以内に現れる急性期の有害事象であり，これを急性輸液反応(infusion reaction)という．発熱，頭痛，血圧低下，呼吸困難などの症状が現れる．発症のメカニズムには不明な点が残されているが，抗体に補体が反応し，できた C5a や C3a などのアナフィラトキシンが直接マスト細胞に脱顆粒を引き起こし，ヒスタミンによるアナフィラキシー様反応が現れるという機序が考えられている．この反応は，IgE を介したⅠ型アレルギーによるアナフィラキシー反応と異なり，初回投与時でも発生するため，正確に予測するのが難しいので，注意が必要である．

アナフィラキシー様反応
IgE を介さないで，マスト細胞から遊離されたヒスタミンが引き起こす反応のこと．抗体を含んだ血液製剤以外に造影剤なども原因にあげられる．造影剤は直接マスト細胞に脱顆粒を引き起こすと考えられている．アナフィラキシー反応に含めてよぶこともある．

18.3　抗体医薬各論

学修事項　C-4-5
(1)抗悪性腫瘍薬

学修事項　D-2-10
(2)関節リウマチ，全身性エリテマトーデス，拒絶反応，移植片対宿主病
(3)おもな治療薬

現在，抗体医薬は，関節リウマチなどの自己免疫疾患をはじめ，がん，心血管系疾患，神経疾患，感染症などのさまざまな疾患領域で臨床使用されている(表 18.1)．ここでは，免疫系疾患で働く代表的な抗体医薬について紹介する[*2]．

● インフリキシマブ(infliximab，レミケード®)

マウス抗 TNF-α モノクローナル抗体の，重鎖と軽鎖の可変部遺伝子をヒト IgG1 の定常部遺伝子につないでつくらせたキメラ型抗体である．関節リウマチやさまざまな炎症性疾患に用いられる．マウス部分に対する抗体産生

抗体医薬各論　18.3　253

表18.1　免疫系に関連する抗体医薬品の例

名称	構造	標的分子	おもな適応疾患
infliximab	キメラ型	TNF-α	関節リウマチ，乾癬，いろいろな炎症性疾患など
adalimumab	ヒト型	TNF-α	関節リウマチ，乾癬，いろいろな炎症性疾患など
tocilizumab	ヒト化	IL-6 受容体	関節リウマチ，キャッスルマン病
basiliximab	キメラ型	CD25	腎移植後の急性拒絶反応
omalizumab	ヒト化	IgE	重度の気管支喘息
natalizumab	ヒト化	インテグリン α4	多発性硬化症
ustekinumab	ヒト型	IL-12/23p40	尋常性乾癬，関節症性乾癬
secukinumab	ヒト型	IL-17A	尋常性乾癬，関節症性乾癬
nivolumab	ヒト型	PD-1	悪性黒色腫，非小細胞肺がんなど
ipilimumab	ヒト型	CTLA-4	悪性黒色腫，腎細胞がんなど
atezolizumab	ヒト化	PD-L1	非小細胞肺がん，小細胞肺がんなど

を抑えるために，メトトレキサートが併用される．関節リウマチでは TNF-α が過剰に産生され，これが引き起こす関節滑膜の炎症や破骨細胞の活性化で関節破壊が起こる．有効な治療薬が乏しかった関節リウマチに対する画期的治療薬となっている．

● **アダリムマブ**（adalimumab，ヒューミラ®）

　TNF-α に対するヒト型抗体で，関節リウマチや尋常性乾癬以外に，強直性脊椎炎，若年性特発性関節炎，クローン病や潰瘍性大腸炎などいろいろな炎症性疾患にも用いられる．

● **トシリズマブ**（tocilizumab，アクテムラ®）

　日本で開発された IL-6 受容体に対するヒト化抗体である．IL-6 は TNF-α や IL-1 と並ぶ代表的な炎症性サイトカインであり，IL-6 の抑制は TNF-α 同様，炎症反応の抑制につながる．IL-6 は B 細胞分化だけではなく，IL-17 を産生する Th17 細胞の分化・増殖にも重要な役割を果たしている．

● **バシリキシマブ**（basiliximab，シムレクト®）

　IL-2 受容体 α 鎖（CD25）に向けられたキメラ型抗体である．バシリキシマブにより IL-2 が受容体に結合することが抑制されるため，T 細胞の増殖が

*2　なお抗体医薬と混同しやすい分子標的医薬として，デコイ（おとり）型医薬がある（17.4.4 項，17.5 節参照）．エタネルセプトはヒト TNF-α 受容体遺伝子をヒト IgG の Fc 部分遺伝子に，またアバタセプトは CTLA-4 を Fc 部分につないだものである．これらはいずれも，本来の受容体に拮抗する「おとり」受容体として働く．エタネルセプトやアバタセプトは，既存の治療で不十分な場合に関節リウマチの治療に用いられている．

抑制され，腎移植時の急性拒絶反応が抑えられる．腎移植後の急性拒絶反応を抑えるために用いられ，強い免疫抑制作用があるので，キメラ部分に対する免疫応答も抑制されると考えられる．

● **オマリズマブ**(omalizumab, ゾレア®)

IgE に対するヒト化抗体である．高血中 IgE を示す重篤な気管支喘息で，高用量ステロイドや既存治療で改善されない場合に用いられる．

● ほかにも近年，細胞接着分子であるインテグリンの機能を抑えて炎症性反応を抑えるナタリズマブ(natalizumab, 商品名：タイサブリ®)，細胞性免疫系を増強するサイトカインである IL-12 と IL-23 がもつ p40 鎖や，IL-17A に働いて細胞性免疫や炎症反応を抑えるウステキヌマブ(ustekinumab, ステラーラ®)，セクキヌマブ(secukinumab, コセンティクス®)などが認可され，使用が始まっている．

● **免疫系の制御による抗がん抗体医薬**

ニボルマブ(nivolumab, オプジーボ®)は，免疫応答の制御に働いて，がんに対する免疫反応を増強する抗がん抗体医薬である．ニボルマブは PD-1 (CD279)に対するヒト型抗体である．PD-1 のリガンドは，抗原提示細胞や血管，心筋，胎盤等に広く発現する PD-L1(CD274)と，樹状細胞にのみ発現する PD-L2 である．PD-L1 はがん細胞にも発現しており，PD-1 と PD-L1 はがん細胞の免疫逃避の中心的機構をもっているとの研究成果から，抗 PD-1 抗体が免疫チェックポイント阻害薬(次ページ上の Advanced 参照)として注目されてきた．

現在，ニボルマブは悪性黒色腫，非小細胞肺がん，腎細胞がん，頭頸部がん，ホジキンリンパ腫，胃がんや上皮系皮膚悪性腫瘍に用いられており，さらなる適応拡大が目指されている．抗 PD-1 抗体により目覚ましいがん治療効果を認める症例があるが，有効性がみられない症例もあることから，患者選択の基準が求められている．

これら以外にも現在，多くの抗体医薬の開発あるいは臨床試験が進められている．それら抗体医薬の標的分子は，細胞表面タンパク質，サイトカインや細胞増殖因子などの体液性因子，ヒト免疫不全ウイルスや肝炎ウイルスのような外来抗原である．

以上のように，抗体医薬は有効な治療薬が乏しい疾患領域において画期的な治療効果を示している．現在も，免疫疾患やがんをはじめとして多様な疾患に対し，画期的な特徴を付与するなどした抗体医薬の開発(次ページ下の Advanced 参照)が進められている．今後はそれらの治療効果とともに安全

性を含めた長期的な検証と評価が必要となる.

(Advanced) 免疫チェックポイント阻害薬

　免疫系は過剰な活性化や正常細胞の攻撃を抑制する制御機構を備えており，これを免疫チェックポイントという．T細胞ではCTLA-4(7章，17章参照)やPD-1(programmed cell death-1)がこの免疫チェックポイントにおいて重要な役割を果たしている．一方，がん細胞はPD-1のリガンドであるPD-L1(programmed cell death-ligand 1)の発現を上昇させ，キラーT細胞に抑制性のシグナルを伝えることで，その攻撃から回避する機構をもっていることが明らかになった．免疫チェックポイント阻害薬として，PD-1に結合する抗体医薬ニボルマブが日本で開発された．ニボルマブはがん細胞のPD-L1を介したキラーT細胞への抑制性シグナル伝達を遮断し，抗がん作用を発揮する．さらに抗CTLA-4抗体(イピリマブなど)や抗PD-L1抗体(アテゾリズマブ)なども開発され，臨床使用が始まっている．

(Advanced) 抗体薬物複合体

　近年，抗体を利用した新たながん治療薬として抗体薬物複合体(antibody-drug conjugate；ADC)が注目されている．ADCは，がん細胞膜表面分子に対する抗体と抗がん剤を複合させたバイオ医薬品である．ADCががん細胞膜抗原に結合すると細胞内に取り込まれ，リソソーム酵素により抗体と抗がん剤の結合が切り離され，抗がん剤の抗腫瘍効果が発現する．この作用機序により，ADCは高いがん細胞選択性と抗腫瘍効果を発現できる．また抗がん剤によりがん細胞に細胞死が誘導されると，漏出した抗がん剤が隣接するがん細胞にも作用するバイスタンダー効果も発現する．2024年末において，10種のADCが日本で承認されており，さらに多様な疾患に対してもADCの開発が進められている．

章 末 問 題

基本問題

1．抗体医薬品がもつ問題点を列挙せよ.

2．サイトカイン機能を抑える抗体医薬品の作用機序を述べよ.

応用問題

3．ポリクローナル抗体は抗体医薬として適さない理由を記載せよ.

学修事項対応頁

薬学教育モデル・コアカリキュラム(令和4年度改訂版)の学修事項に対応する本書の頁を示す.
【　　】内の数字はすぐ上に掲載されている学修目標の番号に対応している.

C-4　薬学の中の医薬品化学

C-4-5　代表的疾患の治療薬とその作用機序
[学修目標]
1) 化学構造をもとに,疾患治療薬と標的分子との相互作用を説明する.
[学修事項]
(1) 抗悪性腫瘍薬【1】　　　　　　　　　　　222, 252
(6) 免疫・炎症・アレルギー系疾患の医薬品【1】
　　　　　　　　　　　　　　　　　　　227, 232, 236
(7) 感染症の医薬品【1】　　　　　　　　　　　　202

C-7　人体の構造と機能およびその調節

C-7-9　リンパ系と免疫
[学修目標]
1) リンパ系を構成する器官の構造と機能を説明する.
2) 免疫担当細胞による免疫応答について説明する.
[学修事項]
(1) 一次および二次リンパ器官【1】　　　　　　　　18
(2) おもなリンパ管の名称と位置【1】　　　　　　　18
(3) 自然免疫と獲得免疫【2】　8, 55, 129, 135, 143, 218
(4) おもなサイトカインと関与する細胞間ネットワーク
　　【2】　　　　　　　　　　　　　　　　113, 116
(5) 抗体分子およびT細胞抗原受容体の多様性【2】
　　　　　　　　　　　8, 28, 30, 53, 89, 113, 116

(6) 抗原認識と免疫寛容および自己免疫【2】
　　　　　　　　　　　　5, 8, 39, 75, 82, 179
(7) 免疫担当細胞の体内循環【2】　　　　　23, 129

D-2　薬物治療につながる薬理・病態

D-2-10　免疫・炎症・アレルギー系の疾患と治療薬
[学修目標]
1) 免疫・炎症・アレルギー系疾患の発症メカニズムを生体の恒常性と関連付けたうえで,異常反応としての病態を説明する.
2) 治療薬の作用メカニズムと病態を関連付けて説明する.
3) 治療薬の作用メカニズムと有害反応(副作用)を関連付けて説明する.
4) 疾患治療における薬物治療の一般的な位置づけおよび同種・同効薬の類似点と相違点を把握し,疾患へ適用する根拠を説明する.
[学修事項]
(1) 花粉症,アナフィラキシー【1, 2】
　　　　　　　　　　　163, 164, 167, 168, 227
(2) 関節リウマチ,全身性エリテマトーデス,拒絶反応,
　　移植片対宿主病【1, 2】　185, 208, 238, 242, 252
(3) おもな治療薬【2, 3, 4】　　　　　　　227, 258

索 引

英数字

ABO 式血液型	206, 209
ADCC	16, 119, 145
AID	57
AIDS	193
──発症期	201
A 類疾病	153
BCR	15
Behring, E. von	3
Burnet, F. M.	9
BWF1 マウス	168
B 細胞	15
──抗原受容体	15
B 類疾病	153
CAR	223
CARD	140
CCR5	127, 199
──阻害薬	203
CD	102
CD3	97
CD4	127
CD4 陽性 T 細胞数	201
CD4⁺CD25⁺T 細胞	182
CD40	4, 160
──リガンド	10, 160
CDR	30
CpG DNA	136
CTLA-4	99
CXCR4	127, 199
C 型レクチン	131
C3 転換酵素	44
C5 転換酵素	46
DAMP	116, 136
DPT-IPV-Hib	154
D 遺伝子断片	51
Ehrlich, P.	12
Fab 断片	29
Fas	101, 150
FasL	101, 150
Fc 受容体	30
Fc 断片	29
Fc 部分	16
Fcε 受容体	119
gp 120	199
GVHD	208
GVHR	208
GVH 病	208
G タンパク質	116

HAX 1	199
HEV	21
HIV	193
HLA	76
Hoffmann, J. A.	12
HPV ワクチン	156
HVGR	208
H 鎖	28
H-2 抗原	76
ICAM-1	175
IFN-α	120, 132
IFN-β	120, 132
IFN-γ	119, 121
IFN-λ	121
IgE 受容体	160
Ii 鎖	84
IL	113
IL-1	117
IL-4	119
IL-7	123
IL-12	118
IL-17	120
IRF-3	136
ITAM	33
ITIM	34
Jenner, E.	2
J 遺伝子断片	51
Koch, R.	3
LFA-1	175
LMP	84
LPS	151
LTR	199
L 鎖	28
Mac-1	175
MAGE 遺伝子	224
MAP キナーゼ	115
Metchnikoff, E.	12
MHC	207
──クラス I 分子	77
──クラス II 分子	77
MHC 抗原	75
MHC 拘束性	97
M II C	84
MyD 88	136
NF-κB	115
NKT 細胞	16, 160
NK 細胞	15, 131, 218
NLR	139
NLRP	139

NOD 様受容体	139
N 配列	92
PAMP	116, 135, 150
Pasteur, L.	2
PD-1	99
──リガンド	99
PRR	150
P 配列	92
RAG 酵素	55, 92
RAG-1	52
RAG-2	52
RANK リガンド	186
Rh 式	209
RIG 様受容体	141
RLR	24, 141
ROS	132
RSS	55, 92
SCF	121
SDS-PAGE	72
TAP	30, 83
TCR	15
TdT	54
Th 細胞サブセット	99
Th0 細胞	160
Th1	118
──細胞	99
Th2	118
──細胞	99
Th17 細胞	120
TIR	136
TLR	12, 115, 116, 136
TLR4	151
TNF-α	116, 219
Toll 様受容体	12, 115, 136
TRAF	115
TRAIL 受容体	220
Treg	16
TRIF	136
T 細胞	15
──抗原受容体	15, 82
──増殖因子	89
V 遺伝子断片	50
X 連鎖高 IgM 症候群	195
X 連鎖重症複合免疫不全症	197
1 型糖尿病	188
5′ 側	51
5 種混合ワクチン	4, 154
12/23 則	55, 92
I 型アレルギー	160

II 型アレルギー	165
III 型アレルギー	166
IV 型アレルギー	168
α ガラクトシルセラミド	219
β₂ ミクログロブリン	77
γ δ 型 T 細胞	90, 102

あ

アイソタイプ	35
悪性黒色腫	224
アゴニスト活性	250
アザチオプリン	193
アジュバント	152
アダプター	115
アデノシンデアミナーゼ	197
アトピー性皮膚炎	164
アドレッシン	25
アナジー	179
アナフィラキシー	4
──ショック	163
──遅反応物質	161
──様反応	252
アナフィラトキシン	47
アポトーシス	115
アルサス反応	4
アレルギー	4, 159
アレルゲン	159
暗黒期	200
アンテドラッグ	241
暗領域	58
移植片拒絶反応	75
移植片対宿主反応	208
一塩基多型	184
一次免疫応答	37
一次リンパ器官	18
一酸化窒素	132
一致率	187
イディオタイプ	249
遺伝子座	76
遺伝子再構成	52, 89
遺伝子断片	72
イムノグロブリン	28
イムノブロット法	72
インスリン自己抗体	188
インターフェロン	16, 130
インターロイキン	14, 113
インテグラーゼ	202
──阻害薬	202
インテグリン	24
インバリアント鎖	84
インフラマソーム	139, 141
ウエスタンブロット法	72
受身凝集反応	68
ウラシル DNA グリコシラーゼ	196

エイコサノイド	162
エキソトキシン	151
エキソン	50
エピトープ	8, 27
エフェクター機構	42
エフェクター細胞	18, 97
エフェクター T 細胞療法	223
炎症	151
──性サイトカイン	116, 177
エンテロトキシン	151
エンドトキシンショック	151
エンハンサー	51, 90
エンベロープ	199
大型顆粒リンパ球	16
オプソニン	37, 65, 132
──化	150

か

外毒素	152
界面活性剤	72
化学発光	70
拡張型心筋症	215
獲得免疫	8, 129, 218
ガスダーミン D	141
カスパーゼ	115
──1	139, 141
活性化誘導型シチジンデアミナーゼ	196
活性酸素	132, 150
カプシド阻害薬	204
可変部	28
顆粒球	16
──コロニー刺激因子	14
──マクロファージコロニー刺激因子	14
感作	5, 163
幹細胞因子	14, 31, 93
間質性肺炎	185
関節炎	186
関節リウマチ	168, 185
感染防御抗原	153
乾燥	187
寛容原性	39
がんワクチン療法	224
記憶細胞	60
北里柴三郎	3
機能障害	173
キメラ抗原受容体 -T 細胞療法	223
キメラ抗体	249
逆受身凝集反応	68
逆転写酵素	200
逆流性食道炎	188
キャリアータンパク質	155
急性炎症	130

──反応	174
急性期	201
──タンパク質	117
急性拒絶反応	212
急性相反応物質	117
胸管	23
凝集反応	67
胸腺	15, 20
──依存性抗原	42
──間質細胞	92, 81
──細胞	20, 92
──上皮細胞	92
──非依存性抗原	42
共通 γ 鎖	197
強皮症	187
莢膜	131
供与者	75, 205
巨核球	13
キラー T 細胞	15
近交系	76, 205
禁止クローン	10
筋特異的受容体型チロシンキナーゼ	188
クッパー細胞	17
クラス	35
──スイッチ	56, 121
グランザイム	101, 219
グルタミン酸脱炭酸酵素	184
クローン	10
──消失	179
──選択説	9
クロノタイプ	89
形質細胞	15
血液製剤	247
血管	18
──拡張	163
──作動性アミン	160
結合組織疾患	185
血小板	13
──活性化因子	161
ケミカルメディエーター	17, 151, 161
ケモカイン	24, 113
限局皮膚硬化型全身性強皮症	188
原発性免疫不全症	191, 215
抗 2 本鎖 DNA 抗体	186
高 IgM 症候群	195
抗 RNA ポリメラーゼ III 抗体	188
抗インスリノーマ関連タンパク 2 抗体	188
好塩基球	17
抗核抗体	186
抗菌物質	130
抗グルタミン酸脱炭酸酵素抗体	188
抗クロノタイプ抗体	89
硬結	169

抗血清 4, 42
抗原 15, 27
——決定基 8, 27
——抗体反応 66
——処理 82
——細胞 17, 78, 133
——提示 82, 143
——特異性 8, 66
交叉性 70
交差反応 184
好酸球 17, 119
抗シトルリン化ペプチド抗体 186
甲状腺機能亢進症 189
甲状腺機能不全症 189
甲状腺刺激ホルモン受容体 189
抗セントロメア抗体 188
酵素カスケード 44
抗体 3, 27, 145
——依存性細胞性細胞傷害 119, 149
——作用 16
好中球 17, 132
後天性免疫不全症候群 193
抗毒素 2
抗トポイソメラーゼ I 抗体 188
高内皮細静脈 21
抗ヒスタミン薬 165
五大徴候 173
骨髄 13, 20
——移植 215
——系 13
骨破壊 185
コッホの原則 3
古典経路 44
コレクチン 131
コロニー刺激因子 14, 123

さ

再興感染症 147
再循環 23
再生不良性貧血 215
臍帯血移植 215
サイトカイン 14
——療法 224
細胞障害性 T 細胞 15
細胞性免疫 5
細胞接着分子 23, 124
細胞溶解 165
細胞融解型ウイルス 192
細胞融合法 63
サイレンサー 90
サザンブロット法 72
サブクラス 35
サルベージ経路 64
サンドイッチ法 70

シアリル Le^{x} 175
シェーグレン症候群 187
シクロオキシゲナーゼ -2 177
シクロスポリン 193
シクロホスファミド 193
自己寛容 20, 97
自己抗体 168
自己・非自己の識別 8
自己免疫疾患 179
自己免疫性外分泌腺炎 187
自己免疫性溶血性貧血 166, 189
支持細胞 14, 31
次世代シークエンサー 71
自然抗体 209
自然免疫 129, 218
自然リンパ球 15
実効組織 23
ジフテリア毒素 153
死滅 152
弱毒性ワクチン 152
重症筋無力症 188
重症複合免疫不全症 197
宿主対移植片反応 208
樹状細胞 17, 124, 133, 220
腫脹 173, 187
出芽 200
受動免疫 8
腫瘍関連抗原 220
受容者 75, 205
主要組織適合遺伝子複合体 16, 207
主要組織適合抗原 75, 206
症候期 201
食細胞 130
腎クリーゼ 188
シングルポジティブ T 細胞 96
神経筋伝達障害 188
新興感染症 147
腎障害 186
新生児溶血性黄疸 210
親和性 67
——成熟 18, 20, 56
髄質 92
スーパー抗原 151
ステロイド性抗炎症薬 232
制御性 T 細胞 16, 101, 179
成熟 B 細胞 33
正の選択 94
成分ワクチン 153
セイヨウワサビペルオキシダーゼ 70
赤芽球 13
赤脾髄 22
赤血球 13
接触性過敏反応 168
接着 175
セットポイント 201

セレクチン 24, 175
全身性アナフィラキシー 163
全身性エリテマトーデス 168, 186
全身性強皮症 187
全身性自己免疫疾患 185
選択的 IgA 欠損症 196
選択的スプライシング 58
先天性免疫 129
走化性 113
——因子 24
早期急性拒絶 211
臓器特異的自己免疫疾患 185
造血幹細胞 13, 92
増殖 152
相補性決定領域 30, 92
側鎖 12
即時型アレルギー 159
即発相反応 161
続発性免疫不全症 191
組織球 17
組織適合抗原 75, 205

た

ターミナルデオキシヌクレオチジルトランスフェラーゼ 54
体液性免疫 5
代替 L 鎖 32
タイトジャンクション 130
第二経路 45
対立遺伝子 80
——排除 32
唾液腺 187
多核巨核細胞 170
タクロリムス 193
多形核白血球 17
多型性 80
多剤併用療法 204
脱核 150
脱顆粒 151, 160
ダブルネガティブ 93
ダブルポジティブ 93
多様性 80
単核食細胞 17
単球 17
単純放射状免疫拡散法 69
遅延型アレルギー 159
遅発相反応 161
中枢神経障害 186
中枢性免疫寛容 179
中毒性ショック症候群毒素-1 151
中和 150
超可変部 30
長期間効果 152
超急性拒絶反応 211

蝶型紅斑	186
直接吸着法	70
直接凝集反応	68
チロシンキナーゼ	114
沈降精製百日咳ジフテリア破傷風	
ワクチン不活化ポリオワクチン	154
沈降線	69
沈降反応	66
通性嫌気性細菌	135
ツベルクリン型過敏反応	168
ツベルクリン型反応	170
定期接種	153
定常部	29
ディフェンシン	131
適応免疫	8
デノボ経路	64
テロメア	79
転写因子	114
同系移植	205
同種移植	205
疼痛	173
トキソイド	152
特異度と感度	186
特発性血小板減少性紫斑病	166, 189
ドナー	75, 205
ドメイン	28
トラフィッキング	23
トランスサイトーシス	38
貪食	17

な

ナイーブ T 細胞	97
内毒素	151
ナチュラルキラー細胞	15, 131
軟骨破壊	185
肉芽腫形成過敏反応	168
ニコチン性アセチルコリン受容体	188
二次免疫応答	36
二重免疫拡散法	68
二次リンパ器官	18
任意の予防接種	153
ヌクレオシド系逆転写酵素阻害薬	202
粘膜関連リンパ組織	22
粘膜固有層	22
ノザンブロット法	72

は

パーフォリン	101, 219
——やグランザイム	149
パイエル板	22
敗血症性ショック	117
肺線維症	188
胚中心	18

肺のサーファクタント	132
白脾髄	22
破骨細胞	17, 186
破傷風毒素	153
パスツリゼーション	2
バセドウ病	189
パターン認識受容体	150
白血球	13
——分化抗原	102
——粘着異常症	199
発熱	173, 186
ハプテン	40
ハプロタイプ	207
パラトープ	27
バリアー	130
パンヌス	186
皮下結節	185
皮質	92
微小環境	93
ヒスタミン	39, 119, 161
—— H₁ 受容体	164
非ステロイド性抗炎症薬	178
脾臓	21
非働化	42, 43
ヒトゲノム計画	248
ヒト白血球型抗原	76
ヒト免疫不全ウイルス	193
非ヌクレオシド系逆転写酵素阻害薬	
	202
皮膚の硬化	187
びまん皮膚硬化型全身性強皮症	188
病原体関連分子パターン	150
日和見感染	191
ヒンジ領域	29
ファージディスプレイライブラリー	
	249
ファゴソーム	150
ファゴリソソーム	150
不活性化ワクチン	152
副腎皮質ステロイド性抗炎症薬	178
付着	150
負の選択	94
ブルトン型 X 連鎖無γグロブリン	
血症	194
プレ B 細胞	32
——受容体	32
プレ TCRα鎖	92
プロ B 細胞	31
フロイントアジュバント	64
フロイント完全アジュバント	64
プロウイルス	200
フローサイトメトリー	73
プロテアーゼ阻害薬	202
プロテアソーム	83
プロモーター	51, 114

分子擬態	184
平均親和性	60
ヘルパー T 細胞	16
辺縁帯	22
偏性嫌気性細菌	135
扁桃	22
ホーミング	23
補助受容体	199
補体	29, 131
——系	42
——受容体	47
発赤	173
ポリ A の付加	58
ポリクローナル抗体	63

ま

マーカー抗原	16
マイクロファージコロニー刺激因子	14
膜結合型抗体分子	15
膜侵襲複合体	46, 68, 150
マクロファージ	17, 219
マスト細胞	17, 160
末梢血幹細胞移植	215
末梢性免疫寛容	179
マトリックスメタロプロテアーゼ	186
慢性炎症反応	174
慢性拒絶反応	212
慢性甲状腺炎	189
ミコフェノール酸モフェチル	193
未熟 B 細胞	33
無症候期	201
ムチン	135
無毒化	152
明領域	58
メディエーター	229
免疫	1
——学的監視機構	217
——学的記憶	8
——学的特権部位	182
——学的無視	179
——寛容	10, 179
——グロブリン	28
——遺伝子スーパーファミリー	
	78
——原性	39, 152
——スーパーファミリー	24, 30
——ドメイン	28
——チェックポイント阻害薬	223
——電気泳動	69
——の多様性	8
——複合体	166
毛細リンパ管	18
モノクローナル抗体	63

や

誘導組織	23
溶菌	68
溶血	68
溶連菌感染後急性糸球体腎炎	168
抑制性受容体	219
予防接種	2
四大徴候	173

ら

ランゲルハンス細胞	18
リウマトイド因子	185
リガンド	24
リソソーム	84, 131
リポポリサッカライド	151
リモデリング	173
臨時の予防接種	153
リンパ球	13
リンパ系	13
リンパ節	20
リンパろ胞	21
類上皮細胞	170
涙腺	187
ループス腎炎	187
レイノー現象	18
レクチン	34
レシピエント	75, 205
レパートリー	33, 54
ローリング	175
ろ胞樹状細胞	18, 124

編者略歴

土屋　孝弘（つちや　たかひろ）
1973年　兵庫県生まれ
2002年　大阪大学大学院薬学研究科 博士課程修了
現　在　大阪医科薬科大学薬学部 准教授
専　門　免疫学
博士（薬学）

ベーシック薬学教科書シリーズ⑩　**免 疫 学**（第3版）[電子版教科書付]

第1版	第1刷	2008年10月10日
第2版	第1刷	2017年 5 月30日
第2版増補版	第1刷	2024年 3 月 1 日
第3版	第1刷	2025年 4 月20日

検印廃止

JCOPY 〈出版者著作権管理機構委託出版物〉
本書の無断複写は著作権法上での例外を除き禁じられて
います．複写される場合は，そのつど事前に，出版者著作
権管理機構（電話 03-5244-5088，FAX 03-5244-5089，
e-mail: info@jcopy.or.jp）の許諾を得てください．

本書のコピー，スキャン，デジタル化などの無断複製は著作
権法上での例外を除き禁じられています．本書を代行業者
などの第三者に依頼してスキャンやデジタル化することは，た
とえ個人や家庭内の利用でも著作権法違反です．

編　　　者　土屋　孝弘
発 行 者　曽根　良介
編集担当　岩井　香容
発 行 所　㈱化学同人
〒 600-8074　京都市下京区仏光寺通柳馬場西入ル
編 集 部　TEL 075-352-3711　FAX 075-352-0371
企画販売部　TEL 075-352-3373　FAX 075-351-8301
振　替　01010-7-5702
e-mail　webmaster@kagakudojin.co.jp
URL　https://www.kagakudojin.co.jp

印刷・製本　西濃印刷㈱

Printed in Japan　　© Takahiro Tsuchiya　2025　　無断転載・複製を禁ず　　ISBN 978-4-7598-2396-7
乱丁・落丁本は送料小社負担にてお取りかえいたします．

重要なＣＤ一覧

CD抗原	別　名	おもな発現細胞	機　能　な　ど
CD3	T3	胸腺細胞, T細胞	TCRと会合, 抗原結合シグナル伝達
CD4	L3T4	胸腺細胞, ヘルパーT細胞, 単球, マクロファージ	MHCクラスⅡ分子の補助受容体, Lckと会合, HIVウイルス受容体
CD8	Leu2	胸腺細胞, キラーT細胞, NK細胞亜群	MHCクラスⅠ分子の補助受容体, Lckと会合
CD11a	LFA-1α鎖	リンパ球, 単球, マクロファージ, 顆粒球	LFA-1αLサブユニット, CD18と会合, LFA-1としてCD54などと結合
CD11b	Mac-1α鎖	単球, マクロファージ, 顆粒球	インテグリンCR3のαMサブユニット, CD18と会合
CD14	LPS-R	骨髄単球系細胞	LPSとLPS結合タンパク質複合体の受容体
CD16	FcγRⅢ	好中球, NK細胞, マクロファージ	低親和性IgG-Fc受容体
CD18	LFA-1β鎖	白血球全般	LFA-1/CR3/CR4のβ₂サブユニット
CD19	B4	B細胞	B細胞補助受容体サブユニット, CD21やCD81と複合体を形成
CD20	B1	B細胞	Ca^{2+}チャネル, B細胞活性化
CD23	FcεRⅡ	B細胞, 活性化単球, 好酸球	低親和性IgE受容体
CD25	IL-2Rα	胸腺細胞, 活性化T細胞, B細胞	IL-2受容体α鎖
CD28	Tp44	T細胞, B細胞	CD80/CD86と結合, 共刺激シグナル伝達
CD32	FcγRⅡ	B細胞, マクロファージ, 顆粒球	低親和性IgG-Fc受容体
CD34	gp105-120	多能性造血幹細胞, 血管内皮細胞	CD62L(L-セレクチン)リガンド
CD40	Bp50	B細胞, マクロファージ, 樹状細胞	CD154(CD40リガンド)と結合, B細胞の共刺激シグナルの受容体
CD44	H-CAM	未熟胸腺細胞, 白血球, 赤血球	細胞接着や移動に関与, ヒアルロン酸の受容体
CD45	B220, CD45RA, CD45RB, CD45RC, CD45RO, LCA	有核造血系細胞	細胞膜型チロシン脱リン酸化酵素, 白血球共通抗原(LCA)ともいい, エキソン-4, 5, 6の選択的スプライシングでさまざまなアイソフォームとして発現
CD54	ICAM-1	造血系および非造血系細胞	CD11a/CD18およびCD 11b/CD18と結合
CD58	LFA-3	造血系および非造血系細胞	接着分子. CD2に結合
CD59	MACIF	造血系および非造血系細胞	補体の膜侵襲複合体の阻害
CD79a, b	Igα, Igβ	B細胞	BCR構成分子でシグナル伝達に関与
CD80	B7.1	活性化B細胞, マクロファージ, 樹状細胞	共刺激分子, CD28やCTLA-4のリガンド
CD86	B7.2	単球, 活性化B細胞, 樹状細胞	共刺激分子, CD28やCTLA-4のリガンド
CD90	Thy-1	造血系細胞, 線維芽細胞, 内皮細胞	細胞分化抑制
CD95	Fas	広範な発現	Fasリガンド(FasL)と結合し, アポトーシスを誘導
CD117	SCFR, c-kit	造血系前駆細胞, マスト細胞	幹細胞因子(SCF)受容体
CD152	CTLA-4	活性化T細胞やB細胞	CD80, CD86の受容体, T細胞活性化抑制
CD154	CD40L	活性化T細胞($CD4^+$)や単球など	CD40のリガンド, B細胞の活性化
CD274	B7H1, PD-L1	T細胞, B細胞, マクロファージ, 樹状細胞など	PD-1のリガンド, アポトーシス誘導
CD279	PD-1	活性化T細胞, 活性化B細胞	B7H1を認識, アポトーシス誘導

参考：HCDM (https://hcdm.org/)